抗菌薬おさらい帳

第2版

編著 関 雅文

著 石坂 敏彦
　　上田 浩貴
　　尾田 一貴
　　橋口 亮
　　眞継 賢一
　　山田 智之

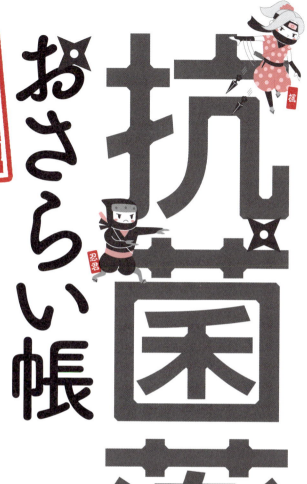

じほう

登場人物

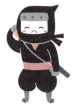

忍くん

入局2年目の薬剤師。目下の悩みは抗菌薬を覚えられないこと。伝説の薬剤師である師匠に弟子入りを志願した。好きな言葉は「なんくるないさー」,「大器晩成」

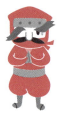

師匠

この道ウン十年のプロフェッショナル薬剤師。迷える若手薬剤師に仕事の極意を伝授することを生きがいとする。好きな言葉は「艱難汝を玉にす」

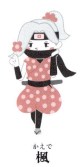

楓(かえで)

師匠とおさらい上人の間を行き来するくノ一。頼りないと思っているのか,忍くんには結構厳しい。「水戸黄門」のかげろうお銀に憧れている

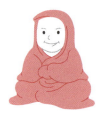

おさらい上人

師匠のよきアドバイザー。その実体は抗菌薬を究めたドクターSらしい。病院での診療のほか,全国を駆け巡って抗菌薬の教えを広めている。好きな言葉は「温習(温習とは"おさらい"の意味です)」

まえがき

―第 2 版改訂によせて―

　2016 年に出版された『抗菌薬おさらい帳』も，好評のうちに第 2 版を出版する運びとなりました．ひとえに読者の皆様のおかげだと思っています．

　この 3 年のうちに，感染症診療，抗菌薬使用をとりまく環境も大きく変わってきています．

　まずは Antimicrobial Stewardship（AS），すなわち抗菌薬適正使用支援という言葉がすっかり定着し，2017 年には AS ガイダンスがわが国でも発表され，2018 年にはその流れを受けて，診療加算がつきました．医療界全体の中でも，はっきりと認識された証拠であり，大きな進歩と言えるでしょう．薬剤師を軸として，医師らがサポートしつつも，臨床検査技師や看護師らと多職種連携を組んで AS を推し進める抗菌薬使用支援チーム（AST）も，全国の病院でおなじみになりつつあるのではないでしょうか．

　新薬も続々登場です．抗菌薬の開発は全く期待できない，既存薬を大事に使っていきましょう，というスローガンはもっともでしたが，ふたを開けてみれば，この 3 年の間にフィダキソマイシン（商品名ダフクリア），テジゾリド（商品名シベクトロ）やタゾバクタム・セフトロザン（商品名ザバクサ），そして抗インフルエンザ薬のバロキサビル マルボキシル（商品名ゾフルーザ）といった，歴史に名を残すかもしれない画期的な薬剤がどんどん登場して，感染症診療に大きな注目が，さらに集まるようになっています．

　その中での改訂ですので，この数年の診断法や抗菌薬の進歩に沿って，しっかりと見直し，追加を進めてみました．TDM に関しても血中濃度の測定法やシミュレーション結果のうまい使い方，診断では review of systems や検出菌の薬剤感受性に基づく薬剤選択，そしてワクチンなどの新しい項目を追加しました．症例も人工関節感染やカテーテル関連血流感染など，実践的かつ最近のトピックを取り上げてみました．もちろん AS に関しても，そのプログラムの理解や具体的な取り組み，経営の視点からも一緒に考えていただきたいという思いで項目を追加しました．

　そして，新しいキャラクターも登場し，さらに楽しく読んでいただけるように工夫しています．

少しページも厚くなりましたが，一層充実した読み物になった気がします．今回の第2版も，抗菌薬を勉強するすべての医療者のお役に立てるものと信じていますので，ぜひ楽しく読み進めていただければと思っています．

2019年4月

関　雅文

執筆者一覧

編著

関　雅文	東北医科薬科大学病院感染症内科・感染制御部
	東北医科薬科大学医学部感染症学教室

著

石坂 敏彦	堺市立総合医療センター薬剤・技術局
上田 浩貴	関西電力病院薬剤部
尾田 一貴	熊本大学病院薬剤部・感染制御部
橋口　亮	田主丸中央病院薬剤科
眞継 賢一	関西電力病院薬剤部・感染管理室
山田 智之	大阪医科薬科大学病院薬剤部／医療総合管理部・感染対策室

目 次

其の零　プロローグ
1. ペニシリンの発見に始まる耐性菌の歴史 の巻 ・・・・・・・・・・・ 尾田　002
2. Antimicrobial Resistance の巻 ・・・・・・・・・・・・・・・・・・・ 上田　007
   まとめ ・・ 関　010

其の壱　感染症を理解する
1. 感染症はなぜ起こる の巻 ・・・・・・・・・・・・・・・・・・・・・・・・・・・ 橋口　012
2. 耐性菌って？ の巻 ・・・・・・・・・・・・・・・・・・・・・・・・・・・・・・・・ 尾田　018
   忍法補足の術：感受性って？　023
3. 感染臓器って？ の巻 ・・・・・・・・・・・・・・・・・・・・・・・・・・・・・・ 山田　024
4. 原因菌と常在菌 の巻 ・・・・・・・・・・・・・・・・・・・・・・・・・・・・・・ 眞継　028
5. 感染症検査 の巻 ・・・・・・・・・・・・・・・・・・・・・・・・・・・・・・・・・ 眞継　032
   まとめ ・・ 関　036

其の弐　抗菌薬を理解する
1. 抗菌薬はなぜ覚えにくい？ の巻 ・・・・・・・・・・・・・・・・・・・・ 山田　038
2. 抗菌薬勉強時の落とし穴 の巻 ・・・・・・・・・・・・・・・・・・・・・・ 眞継　042
3. どうやって覚える？ の巻 ・・・・・・・・・・・・・・・・・・・・・・・・・・ 眞継　046
4. ペニシリン系薬 の巻 ・・・・・・・・・・・・・・・・・・・・・・・・・・・・・・ 尾田　049
5. セフェム系薬 の巻 ・・・・・・・・・・・・・・・・・・・・・・・・・・・・・・・・ 山田　054
6. カルバペネム系薬 の巻 ・・・・・・・・・・・・・・・・・・・・・・・・・・・・ 山田　062
7. キノロン系薬 の巻 ・・・・・・・・・・・・・・・・・・・・・・・・・・・・・・・・ 橋口　066
8. アミノグリコシド系薬 の巻 ・・・・・・・・・・・・・・・・・・・・・・・・ 橋口　072
9. マクロライド系薬 の巻 ・・・・・・・・・・・・・・・・・・・・・・・・・・・・ 尾田　076
10. テトラサイクリン系薬 の巻 ・・・・・・・・・・・・・・・・・・・・・・・ 上田　081
11. 抗MRSA薬 の巻 ・・・・・・・・・・・・・・・・・・・・・・・・・・・・・・・・ 橋口　085
12. CDI治療薬 の巻 ・・・・・・・・・・・・・・・・・・・・・・・・・・・・・・・・ 上田　090
13. 抗真菌薬 の巻 ・・・・・・・・・・・・・・・・・・・・・・・・・・・・・・・・・・ 眞継　095
14. 抗インフルエンザ薬 の巻 ・・・・・・・・・・・・・・・・・・・・・・・・ 眞継　102
    忍法補足の術：ワクチン・ギャップ／効果的な肺炎球菌ワクチン　上田　107
15. 抗ヘルペスウイルス薬 の巻 ・・・・・・・・・・・・・・・・・・・・・・・ 尾田　109
    まとめ ・・・ 関　114

其の参　TDMを理解する

1. TDMを始める前に知っておきたいこと　の巻 ……………… 山田　118
2. 薬物血中濃度の測定法　の巻 ……………………………… 山田　123
3. TDMシミュレーションソフトウェアの上手な使い方　の巻 … 尾田　128
   忍法補足の術：Exposure-Response（E-R）解析　132
4. 抗菌薬のADME　の巻 …………………………………… 石坂　133
5. 抗菌薬のPK/PD　の巻 …………………………………… 尾田　136
   忍法補足の術：増殖速度定数と世代時間　141
6. 抗菌薬の移行性　の巻 ……………………………………… 橋口　143
まとめ ………………………………………………………… 関　146

其の四　処方のここに注目！

1. 患者背景を理解する　の巻 ………………………………… 山田　148
2. 患者重症度を理解する　の巻 ……………………………… 山田　151
   忍法補足の術：アンチバイオグラム　156
3. 患者の訴えにも注目　の巻 ………………………………… 橋口　157
   忍法補足の術：ROSで全身をスキャンする？　160
4. 抗菌薬感受性結果が判明した！　の巻 …………………… 上田　164
5. 初期治療から最適治療への流れ　の巻 …………………… 尾田　167
6. 現場での処方確認　の巻 …………………………………… 眞継　172
7. 意外に高い？　抗菌薬　の巻 ……………………………… 山田　175
8. 医師から見た薬剤師　の巻 ………………………………… 関　179
9. 薬剤師から見た医師の思考回路　の巻 …………………… 石坂　181
10. 薬剤師の思考回路　の巻 ………………………………… 眞継　184
11. 腎機能低下患者の場合　の巻 …………………………… 橋口　187
12. 透析患者の場合　の巻 …………………………………… 尾田　192
まとめ ………………………………………………………… 関　199

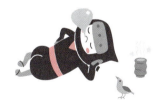

其の伍　投与後のここに注目！

1. 投与後のモニタリング？ の巻 ･････････････････････････ 橋口　202
2. 副作用発生 の巻 ････････････････････････････････････ 眞継　205
   忍法補足の術：医薬品副作用被害救済制度　208
3. その結果，本当に大丈夫？ の巻 ･････････････････････ 上田　209
4. その抗菌薬，いつまで投与するの？ の巻 ････････････ 山田　212
5. 熱が下がって，白血球も下がってきた…時の恐ろしさ の巻･･ 尾田　215
6. 感染症治療の新旧バイオマーカー の巻 ･･･････････････ 橋口　220
7. ソースコントロールはできていますか？ の巻 ･････････ 尾田　223
8. 効果があった！ その基準は？ の巻 ･･･････････････････ 山田　227
   まとめ ･･ 関　230

其の六　症例にチャレンジ！症例でポイントを振り返ろう

症例1：肺炎 の巻･･･････････････････････････････････ 山田　232
症例2：尿路感染症 の巻 ･････････････････････････････ 尾田　242
症例3：腎障害 の巻 ･････････････････････････････････ 橋口　249
症例4：発熱－主訴と全身所見をROSで補完する の巻････ 橋口　257
症例5：耐性菌による人工関節感染 の巻 ･･･････････････ 眞継　264
症例6：カテーテル関連血流感染症（CRBSI）の巻 ･･････ 山田　271
まとめ ･･ 関　282

其の七　Antimicrobial Stewardship Program（ASP）

1. ASPを理解する の巻･･････････････････････････････ 石坂　284
2. ASP推進のための取り組み の巻 ････････････････････ 石坂　288
3. 経営からみた感染管理部門（ICT, AST）の巻 ････････ 石坂　292
   まとめ ･･ 関　295

資料

1. 細菌，真菌の種類 ････････････････････････････････ 上田　298
2. 主な抗菌薬・抗真菌薬一覧表 ･･････････････････････ 眞継　304
3. 抗菌薬の配合変化と併用禁忌 ･･････････････････････ 眞継　306

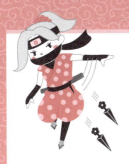

其の零

プロローグ

1. ペニシリンの発見に始まる耐性菌の歴史 の巻 ………… 002
2. Antimicrobial Resistance の巻 …………………… 007
まとめ ………………………………………………… 010

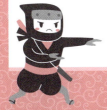

其の零　プロローグ

1. ペニシリンの発見に始まる耐性菌の歴史 の巻

 かぜひいたときに抗菌薬を処方してもらったらすぐに熱が下がったんですよ。人類の英知ってすごいですねー

 ふむ，ちなみに今の抗菌薬の元となった抗菌薬は何か知っておるかな？

 ペニシリンですよね。それがどうかしましたか？

 今の発言をもう一度よく考えてもらおうと思ってな…

 歴史を変えた奇跡の薬ペニシリンの発見

　その昔，驚異の死亡率を示していた肺炎球菌による菌血症（何と > 80%）は，人々の恐怖の病でした．現在においても，もちろん危険性の高い感染症ではありますが，現在私たちは，細菌感染症に対する対抗手段として，「抗生物質」を持っています．適切に抗生物質で治療することができれば，その死亡率は < 20% と劇的に改善したわけです．この現代の感染症治療になくてはならない抗生物質の礎となったのが，「ペニシリン」です．

　ペニシリンを発見したのは，かの有名なアレキサンダー・フレミングです．発見の逸話についてはご存じの方も多いでしょう．1928年の9月，ブドウ球菌の培養の実験をしていたところ，何と偶然にアオカビの胞子が混入してしまったのです．フレミングはその際，アオカビの周りのブドウ球菌が溶菌していることに気づき，その抗菌作用を持った物質を，混入したアオカビの当時の学名「*Penicillium rubrum*」から，「ペニシリン」と名づけたわけですね．皆さんは，食べかけのパンなどにカビが生えた場合に，よく観察していますか？　すぐに捨てますよね．フレミングも実はこの発見に至るきっかけがあったといいます．

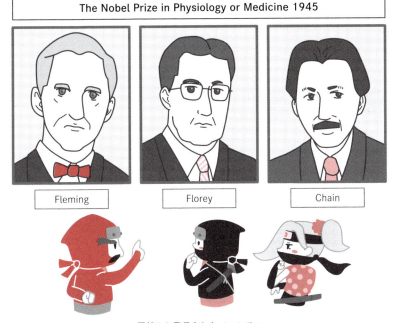

偶然から発見されたペニシリン

　それは，ペニシリンを発見する数年前（諸説あります），自身の鼻水が混入した細菌培養培地において細菌が死滅していたことから，鼻水には細菌を死滅させる作用，いわゆる「抗菌作用」を示す物質が含まれていることを発見したことに由来します。いくらかの検証実験を経て，この物質は「リゾチーム」と名づけられましたが，このことから，抗菌作用を示しうる物質が存在することを見いだしていたのです。今では当たり前の事実ですが，当時としては大きな発見だったわけです。

　フレミングは，何とかペニシリンの抽出，単離精製，実用化ができないかと取り組みましたが，なかなかうまくいきませんでした。しかし，ハワード・フローリー，エルンスト・チェインの2人が，ペニシリンの抽出，単離精製，実用化に成功しました。当時はアメリカ，イギリスの国家機密プロジェクトでした。1941年のことです。この時，6人の細菌感染症患者に試したところ，治療がうまくいった一方で足りなくなり，2人が亡くなったといわれています。つまりこの時の課題は大量生産でしたが，1942年には，大量生産が可能となり，特に戦争で負傷した兵士に使われ始めました。第2次世界大戦における史上最大の作戦と言われたノルマンディー上陸作戦（1944

年）においても，その効果は絶大なものでした．これらの功績がたたえられ，フレミング，フローリー，チェインの3人は，1945年にノーベル生理学・医学賞を受賞したのです．

ペニシリン耐性菌が見つかった時期から薬剤耐性の真理を探る

　筆者はよく学生に向けて，「ペニシリンが臨床応用されたのが1942年．ではペニシリン耐性菌が初めて見つかったのはいつ頃でしょうか」と問います．回答はさまざまなもので，1950年，1965年，1980年など，自由闊達に答えてくれます．そのような中で，「実は1940年にはすでに見つかっていた」と伝えると，彼らは驚きを隠せません．

　そもそも，学生たちに「なぜそのように回答したか？」を尋ねてみると，その真理は見抜いていると感じますが，それを大きな視点で捉えていないだけのようです．やはり，学生たちは「抗菌薬が臨床に応用されて，使用している中で耐性菌が出現した」と考えているのです．もちろん薬剤耐性菌の出現機序はさまざまですが，いわゆる薬剤耐性菌の「選択」という事実が最も大事であることには変わりません．しかし，大きな視点で捉えていないとはどういうことかというと，抗菌薬の使用の有無を"人間の立場"として考えていないということです．

　もともと抗菌薬とは何なのでしょうか．それは，微生物が自身の生活を守り，子孫を反映させていくために必要な，自身の存在を脅かす他の微生物に抵抗するために出す物質です．この理由から，「抗生物質」という言葉が生まれたわけです．しかも，微生物の歴史は何億年とありますが，人類の歴史はホモ・サピエンスから考えても，たった数百万年程度にすぎません．しかも，抗菌薬が臨床応用されてからの数十年など，微生物の歴史からすると刹那の時間にすぎません（図1）．

　つまり，私たち人類からすると，微生物のミクロの世界では，その生存競争の中で，抗菌薬を使用する・適用するという行為が何億年と続けられてきたことになります．抗菌薬を使えば薬剤耐性菌が出現するという事実を，ここ数十年，臨床応用する中で，人類がわかりやすい形で証明してきたということにすぎないのです．つまり，薬剤耐性の真理とは，どんな抗菌薬であっても必ず一定の確率でその耐性菌が存在しうるということです．

　この真理を，フレミングはすでに見抜いていたようです．だからこそ，1945年の

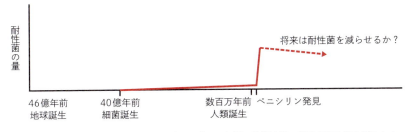

図1 地球の歴史，耐性菌の歴史

ノーベル賞受賞講演の中で，「抗菌薬が商店で買えるようになれば，無知な一般人が必要量以下の用量で使用してしまい，薬剤耐性菌を生み出してしまうかもしれない」といったことを述べています。もちろんフレミングは，自身だけでは不可能であったペニシリンの大量生産が実現された人類の科学技術を知っていますので，この発言はつまり，将来的に不適切使用により耐性菌に苦労する時代が訪れる，との予言をしていることと同義です。今の私たちは，くしくも彼の予言を体現していることになるわけですが，フレミングにとって少し誤算だったのは，抗菌薬の使用に関する無知の人という対象が，一般人だけでなく医療従事者にも含まれていたことでしょうか。

人類における抗菌薬の歴史は過渡期を迎えている

何億年も微生物の世界のバランスを保ってきた抗菌薬は，人類が使用を開始したとたん，そのバランスを崩してしまったといえるでしょう。人類は，微生物には不可能な科学技術をもって抗菌薬を単離精製，大量生産し，人類のみならず家畜，魚類，環境にまで使用を広げています。その結果，微生物の在来種を減らし，薬剤耐性菌が増えてきています。薬剤耐性菌はいわゆる突然変異腫なので，在来種からすると微生物の世界においても困ったことに違いありません。

人類は科学技術によって，自身の生活を豊かにしてきた一方で，さまざまな世界のバランスを崩してきました。バランスが崩れた結果，逆に人類がしっぺ返しを食らった事例は数知れません。例えば植物界においては，緑地面積減少に伴う地球温暖化，

其の零　プロローグ
1. ペニシリンの発見に始まる耐性菌の歴史 の巻

降雨量減少などがありますね。第2次世界大戦後のたった数十年で、あらゆるバランスが損なわれてきたことをしっかりと理解する必要があります。

現在、人類はあらゆる分野であらゆる種と共存を図っています。もちろん微生物界とも共存を図らなければなりません。事実、人類は体の皮膚や消化管内などで微生物と共存しています。彼らの存在で、人類は感染症を防いでいるという事実はしっかりと受け止めなければなりません。もちろん、時に個人内でバランスが崩れれば、感染症を発症します。その際に感染症治療を必要としますが、その感染症治療を劇的に変えたのが抗菌薬なのです。

仮に、世界中の細菌がすべて薬剤耐性菌に置き換わったとしたらどうなるのでしょうか。ペニシリン発見以前の肺炎球菌菌血症の死亡率が80%を超えていたように、人類はまたその恐怖におびえなければならないでしょう。

人類は、これまであらゆる分野において科学技術によって損なわれたバランスを、また新たな科学技術を持って元に戻そうとしています。しかし、その手段は果たして有効なのでしょうか。少なくとも、科学技術の進歩による抗菌薬の開発競争が、薬剤耐性菌を増加させたことは明らかと考えるのが、現在の考え方です。

ですから、抗菌薬の使い方を考え直す必要があります。少なくとも人類が抗菌薬を使わなければ、耐性菌が増加した状況にはなりませんでした。何十億年の歴史が証明しています。つまり、抗菌薬をいかに使わないようにするかが必要です。そのためには、使う必要のない場面で使わないこと（不要使用の回避）と、使う必要な場面で適切に使うこと（不適切使用の回避）を実現する必要があります。本書を通じて、抗菌薬を適切に使うための心得を習得していただければと思います。

一、ペニシリンが人類に与えた有益な影響は計り知れない

一、ペニシリンが微生物界に与えた負の影響も計り知れない

一、英知をもって抗菌薬適正使用を推進し、人類と微生物のバランスを取ろう

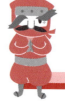

其の零　プロローグ

2. Antimicrobial Resistance の巻

　最近，AMR，AMR っていわれてますけど，僕たちに直接関係あるのでしょうか？

　大ありじゃ。特に薬剤師には積極的に活動してほしいものじゃのう

 AMR って何？

　Antimicrobial Resistance（AMR）は薬剤耐性のことで，現在，世界中で問題となっています。1920 年代にペニシリンが発見されてから次々に抗菌薬の開発が進み，肺炎や結核などの感染症は激減しました。しかし，現在，基質特異性拡張型 β-ラクタマーゼ（Extended-spectrum β-lactamase：ESBL）産生菌や多剤耐性アシネトバクター（MDRA），多剤耐性緑膿菌（MDRP），カルバペネム耐性腸内細菌科細菌（CRE），多剤耐性結核（MDR-TB）などさまざまな薬剤耐性菌が出現・増加しています。

　特に ESBL 産生菌による感染症は，世界的にも増加傾向であり，*E. coli* の約 10%，*K. pneumoniae* の約 20% が ESBL 産生菌といわれています。地域別でみると，アジア，中南米，中東での ESBL 産生菌の検出率が高く，特にアルゼンチンは，ESBL 産生 *K. pneumoniae* の検出率が約 60% と報告されています[1, 2]。日本でも増加傾向にあり，*E. coli* の約 20%，*K. pneumoniae* の約 7% が ESBL 産生菌で，以前は尿培養からの検出が多かったのですが，最近では血液培養も検出されることが多くなってきています。また，米国やヨーロッパの健常人がアジアに渡航することにより ESBL 産生菌を容易に獲得し，保菌しているとも報告されています[3]。その要因に，市中感染に対する経口第 3 世代セフェム系薬やキノロン系薬の使用量の増加，さらに動物に対しての治療や飼育のために使用される抗菌薬の増加が関わっていると考えられています。このような抗菌薬の不適切な使用が原因で，薬剤耐性菌が増加の一途をたどり世界的に問題となっています。2013 年，AMR に起因する死亡者数は世界で 70 万人以上といわれており，このままでは 2050 年には年間 1,000 万人を超え，がんで死亡する人数を超

表1　AMR対策の6分野と目標

分野	目標
①普及啓発・教育	国民の薬剤耐性に関する知識や理解を深め，専門職等への教育・研修を推進する
②動向調査・監視	薬剤耐性及び抗微生物剤の使用量を継続的に監視し，薬剤耐性の変化や拡大の予兆を適確に把握する
③感染予防・管理	適切な感染予防・管理の実践により，薬剤耐性微生物の拡大を阻止する
④抗微生物剤の適正使用	医療，畜水産等の分野における抗微生物剤の適正な使用を推進する
⑤研究開発・創薬	薬剤耐性の研究や，薬剤耐性微生物に対する予防・診断・治療手段を確保するための研究開発を推進する
⑥国際協力	国際的視野で多分野と協働し，薬剤耐性対策を推進する

表2　薬剤耐性菌率の削減目標

肺炎球菌のPRSP	15%以下
MRSA	20%以下
大腸菌のフルオロキノロン耐性率	25%以下
緑膿菌のカルバペネム耐性率	10%以下
大腸菌・肺炎桿菌のカルバペネム耐性率	0.1〜0.2%

える結果となります。そこで2011年，世界保健機関（WHO）は世界に向け，人だけでなく動物や環境の問題としてAMRに取り組んでいこうとさまざまな取り組みを推進する必要性を訴えました。2015年には「AMRに関するグローバル・アクションプラン」が採択され，加盟国に対して自国内の行動計画を策定するよう求めたのです。

日本の現状とAMR対策アクションプラン

日本ではAMRが拡大した原因として，抗菌薬の不適切な使用が指摘されています。特に経口のセファロスポリン系薬，フルオロキノロン系薬，マクロライド系薬の比率が他国と比較して高く，ペニシリン系薬は低くなっています。また，メチシリン耐性ブドウ球菌（MRSA）やペニシリン耐性肺炎球菌（PRSP）は他国に比べ高い傾向にあります。

そこで2016年，日本における「AMR対策アクションプラン（2016-2020）」が策定されました（表1）。このアクションプランでは2020年までの目標として，ヒ

トに対する抗微生物薬の使用量を33％減，経口セファロスポリン系薬，フルオロキノロン系薬，マクロライド系薬を50％減，静注抗菌薬を20％減としています。また，薬剤耐性菌率に関しては，表2の通り，目標が設定されています。

 目標達成に行うべきことは？

　目標達成のためには，外来診療での不適切な抗菌薬投与を減らすことが重要になってきます。特にかぜに対して抗菌薬を出さないよう推奨する必要があります。かぜの場合，ウイルス感染症が9割以上ですから，細菌感染を疑う場合や高齢者，慢性呼吸器疾患，心疾患などハイリスク患者以外では抗菌薬の処方は必要ありません。また，2次感染予防としても抗菌薬の効果は乏しいとの報告があるため，抗菌薬の処方は不要です。経口第3世代セフェム系抗菌薬に関しても，不適切な処方が多いですが，感染症によっては推奨されている場合もあり，適切な使用を推進する必要があります。医療機関内の抗菌薬の適正使用に関しては，抗菌薬適正使用支援チーム（AST）や感染対策チーム（ICT），病棟薬剤師が中心となって活動していくことが重要です。具体的には，抗菌薬使用密度（antimicrobial use density：AUD）やDOT（days of therapy），AUD/DOTなどを用いた自施設や地域での抗菌薬使用量モニタリング，アンチバイオグラムの作成，TDM，抗菌薬使用や消毒薬に対する適切なアドバイスなどに積極的に参画していく必要があります。

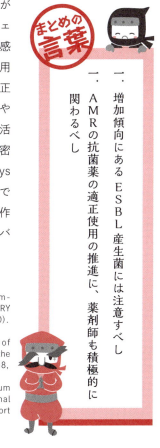

まとめの言葉

一．増加傾向にあるESBL産生菌には注意すべし

一．AMRの抗菌薬の適正使用の推進に，薬剤師も積極的に関わるべし

【参考文献】
1) Gales AC, et al.：Antimicrobial resistance among Gram-negative bacilli isolated from Latin America：results from SENTRY Antimicrobial Surveillance Program（Latin America, 2008-2010）. Diagn Microbiol Infect Dis, 73（4）：354-360, 2012
2) Woerther PL, et al.：Trends in human fecal carriage of extended-spectrum β-lactamases in the community：toward the globalization of CTX-M. Clin Microbiol Rev, 26（4）：744-758, 2013
3) Arcilla MS, et al.：Import and spread of extended-spectrum β-lactamase-producing Enterobacteriaceae by international travellers（COMBAT study）：a prospective, multicentre cohort study. Lancet Infect Dis, 17（1）：78-85, 2017

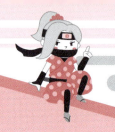

其の零 まとめ

　さて，いよいよ感染症・抗菌薬の勉強開始ですね。「抗菌薬はペニシリンに始まり，ペニシリンに終わる」という格言があるとか，ないとか…？

　ペニシリンは発見当時，その高い効果から「魔法の弾丸」と言われました。フレミングがアオカビの効能に気づいたのが1928年ですから，ざっと100年近く，トップを走り続けている奇跡的な抗菌薬です。その間，ペニシリンG，メチシリン，アンピシリン，ピペラシリンと多くの名薬が生まれ，β-ラクタマーゼ阻害薬配合剤も含めて，多種多様なラインナップとなっています。

　いずれにしても最も基本となる抗菌薬は今なおペニシリン系薬であり，その人類への貢献度といったら，まさに言葉で表せないほど，と言っていいでしょう。ペニシリン系薬がこれほど地位を占めているのは，その抜群の殺菌作用とともに，耐性菌を作りにくい，そして増量によってその低感受性菌による感染症も，臨床的には克服できることが多かった歴史にもあるのでしょう。

　耐性菌，Antimicrobial resistanceの存在が大きな問題となりつつある昨今，このペニシリン系薬を上手に使って，切り札となるべきカルバペネム系薬やフルオロキノロン系薬を温存したいですし，あまり意義なく使われることの多かったセフェム系薬を控えることができるかもしれませんね。

　耐性機序の研究についても，ペニシリン系薬に対する感受性がメインになっていたかもしれませんね。MRSAなどはその代表格で，ペニシリン結合蛋白（PBP）の変異からメチシリン耐性が生じ，結果としてバンコマイシンなど，新たな抗MRSA薬を生むきっかけにもなりました。

　標準薬としてのペニシリン系薬をAMR対策の主役としながら，患者の救命のためにも，一方で耐性菌を作らない・増やさないための勉強を始めてみましょう。

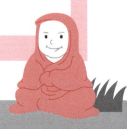

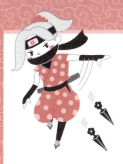

其の壱

感染症を理解する

1. 感染症はなぜ起こる の巻 ………………………………… 012
2. 耐性菌って？ の巻 …………………………………………… 018
   忍法補足の術：感受性って？　023
3. 感染臓器って？ の巻 ………………………………………… 024
4. 原因菌と常在菌 の巻 ………………………………………… 028
5. 感染症検査 の巻 ……………………………………………… 032
   まとめ …………………………………………………………… 036

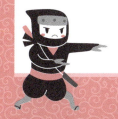

其の壱　感染症を理解する

1. 感染症はなぜ起こる の巻

感染症の勉強を始めてみたのですが，感染というキーワードだけで接触感染，空気感染，不顕性感染，日和見感染，尿路感染症，MRSA 感染症…など，いっぱい出てきて混乱しています

確かに「感染と感染症」，「感染制御と感染症治療」といろいろ混乱するかもしれないのう。まずは"感染した"と"感染症が発症した"についておさらいしておこう

はい！

感染成立の 3 大要因

　感染（Infection）とは微生物が生体に侵入して定着し増殖すること，感染症とは感染によって引き起こされるさまざまな疾病，感染症が発症（Overt infection）とは感染によって生体が病的な症状を発現した場合を指します。

　そもそも感染症が発生するためには，まずは感染が成立しなければなりません。それには図 1 に示す 3 つの要因すべてが成立しなければならず，逆に 1 つでも条件を満たさなければ感染は成立しないのです。

　これら 1 つ 1 つの要因をうまくコントロールして感染症の発生を事前に防止したり，発生した感染症を拡大しないようにしていくことを感染制御といいます。医療機関では感染対策委員会や感染制御チーム（Infection Control Team：ICT）を組織し，病棟ラウンドなどして感染制御に努めています。

　ところで病原菌が感受性宿主へ侵入して定着・増殖するためには，必ず病原菌と宿主を結ぶ感染経路が存在するはずです。表 1 に感染の様式を感染経路別に分類しました。

　そのほか，感染が成立するための経路として，病原菌に汚染された水や食べ物を口

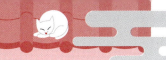

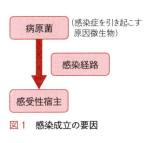

図1 感染成立の要因

表1 感染経路

感染経路	特徴	主な感染症
空気感染	咳やくしゃみなどで病原体を含む水滴が蒸発し，0.5μm以下の微粒子となり空気中を漂い，これをほかの感受性宿主が吸い込むことで伝播していく	結核，麻疹，水痘
飛沫感染	咳やくしゃみで放出された病原体が0.5μm以上ありこれをほかの感受性宿主が吸い込むことで伝播していく	インフルエンザ，風疹
接触感染	感受性宿主が保有している病原体が，医療従事者の手指や，医療機器などを介してほかの感受性宿主へ伝播していく	MRSA，VRE

にして感染する（経口感染）場合や，性的行為による感染，母体から胎盤を介して胎児へ，あるいは出産時に産道を通る際に感染する母子感染（垂直感染），蚊やあるいは動物を経由する感染などさまざまな経路をたどって感染は伝播していくのです。

ICTの取り組みのうち，手指衛生の向上，咳エチケットの啓蒙，標準予防策の徹底，おむつ交換のマニュアル作成などさまざまありますが，いずれもこの感染経路を遮断することで感染が拡大しないようにする感染制御の大事な取り組みです。

発症するかしないかは，病原菌と感受性宿主との綱引きで決まる

各種感染経路を経て，病原菌が生体にたどり着いたとしても，それはまだ"感染が成立した"わけではありません。生体は皮膚や粘膜などのバリア機能があり，病原菌の体内への侵入を防いでいます。皮膚，粘膜のバリア機能が何らかの原因で破綻し，病原菌が生体内へ侵入・定着・増殖して初めて感染が成立したといいます。ただ感染が成立してしまったとしても，すぐに感染症が発症するわけではなく，生体には免疫反応（マクロファージやTリンパ球，NK細胞といった細胞性免疫，B細胞や免疫グロブリンなどの液性免疫など）という感染防御機構があり，感染症が発症するには十分な菌量と免疫機構との綱引きによって決まります（host-pathogen relationship：宿主・病原菌関係，図2）。

其の壱　感染症を理解する
1. 感染症はなぜ起こる の巻

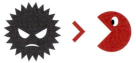
病原菌が生体内に侵入した後，病原性が免疫防御機構より強い場合，感染症が発症する。
麻疹ウイルス，黄色ブドウ球菌，肺炎球菌，レンサ球菌など

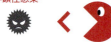
病原菌が生体内に侵入して増えるが，免疫防御機構がしっかり働いている。したがって病的な症状を発症することはない。ただし，感染が成立しているので注意する。
日本脳炎，淋病，梅毒など

病原菌　　　　　　　　免疫

皮膚，粘膜（口や鼻，腸管内など）は通常無害，病原性のない菌がいる（正常細菌叢）。
生体の免疫機能が低下すると，これらの病原性のない菌でも感染症を発症してしまう（内因性感染）。病院に入院している患者では免疫機能の低下している易感染患者が多く，市中の感染症に比べ病院内の感染症には普段は病原性の低い菌（例えば，セラチア，緑膿菌，アシネトバクター，シトロバクター，エンテロバクターなど）による感染症も発生する。

図2　病原菌と宿主の関係

抗菌薬の勉強を始める前に，まずは感染症の3つの軸を理解しよう

　感染症が発症してしまった患者は，いよいよ感染症治療として抗菌薬治療を行っていきます。そこでしっかりと押さえておかなければいけないものは，「感染臓器（宿主）」と「原因菌」そして「抗菌薬」の3つの軸です（図3）。感染症診療を進めていくにはまず「感染臓器（宿主）」を見て，次に「原因菌」を想定します。「感染臓器（宿主）」，「原因菌」を想定して初めて「抗菌薬」を選択することになります。つまり，抗菌薬の勉強だけしても，感染症診療の勉強をしたとはいえません。

　感染症診療の3つの軸を述べましたが，では，この3つの軸同士を結びつけるものは何かを考えてみましょう。「感染臓器（宿主）」と「原因菌」を結びつけるものとしては，どのような感染症が起きているか，感染症だとすればどんな原因菌なのか？と推定していくいわゆる臨床推論ということになりますし，「原因菌」と「抗菌薬」を結びつけるものは，その菌をカバーできる抗菌スペクトル，その菌の最小発育阻止濃度（MIC）に対してどれくらいの量を投与するか（薬力学：PD）ということになります。「感染臓器（宿主）」と「抗菌薬」を結びつけるものは，組織への移行性（薬物動態学：PK）や副作用，相互作用ということになるわけです（図4）。

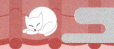

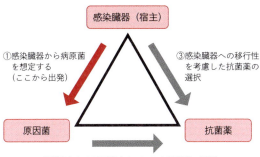

図3 感染症診療における3つの軸

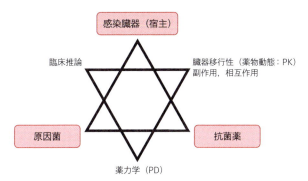

図4 3つの軸の関係性

このように，抗菌薬の勉強をするには必ずPK/PD理論や副作用，相互作用を同時並行に理解していくことが大事です。これらを理解することはすなわち，「感染臓器（宿主）」と「原因菌」の2つの軸を支えることになるわけです。

 抗菌薬の勉強の際には，
感染臓器と原因菌を合わせて考える訓練を

感染症診療の3つの軸については，先ほど述べた通りです。薬剤師が臨床現場でリアルタイムに効率よく学んでいくためには，抗菌薬についてあれやこれやと悩み始める前に，まずは患者の状態（宿主の状態）を把握することが大切です。具体的に，まずはどんな免疫状態の患者なのか，次にカテーテルが留置されている患者ではないのか，そして保菌患者なのかといった点などを把握しておくことで，感染症が発症し

015

其の壱 感染症を理解する
1. 感染症はなぜ起こる の巻

表2 院内感染と市中感染

	グラム陽性菌	グラム陰性菌	嫌気性菌	真菌
院内感染 （耐性菌が多い）	MRSA, VREなどの耐性菌, 表皮ブドウ球菌	セラチア, 緑膿菌, アシネトバクター, シトロバクター, エンテロバクター	クロストリディオイデス・ディフィシル	カンジダ, アスペルギルス
市中感染 （耐性菌は少ない）	肺炎球菌, レンサ球菌, 黄色ブドウ球菌	大腸菌, インフルエンザ桿菌, クレブシエラ	バクテロイデス フラジリス	

表3 免疫機能低下時に考えておきたい原因菌

液性免疫低下
肺炎球菌, インフルエンザ菌
細胞性免疫低下
細菌：ノカルジア, リステリアなど
抗酸菌：結核など
真菌：ニューモシスチス・イロベチ, アスペルギルス, クリプトコックス
原虫：トキソプラズマ
ウイルス：サイトメガロウイルス, ヘルペスウイルスなど

皮膚・粘膜バリアの障害
　末梢・中心静脈ライン
　手術の創部
　褥瘡, 潰瘍
　気管内・尿道カテーテルなど

生体機能の異常
　肺・尿路・消化管などの生理機能の低下
　嚥下機能の低下

バリアの障害で問題となる細菌
　皮膚：黄色ブドウ球菌, 表皮ブドウ球菌, グラム陰性桿菌など
　粘膜：レンサ球菌, 腸球菌, カンジダ, 嫌気性菌など

生体機能の異常で問題となる細菌
　肺：口腔内常在菌
　尿路：腸内細菌
　消化管：腸内細菌, 嫌気性菌

図5 感染しやすい状態の要因

た時, 想定される原因菌（抗菌薬でカバーしておかなければいけない菌）を考えた時, 例えば細胞内寄生菌をカバーするかどうか, あるいは抗酸菌や真菌までカバーするかどうかなど論理的に考えることができるようになります（表2, 3）。

　病院で発生する感染症などでは, 先ほど述べた感受性宿主の免疫低下による日和見感染のほかにも, 手術後の創部や褥瘡などの創部感染, 血管内カテーテル挿入に伴う血流感染, 尿のバルーンカテーテル留置による尿路感染など, 皮膚, 粘膜バリア機能障害によって病原菌の侵入を容易なものにし, その結果感染症の発症につながって

いる場合が多いのです（図5）。皮膚・粘膜バリア機能が破綻している場所はないか，侵入門戸を探す作業によって感染臓器を見つけることができるようになります。

　また患者状態を見る時に，耐性菌等の保菌状態かどうかを確認することも重要です。侵入門戸を探す際，例えば制酸薬などを使用している患者であれば，胃でのバリア機能が低下することで耐性菌が腸内まで入り，常在細菌叢自体が耐性菌へ置換されてしまっている可能性なども考慮しておかなければなりません。薬剤師もベッドサイドに行った時には，患者の全身をくまなく見て，細菌が侵入する場所がないか意識しておくと感染臓器と原因菌の想像ができるようになると思います。まずはそこからがスタートです。

どんな患者の・どの臓器が・どんな原因菌によって発症した感染症なのか

　何度も言いますが感染症診療の原則は，感染臓器，原因菌，そして抗菌薬です。感染臓器を特定して，原因菌を見つけ出し，ようやく抗菌薬の選択に入ります。感染臓器，原因菌まで意識できるようになったなら，今度は感染臓器と原因菌を一言で言い表せるようにしていきましょう。具体的には，「尿カテーテル留置中患者の，大腸菌による尿路感染症」，「脳梗塞後遺症で入院加療中患者の，セラチアによる人工呼吸器関連肺炎」，「抗がん薬投与下の患者の侵襲性カンジダ症」というように，どのような患者状態（患者背景），感染臓器，原因菌なのかがはっきりわかるように感染症名を必ず言葉にしてみましょう。それによって，あなたが抗菌薬について相談された際，原因菌をもとにした抗菌薬の選択，そして患者状態，感染臓器への移行性を考慮した抗菌薬の投与量を一連のプロセスとして考えられるようになるでしょう。抗菌薬の勉強は，患者背景と原因菌を押さえることが近道です。詳しい考え方は次項より述べていくことにします。

まとめの言葉

一．感染症の発症には，患者背景（宿主の免疫機能），原因菌が必ず存在することを押さえるべし

一．患者背景，原因菌を考えずして，治療薬（抗菌薬）の選択はできないと心得よ

其の壱　感染症を理解する

2. 耐性菌って？ の巻

耐性菌を抑制するためには，耐性菌のことをよく知らねばならないのじゃ！

具体的には何を知ればよいのですか？

耐性菌はどのようにして生まれ，広まり，いなくなるかを整理するのじゃ！

 耐性菌がいない状態を作り上げることこそ感染制御の極意

　耐性とは，ある事象に対して抵抗し，耐えて生き延びる性質のことをいいます。この性質を病原菌に対して使う時，ある事象とは抗菌薬そのもののみならず，抗菌薬による治療行為などに対する抵抗を意味します。したがって，その抵抗する手段（耐性）をどのように獲得するかを理解する必要があります。

 突然変異により，耐性菌は必ず一定の確率で出現する

　菌は，基本的に自身が増殖するのに最も適した状態で存在しています。しかし，遺伝子の転写は一定の確率で変異を起こします（ヒトにおけるがん化など）。通常は，変異を起こした部位はうまく機能しないために，細胞分裂を起こせないか，もしくは死んでしまいます。しかしその変異点が，抗菌薬の作用を減弱させるような部位であった場合，かつ細胞の増殖が止まらない場合に耐性化するのです。

　菌の増殖速度は菌によって異なり，1日に10の12乗にまで増殖する（1個の菌が24時間後には1,000,000,000,000個に！）といわれており，ほぼ同じ確率で自然に突然変異が起こっていると考えられています。つまり，活発な増殖過程ならば1

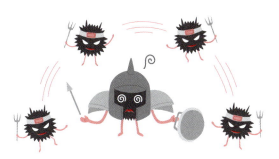

重い鎧を身にまとった耐性菌は，増殖速度の速い感受性菌にいずれ淘汰される

日に1カ所は必ず変異を起こしていると考えられるのです。さらには，フルオロキノロン系薬はその突然変異の確率を$1/10^6$にまで上げることが知られています。

そこで，抗菌薬の作用点をもう1度考えてみましょう。主にそれは増殖を抑制するような場所です。つまり，抗菌薬の作用点が変異を起こすということは，菌は自身に最適であるはずの増殖状態をあきらめることと引き換えに，抗菌薬の結合を妨げるという重い鎧を背負うことになります。ということは，菌の増殖速度は落ちることになります。耐性化していない菌（いわゆる感受性菌ですね）が周りにたくさんいる状況では，耐性菌は増殖に必要な栄養の大部分を感受性菌に持っていかれることになり，いずれ淘汰されます。

つまり，耐性菌が一部出現したとしても，問題にはならないことが多いのです。しかし，一時的に耐性菌が出現した時に，抗菌薬で感受性菌が殺菌されていけばどうなるでしょうか。

選択圧とは抗菌薬によりその耐性菌が選択されること

少数ながら出現した耐性菌がいる状態で抗菌薬が投与されれば，感受性菌は当然殺菌されます。しかし，耐性菌が生き残ることは容易に想像できます。耐性菌は通常感受性菌に淘汰されますが，感受性菌が周りにいない状況ではどうでしょうか。耐性菌の増殖を妨げる存在はいないため，増殖し放題です。

このように，抗菌薬の使用により耐性菌のみが残され，増殖する現象を「耐性菌が選択された」といいます。耐性菌を増殖させる原因を選択圧（antibiotic pressure）といい，抗菌薬のスペクトラムが広域であればあるほど，選択圧が大きいといえます。

突然変異だけではない耐性化の手段

　前述の基本的な流れを抑えた後に必ず出てくる次の疑問は，「β-ラクタマーゼ」の存在です。

　β-ラクタマーゼとは名前の通り，β-ラクタム環を分解する酵素です（β-lactamase）。β-ラクタム環はβ-ラクタム系薬の基本骨格ですので，この酵素があれば失活してしまいます。しかし，これまでの突然変異とは少し毛色が違います。β-ラクタマーゼは，菌の増殖に必須ではないからです。そもそもβ-ラクタマーゼは，菌が備えている外敵に対する抵抗手段です。それは世界初のβ-ラクタム系薬であるペニシリン系薬が臨床応用される前に，すでに発見されていたことからもわかります。しかし，今やそもそも持っていなかった菌にまでβ-ラクタマーゼが広がっています。それは突然変異だけでは説明できません。そこでプラスミドなど遺伝子を介した伝播を考える必要が出てきます。

　菌は，実は別の菌から遺伝子を譲り受けることができるのです。特にプラスミドという環状2本鎖DNAは，線毛を介して菌から菌へ伝達される機序（接合伝達）が知られています。このような過程で得た菌で問題なのは，増殖速度が落ちないことです。つまり，周りの感受性菌と同様に増殖するために自然淘汰されづらいのです。そのため，1度保菌してしまえば体の中に残りやすいため，市中などでも広がりを見せることがあります。

　この例として現在，市中や各種医療施設では基質拡張型β-ラクタマーゼ（Extended-spectrum β-lactamases：ESBLs）を産生する菌があり，広まりを見せていますが，このような体の中に残りやすい性質も，広がる一因だと考えられています。

 ## 耐性機構はほかにもいろいろなものがある

　上記以外にも耐性機構は，抗菌薬の排出ポンプの亢進や抗菌薬を取り込むための穴（ポーリン孔など）の縮小，欠損などの機序があります。特に緑膿菌ではこれらの存在を知ることが重要で，β-ラクタム系薬の中でもそれぞれ主要な耐性機構が異なります（表1）。

表1 抗菌薬と主要な耐性機序

抗菌薬	主要な耐性機序
イミペネム	ポーリン孔の欠損
メロペネム	排出ポンプの亢進
セフェピム	内因性のβ-ラクタマーゼ（AmpC型）

 微生物学的に判断される感受性は，必ずしも臨床的な感受性とはいえない

　初めに「耐性とは，ある事象に対して抵抗し，耐えて生き延びる性質」と述べました。次に，「ある事象」を「抗菌薬による治療行為」と読み替えて耐性を考えてみましょう。従来，菌が感受性か耐性かの判断は，菌と抗菌薬の1対1の関係でなされてきました。しかし近年，ペニシリンGと肺炎球菌の関係は1対1ではなくなりました。

　特に，肺炎球菌は肺炎および髄膜炎の主要な原因菌として挙げられます。従来，ペニシリンGの肺炎球菌に対する最小発育阻止濃度（minimum inhibitory concentration：MIC）として，2mg/L以上の場合に耐性とされてきました。しかし，肺炎などでは2008年には2mg/Lまでは感受性とすると「肺炎球菌に対するペニシリンのブレイクポイント」が改訂された一方，それが髄膜炎であった場合，髄液への移行性はよくないという観点から0.12mg/L以上は耐性であるとされました。

　つまり，臨床上使用可能な量で，十分な組織濃度を稼げない場合には，耐性と判断

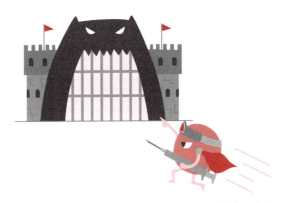

バイオフィルムという要塞に，抗菌薬だけで攻め入るのは無謀というもの

されるのです。この判断は，まだ肺炎球菌に対するペニシリンGでしか明らかな数値としてはありません。しかし，例えばバイオフィルム（菌が作り出す強固な要塞のようなもので，抗菌薬が極めて中に入りづらい）を形成している場合はどうでしょうか。耐性と判断するに何ら不都合はないですね。

このように，微生物学的には感受性であっても，臨床的に耐性である可能性を常に考慮する必要があります。また，そもそもその臓器で効果を発揮しない場合もあります。例えば，黄色ブドウ球菌の国内の第1選択薬はセファゾリンですが，髄液での抗菌作用が期待できないことは極めて重要な点です。そのため，国内では黄色ブドウ球菌による髄膜炎に対する第1選択薬がない状況といえます（海外ではナフシリンなどが第1選択薬として用いられます）。

耐性化機序の理解が，具体的な感染制御対策を可能とする

耐性化機序を理解することは，それが目的ではなく，具体的な感染制御対策を立てるための手段の1つです。突然変異による耐性化は抑制できませんが，それを助長するフルオロキノロン系薬の乱用を減らすことはできるでしょう。不必要な抗菌薬投与を防ぐことで，選択圧を下げることができます。外来DNA，例えばプラスミドで耐性遺伝子を伝播するような菌がいる場合，十分な接触感染予防策を敷かなければなりません。近年，耐性菌の伝播のみならず，プラスミドのみが環境中から見つかることもあり，プラスミドの伝播を防ぐための感染制御対策の必要性も提案されています。緑膿菌が発現しているであろう耐性機序がわかれば，投与するべき抗菌薬も必然的に絞ることができます。そして，感染臓器がわかれば臨床的に感受性と判断される抗菌薬の投与につながるのです。

感染制御の最大限の効果を引き出すような施策を講じるためにはどうすればよいか，という観点から耐性化機序を理解することが肝要です。

> 一．耐性菌の機序とその意味を理解するべし
> 一．感染対策にどう活かすかを考えるべし

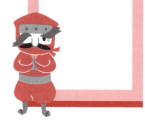

> 忍法補足の術

感受性って？

　耐性について説明してきましたが，一方，感受性という言葉にも十分注意が必要です．現在わが国では，基本的にCLSI（clinical & laboratory standards institute，米国の機関）が定めた基準に従ってブレイクポイント（感受性と耐性の判断を分ける境のMIC）が定められています．しかし，その方法は vitro での感受性判断がもととなっており，必ずしも体内での感受性を反映していません．肺炎球菌のように疾患別にブレイクポイントが変化するといったことも，今後十分に可能性があります．事実，毎年のようにCLSIのブレイクポイントは改訂されています．つまり，MICによる感受性判定は，臨床での解釈が可能な抗菌薬とそうでない抗菌薬があり，解釈可能な抗菌薬がガイドラインで推奨されているといえます．

　したがって，感受性試験結果を参考にした抗菌薬の選び方の流れとしては，①ガイドラインでの推奨薬をリストアップ，②感受性試験の結果，感受性のあるものを使う―という流れが望ましいとされます．しかし，MICでは感受性とされているのに，なぜ臨床上使えないか，という点は今後も議論が展開されていくものと考えられます．

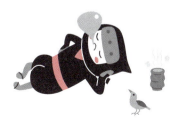

3. 感染臓器って？ の巻

感染症を理解するのに，感染臓器はとても重要じゃ！

微生物と抗菌薬以外に，臓器も考えないといけないのですか？

臓器に特徴的な微生物，抗菌薬の臓器移行性など，感染臓器を考えることなくして抗菌薬を語ることはできぬぞ

 ## 感染症を治療するうえでの3要素

　感染症を治療するうえで重要な3つの要素があります。それは①原因菌（微生物），②感染臓器，③抗菌薬です。感染症は，微生物がいて，感染する場所すなわち感染臓器が存在して初めて成立します。
　微生物や抗菌薬だけでなく，さらに感染臓器まで覚えるとなると大変ですが，微生物には得意な（感染しやすい）臓器がある程度決まっており，抗菌薬にも移行性のよい臓器や悪い臓器があります。すなわち感染臓器がわかれば微生物が絞り込まれ，かつ使用する抗菌薬も決まってくるのです。したがって，感染臓器を考えるということは，原因菌を推定し抗菌薬を選ぶうえで重要なのです。

 ## 感染臓器と原因菌の関係

　例えば肺炎を考えてみましょう。肺炎は文字通り肺に炎症が起きている状態のことをいいます。肺炎を起こす原因菌として最も有名なものは「肺炎球菌」です。名前が肺炎球菌ですので，「肺炎」で「肺炎球菌」を想像するのは簡単ですね（もちろん，感染するのは肺だけではありませんが）。次に尿路感染症ではどうでしょう？　尿路

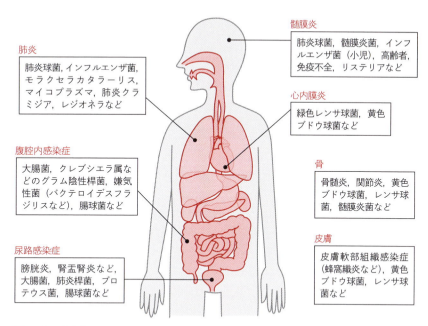

図1 主な感染臓器の原因菌（市中感染）

感染症は膀胱炎や腎盂腎炎が挙げられますが，一般的には尿道の出口から侵入した細菌が原因で起こり，膀胱で炎症を起こしたものが膀胱炎，さらに腎臓まで侵入し炎症を起こせば腎盂腎炎です．ただし尿路感染症において最も多い原因菌は大腸菌です．

このように，感染臓器にはその臓器に特徴的な原因菌が存在し，名前もそれぞれです．つまり，肺炎球菌が尿路感染症を，大腸菌が肺炎を起こすことは極めてまれなのです．図1に主な感染臓器と原因菌について示しました．たくさんあって覚えるのは大変かもしれませんので，まずは臓器ごとに2～3の菌種を覚え，皆さんがよく経験する感染症から深く覚えていくと学びやすいのではないでしょうか．

 原因菌を推定する細菌検査

臨床においては感染臓器がすぐに特定できないということがあります．その際に重要になる検査項目として細菌検査があります．細菌検査は感染症の原因菌を推定する

のに非常に役立つ手段であり，原因菌を推定できるということは感染臓器を絞ることができるということです。

例えば，血液培養から大腸菌が検出されたとなると尿路や消化器の感染症を，ブドウ球菌が検出されたとなると皮膚軟部組織感染症，人工デバイス関連感染症，骨髄炎，心内膜炎などの存在を推定することができます。このように感染臓器と原因菌には密接な関係があり，原因菌から感染臓器を推定することも可能なのです。

感染臓器と抗菌薬

抗菌薬を使用するうえで感染臓器を考えることは欠かせません。なぜなら，抗菌薬は体に投与された後，目的とする臓器に運ばれて初めて効果を発揮するからです。すなわち，原因菌に感受性のある抗菌薬を使用しても，目的とする臓器への移行性が悪ければ期待する効果が得られないということです。

具体例として，「メチシリン感受性黄色ブドウ球菌(MSSA)による髄膜炎に対するセファゾリンの使用」があります。一般的に，セファゾリンはMSSAに対し感受性がある薬剤ですが，髄液移行性の問題から用いられることはありません。

抗菌薬は，感染臓器と原因菌によって標準的な治療期間が決まっています(**表1**)。感染臓器をきちんと推定しな

表1 主な感染症の標準治療期間の目安(免疫力が正常な場合)

感染部位	臨床診断名	治療期間(日)
菌血症	感染源を除去できる菌血症	10〜14
骨	急性骨髄炎(成人)	42
	慢性骨髄炎(成人)	ESR(赤血球沈降速度)正常化まで(しばしば>3カ月以上)
心内膜	感染性心内膜炎(自己弁) 　緑色レンサ球菌 　腸球菌 　黄色ブドウ球菌	 14または28 28または42 14(右心系のみ)または28
腎	膀胱炎	3
	腎盂腎炎	7(使用する抗菌薬によって異なる)
肺	肺炎 　緑膿菌	21, 最大で42
	肺膿瘍	通常は28〜42
髄膜	髄膜炎 　髄膜炎菌 　インフルエンザ菌 　肺炎球菌 　リステリア	 7 7 10〜14 21

〔Gilbert D 他 編，菊池賢 他 監：日本語版 サンフォード感染症治療ガイド2018(第48版), p123-125, ライフサイエンス出版, 2018をもとに作成〕

ければ，治療不十分となったり，不必要な抗菌薬投与につながってしまいます。例えば，感染源を除去できる菌血症（カテーテル関連血流感染症などでカテーテルを抜去した場合など）では，治療期間は10〜14日が目安です。黄色ブドウ球菌による菌血症であった場合，合併症がなく免疫抑制状態でなければ14日で治療を終了できますが，心内膜炎を併発した菌血症などであれば，治療期間はさらに長くなります。このように同じ原因菌でも感染する臓器によって治療期間が異なりますので，感染臓器についてしっかり考える必要があります。

 まずはできることからやってみよう

本項では感染臓器について紹介してきました。「感染臓器を考える」ということは，問診や診察，血液検査や細菌検査，レントゲンやCTなどの画像検査を組み合わせて「総合的に考える」ということであり，抗菌薬を勉強し始めたばかりの薬剤師が考えるには少しハードルが高いかもしれません。しかし，最近は薬剤師も病棟にいることが当たり前になり，電子カルテなどの普及によって患者情報へのアクセスが簡便になってきています。わからないことは担当医に直接聞いてみることも昔に比べて簡単にできるようになりましたし，薬剤師が医師のカンファレンスに参加して，詳しい診断についても聞ける機会が増えてきています。病棟に行けなくてもカルテを見て，「呼吸状態の悪化」や「排尿時痛」などの記載から想定すべき感染臓器を想像することができるのではないでしょうか。

感染臓器を考えることはなかなか難しいことですが，できることから感染臓器を考えてみましょう。その行動が，現在の，そして未来の抗菌薬適正使用につながるはずです。

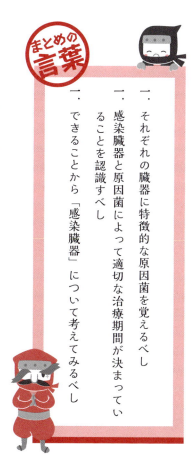

まとめの言葉

一．それぞれの臓器に特徴的な原因菌を覚えるべし
一．感染臓器と原因菌によって適切な治療期間が決まっていることを認識すべし
一．できることから「感染臓器」について考えてみるべし

027

其の壱　感染症を理解する

4. 原因菌と常在菌 の巻

 師匠，感染を起こす菌っていうのは，いっぱいいてわからないです

 感染を起こす菌と，もともといる菌とがいて，感染が起こる体の場所によって違うのじゃよ

 ……？

 まずは感染症を発症しているかどうかを判断

　感染症を理解するうえで最も重要な点は，感染症を起こしているかどうかの判断です。私たち薬剤師が，感染症の鑑別診断までしてしまうのはやり過ぎた行為となりますが，医師と一緒に診療支援していくことは大切です。
　よくICTラウンドでも耳にする言葉として，「この患者さんは，保菌ですか？　感染症ですか？」があります。この言葉を解釈するには以下の言葉を補足するとわかりやすくなります。
「この患者さんは，保菌なら細菌検査で皮膚にいる常在菌を拾ってきているだけなので，感染症を発症することはまずないでしょう」
「この患者さんは，感染症なら細菌検査で培養されているのは，感染の原因となる原因菌でしょう。この菌に合った抗菌薬加療は始まっていますか？」

　どうでしょうか？　普段ICTのメンバーがやりとりしている会話の中に，実は感染症かどうかの判断をICD（感染制御医師）やICN（感染管理看護師），検査技師といったメンバーで行っていることがわかると思います。抗菌薬の話が出てきてからが薬剤師の出番ではありません。ここは重要なので，普段の業務でも意識することが大切です。

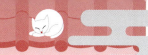

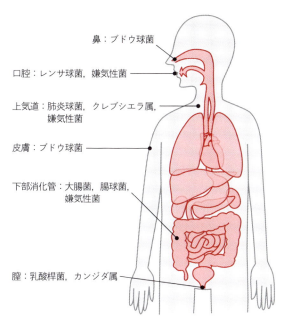

図1 主な部位の常在菌

 常在菌を理解する

　では，感染症を発症している場合ではすぐに治療へと進んでいきますが，保菌だとすれば薬剤師はどのように関わっていけばいいでしょうか？

　まず，言葉の意味ですが，「保菌」とは読んで字のごとく「菌を保つ」ということです．もう少し，専門的に解説しますと，「皮膚などにいる常在菌を検査で見つけた」，すなわち，「ヒトにもともと住み着いている菌を拾ってきた」ということになります．常在菌の種類は，いろいろとあります（図1）．具体的な菌名に関しては他項に譲りますが，代表的な皮膚の常在菌として表皮ブドウ球菌があります．

　「表皮ブドウ球菌？」となる読者もいるかもしれませんが，"*Staphylococcus epidermidis*" という表現なら見たことがある読者もいるでしょう．細菌検査結果では，検出された細菌の学術名が表示されることが多いです．しかし，「*Staphylococcus epidermidis* が検出されたら，すべて常在菌か」といわれるとそうではありません．次に考えなければいけないことは，どの場所からその菌が出ているかです．

この点については判断がしやすいといえます。まず薬剤師が考えなければいけないのは，調べている培養提出部位は菌がいてはならない場所であるか，つまり，無菌であるかどうかです。ここは重要です。

代表的な無菌部位として，血液，髄液です。この部位には菌がいないことが普通です。菌が検出されれば，すぐに感染症と判断し治療へと進むことが大切です。では，無菌ではない部位（例：痰，皮膚の膿，尿など）から菌が検出された場合はどうでしょうか？　その場合，薬剤師1人で「これは保菌」，「これは感染症」と判断し，抗菌薬の選択などを提案してはいけません。培養検査している検査技師のほか，担当看護師や担当医の話などとともに総合的に判断することが重要です。その時に大きな力になってくれるのが感染症専門医でしょう。まだまだ国内では感染症専門医は少ないですが，地域の勉強会などに参加して意見交換できるようにしておくのもいいかもしれません。

だから，グラム染色が大事

痰や尿から検出された菌が，いったいどのような菌なのか，ただそこにいるだけなのか？　炎症を起こしている原因菌なのか？　それを判別する際に有効な方法が，グラム染色です。グラム染色は，菌を色素によって染めて判別する方法です。操作方法が簡便で，すぐに検体状況を確認することが可能です。

原因菌を白血球が食べている（貪食という）なら，原因菌の可能性が高くなりますし，そうでない場合は菌がそこにいるだけ（つまり，保菌）ということの判断がつきます（図2）。

6年制薬学教育の中では，グラム染色についての講義があるようですが，本来の業務として薬剤師がグラム染色を実施している施設は少数派です。細菌検査技師にもお願いし，患者から得られた検体を一緒に染めて顕微鏡像を確認してみるのもいいでしょう。細菌検査技師から「この菌の形だったら，大腸菌かな」，「この検体の質はあまりよくないね」など直接コメントをもらうことで，自信をもって抗菌薬の選択支援も可能となります。まずは，自分が担当している病棟から提出された検体のグラム染色を行ってみるのはいかがでしょうか？　実施するのは難しくても，細菌検査室へ行って所見を見せてもらうことをお勧めします。

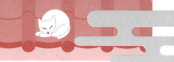

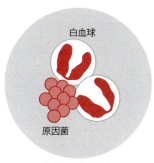

| 白血球による貪食 | 保菌状態 |

図2 貪食と保菌の違い

 いざ感染症のアセスメントへ

　ここまでたどりついたらようやく感染症の治療が開始となります．いかがですか？　このような考えを経て医師は診断を下し，治療を始めていきます．つまり，診断に至る過程においても，薬剤師は十分支援することができます．これからの薬剤師は，抗菌薬だけの選択では感染症診療に貢献しているとはいえません．これからは保菌か感染症かの判断を行い，その根拠となる情報を診療に関わるスタッフから集め，そして担当医にフィードバックしていく，こうしたきめ細かい役割を担えるのも薬剤師なのです．

まとめの言葉

一，まずは，感染症かどうかの判別を担当医や検査技師，ICTと協議するべし
一，常在菌について知っておくべし
一，グラム染色から得られる情報をもとに，感染症治療に関与すべし

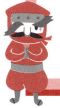

其の壱　感染症を理解する

5. 感染症検査 の巻

師匠，感染症と診断するまでの検査にはどんなものがあるのですか？

グラム染色はさっきいったじゃろ，ほかに CRP，白血球，PCT，CT と…

ちょっと待ってください！　いろいろな単語が出てきて，何が大切かわかりません！

 グラム染色だけでない感染症検査を知ろう

　感染症検査にはさまざまな段階で，鑑別診断に役立つ検査があります．主な検査について表1にまとめました．
　また，図1には感染症に伴い想定されるサイトカインや PCT，CRP の動きを示しました．皆さんがよく知っている CRP は上昇するのに時間がかかり，半減期も長くまた陰性化するのも時間がかかることがわかります．一方，PCT は CRP に比べ早期に上昇するため感染兆候の把握がしやすいといわれています．

　ところで，医師との会話の中では時々次のようなやりとりがあります．

薬剤師：白血球が増えてきましたね．そろそろ抗菌薬ですか？
担当医：ステロイドを先日から始めている関係でしょうね．
薬剤師：…そうですか（ステロイドを使用して白血球が増える？）．

　表1で説明した通り，感染が起こると，菌を貪食するために白血球が菌の周りに集まってきます．しかしステロイドを投与するとその白血球の動きが抑制されて，見かけ上の数が増える（機能していない白血球を数えている）といわれています．持参薬などにステロイドなど免疫抑制薬が入っている場合もありますので，内服薬の確認も大切です．

表1 主な感染症検査

CRP	C-reactive protein の略で，感染症の症例などによく出てくる．感染症などの炎症が起こると血液中に出てくる蛋白質のこと． ・CRP 陽性⇒炎症反応が高い，感染症が存在する可能性が高い ・CRP 陰性⇒炎症反応が低い，感染症が存在しないとはいえない
補足	感染症を発症している患者で，CRP 陰性のケースがある．一般的にはウイルス感染症の場合が多い．そのほか，肝硬変の患者（蛋白合成能低下に伴う）や抗リウマチ薬のトシリズマブ〔IL-6 は急性期反応（発熱，CRP 増加等）を誘引するサイトカインであり，本剤投与によりこれらの反応は抑制されるため，感染症に伴う症状が抑制される．アクテムラ添付文書参照〕投与中の患者では上昇しないこともある．
白血球	血液中に菌が混入すると，免疫反応によって白血球が集まってきて，菌を食べる．その白血球が増えているということは，体内では白血球が菌と戦っていることになる．つまり，炎症を起こしている，感染症を発症している状態を指す．
プロカルシトニン (PCT)	PCT は細菌感染症で増加し，ウイルス感染症では増加しにくいといわれている．白血球などからは分泌されないので，ステロイドを服用している場合でも，プロカルシトニンは影響を受けない．さらに CRP に比べ早期に血液中に観測されるので，感染症の早期発見にも有用．
X 線，CT（画像検査）	画像診断は，肺炎や膿瘍形成するような腹部感染症などで重要な情報となる．感染症治療において抗菌薬だけが治療薬とは限らない．膿瘍があれば，まずはその膿をドレナージで取り除くことが重要で，その評価のために画像検査を行う．医師は適宜評価し，ドレーンの位置を調整しながら感染症のコントロールをつけている．
β-D-グルカン	β-D-グルカンは接合菌を除くすべての真菌の細胞壁を構成する多糖体で，カンジダ感染症の補助診断として汎用されている．偽陽性の判定として漢方薬や経管栄養剤の使用が報告されており，使用薬剤の把握は薬剤師として大切である．

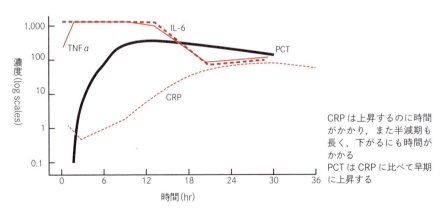

〔Brunkhorst FM et al.：Kinetics of procalcitonin in iatrogenic sepsis．Intensive Care Med, 24（8）：888-889，1998 をもとに作成〕

図1 エンドトキシン投与後 30 時間までの炎症マーカーの推移

5. 感染症検査 の巻

 採血結果だけで判断してはいけません

　では，感染症の検査項目がパニック値であれば，感染症と判断してもよいでしょうか？　もしかしたら，手術直後など体に侵襲的なストレスがかかったことによる一過性の反応かもしれませんし，ステロイドの投与などによる影響かもしれません。表2に周術期の生体反応について例示しました。一般的に周術期はさまざまな検査値が多様に推移し，また検査値だけでなくドレーンからの排液の量や色調，尿量，患者の訴えなどにも注意して，吻合不全など術後合併症の確認を行います。その中で薬剤師が関わることとして，表2に示した患者経過を理解したうえで，一過性のCRP上昇がさらに悪化した場合など，主治医が合併症か？　と考えた際にPCTなどの追加の採血を依頼したり，排液や膿瘍からの培養提出，発熱が持続した際は，血液培養採取依頼をしたりと，カンファレンスなどで発言することが大事です。もちろん，診療科との良好な関係があったうえでの提案です。

　採血結果以外にも，画像検査や発熱や血圧などバイタル，そして食事量がどうなのか？　など担当医と必ず協議することが大切だと考えます。感染制御チーム（ICT）によるラウンド以外のチーム医療が病院では実施されています。栄養管理チーム（NST）や褥瘡チーム，呼吸器管理チーム（RST）など担当医以外の専門医がいるチームの評価を確認し，情報収集することも重要です。

表2　周術期の生体反応（ムーアの分類）

	第1期 （傷害期）	第2期 （転換期）	第3期 （筋力回復期）	第4期 （脂肪蓄積期）
術後経過日数	2〜4日	3〜7日	2〜5週後	2〜5月後
生体反応	体温は1℃以上上昇する。 血管壁の透過性亢進，third spaceへの水分漏出，循環血液量の低下，耐糖能低下による高血糖	頭痛は軽減し，解熱する。 第1期で血管外に逃げた水分の還流，循環血液量の回復，血糖値も正常化	食欲は増進し，体重も増加し始める	心身ともに術前の状態に復帰できる時期

感染症を考える時は「点」ではなく「線」で考えよう

　病棟で活躍する薬剤師が増え，病棟薬剤師が一番初めに気づくことは，普段の調剤ではわからない「患者さんの状態がダイレクトに入ってくる」ことではないでしょうか．病棟スタッフがいかに患者さんのことを毎日考えケアプランを立案し，実行しているかということを近くで感じているのではないでしょうか？　感染症診療においても同じで，必ず「点」の情報ではなく，「その前から状態は悪くなっているのか」，「ドレーンの色が変わってきているのか」，「食事量が落ちてきているのか」などの情報も加味して診療していることがわかります．

　私たち薬剤師も関わる際は，以下の点に気をつけて患者の経過をみてみましょう．

- 腎機能が悪いのは，抗菌薬を投与する前からか？　もともと悪いのか？　脱水の影響？　NSAIDs投与による一過性の腎機能悪化に伴うものか？
- 今回の培養から出ている菌は以前と同じ菌か？　菌交代で現れているのか？
- CRPは上がっているけど，白血球の推移はどうか？
- 下痢の原因は，抗菌薬ではなくて経腸栄養の流速によるもの？
- 熱の原因は，創部感染ではなく，唾液誤嚥による肺炎の影響か？
- 血液検査の結果が画像検査の所見（イレウスが悪化しているなど）と一致しているのか？

　臨床より得られるいくつかの「点」の情報を，患者の経過と合わせて「線」に変えて考えることができると，感染症診療だけでなく，薬物療法の質向上につながっていくでしょう．

まとめの言葉

一．感染症検査を知って，感染症診療での評価に活かすべし
一．画像に関しても，積極的に担当医と経過について協議すべし
一．感染症診療に関わった患者は，きっちりと「線」で評価し支援していくべし

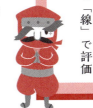

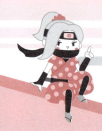

其の壱 まとめ

　感染症診療には，たびたび"３つの"要素が出てきます（日本人は，３という数字が好きなのでしょうね）。

　確かに，感染症を理解するうえでも，患者，病原菌，感染経路の把握が重要ですし，その感染経路も，主に空気感染，飛沫感染，接触感染が代表的経路とされています。感染症治療でも，原因菌，感染臓器，抗菌薬がキーワードですね。

　いずれにしても，感染症のコントロールには，菌と患者，そしてそれらをつなぐ，あるいはその間に介入していく手段・方法が重要といえます。

　単なる保菌ではなく，感染症として発症するには，患者の状態，特に免疫レベルが大きく影響します。また，その発症する場所（＝臓器）も菌によって大まかに決まっていますので，そのパターンをきちんと把握するのが，感染症の勉強の第１歩なのでしょう。

　そのうえで，菌，患者のそれぞれの特性を，少しだけ深く勉強しましょう。例えば菌では，耐性菌と一概にいいますが，その中身はさまざまです。菌によっても異なりますが，耐性を獲得する機序もいくつかあります。この菌と機序によって，抗菌薬の使い方やICT・ASTの対応も変わってくるといえます。

　さらに耐性菌といっても，臨床的には決して完全な耐性でなく，治療が十分可能な場合もありますので注意が必要になります。そして多くの耐性菌は原因菌とならず，単なる常在菌：保菌であることが多く，積極的な治療が裏目に出ることが多いので注意が必要です。このためにも，グラム染色をはじめとする検査をしっかり確認して，より的確な鑑別を行うようにしたいものです。

　患者側，感染臓器でいうと，菌との相性がありましたが，薬との相性も問題となります。つまり，抗菌薬の臓器移行性です。このため，臓器によって推奨される抗菌薬も異なりますし，治療期間も臓器によってある程度規定される点も重要です。CRPやプロカルシトニンなどのバイオマーカーも，生体の状況を反映しますので，これらの検査結果も判断材料にしつつ，しっかりと抗菌薬治療を進めることが，まずは感染症診療のポイントといえます。

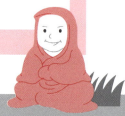

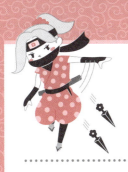

其の弐

抗菌薬を理解する

1. 抗菌薬はなぜ覚えにくい？ の巻 ………………………… 038
2. 抗菌薬勉強時の落とし穴 の巻 …………………………… 042
3. どうやって覚える？ の巻 ………………………………… 046
4. ペニシリン系薬 の巻 ……………………………………… 049
5. セフェム系薬 の巻 ………………………………………… 054
6. カルバペネム系薬 の巻 …………………………………… 062
7. キノロン系薬 の巻 ………………………………………… 066
8. アミノグリコシド系薬 の巻 ……………………………… 072
9. マクロライド系薬 の巻 …………………………………… 076
10. テトラサイクリン系薬 の巻 ……………………………… 081
11. 抗MRSA薬 の巻 …………………………………………… 085
12. CDI治療薬 の巻 …………………………………………… 090
13. 抗真菌薬 の巻 ……………………………………………… 095
14. 抗インフルエンザ薬 の巻 ………………………………… 102
　　　忍法補足の術：ワクチン・ギャップ／効果的な肺炎球菌ワクチン　107
15. 抗ヘルペスウイルス薬 の巻 ……………………………… 109
　　まとめ ……………………………………………………… 114

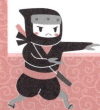

其の弐　抗菌薬を理解する

1. 抗菌薬はなぜ覚えにくい？ の巻

師匠！　抗菌薬を覚えたいのですが，似たような名前ばかりで全然覚えられません。○○シリン，○○マイシン，セフォ○○，セフ○○…。やっぱり難しいです。適応疾患も適応菌種も多すぎて何から覚えていいのやら…

まずは代表的な抗菌薬について勉強するのじゃ。しかし，抗菌薬だけを覚えようとしてもダメじゃ。大事なことは，目の前の症例に活かすことを考えながら覚えることなのじゃ

 抗菌薬だけを覚えてもダメ！

　抗菌薬を勉強するにあたり，「覚えるのが難しい」，「苦手」といった声をよく聞きます。「どうやって覚えたらいいですか？」という質問を受けることも多々あり，抗菌薬を覚えることは多くの人にとって高い壁になっていると感じられます。
　筆者の経験からいえることは，抗菌薬だけを勉強してもなかなか覚えることは難しいということです。筆者自身もがむしゃらに抗菌薬だけを勉強していた時がありましたが，睡魔が襲ってきて気がつくと夢の中，ということをしばしば経験しました。
　では，なぜ抗菌薬を覚えることが難しいと感じるのでしょうか？　それは，抗菌薬だけの知識では臨床に活かすことができないからです。せっかく勉強しても臨床に活かさなければ何の意味もありません。「臨床に活かすためにはどうすればよいのか」を考えることが，とても重要なことなのです。
　臨床に活かすための勉強方法として最も効率的な覚え方は，自身が今経験している症例にどう適応すればよいかを考えながら学ぶことです。1つ1つの症例において，何の感染症で原因菌は何か，どのような抗菌薬が使われているのかを見て，その抗菌薬は（使い方も含め）その症例にとって本当に適正使用なのか，ほかによい選択肢がないかを真摯に考えることです。1例1例の経験を大事に積み重ねていけばおのずと知識は身についてきます。

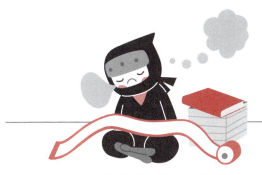

抗菌薬"だけ"を覚えるのは難しい

 抗菌薬が得意・不得意な臓器，感染症…？

　とはいえ，抗菌薬の種類は数多く，抗菌薬を学ぶために，何から手をつけたらよいかわからない人も多いでしょう．いくら薬剤師といえども感染症や抗菌化学療法の専門家でもない限り，すべての抗菌薬について詳細に覚えるのは難しいことです．また，抗菌薬の一般名と適応菌種，適応疾患の一覧表を見ても違いがわからず，「ほとんど変わらないじゃないか！」，「どれを使っても同じじゃ…」と思う人も多いのではないでしょうか．

　添付文書やその一覧表は，適応菌種，適応疾患などを確認するのには使えるかもしれませんが，それだけでは臨床には全くといってよいほど役に立たないかもしれません．なぜなら，その抗菌薬に目的とする適応疾患や適応菌種があったとしても，標準治療として確立しているかは別であり，それに加えて薬剤耐性菌の状況や抗菌薬のADME，PK/PD，TDM，副作用，相互作用など薬理学的な部分を考慮しなければならないからです．

　抗菌薬はそれぞれに得意・不得意な臓器・感染症や菌種があります．もちろん，承認された適応疾患と適応菌種を覚えることは大事ですが，まずは代表的な抗菌薬について得意・不得意な臓器，感染症および菌種を覚え，自施設の抗菌薬感受性率（アンチバイオグラム）や薬理学的な特徴を実際の症例と照らし合わせ，覚えていくのが，学ぶための近道かもしれません．

　以下にその事例を紹介します．

其の弐 抗菌薬を理解する
1. 抗菌薬はなぜ覚えにくい？ の巻

【事例】
45歳　女性
感染症名：急性単純性腎盂腎炎
原因菌：大腸菌（*Escherichia coli*）
抗菌薬：レボフロキサシン

①感染臓器と原因菌について考えてみる
・抗菌薬投与を考えるうえでの基本を身につけることができる。
　自分で考えるのは少し難しいかもしれませんが，まずはカルテの記載内容を見て，それでもわからなければ直接担当医に聞いてみましょう。
②標準的な抗菌薬治療と実際に使用されている薬剤について考えてみる
・急性単純性腎盂腎炎の標準治療薬を知ることができる。
　レボフロキサシンの適応上のスペクトラムを知ることができる。
③薬剤耐性菌の状況や自施設のアンチバイオグラムを確認してみる
・レボフロキサシン（フルオロキノロン系薬）耐性の大腸菌が増えてきていることがわかる。
・アンチバイオグラムを知ることにより，自施設の特徴を学ぶことができる。
④薬理学的な特徴を考えよう！
・PK/PDに基づいた投与設計を知ることができる。
　フルオロキノロン系薬は濃度依存的な薬剤であることがわかる。また腎排泄型の薬剤であるため，腎機能に合わせた投与設計が必要であることがわかる。
・レボフロキサシンの相互作用，副作用などを知ることができる。
　主な相互作用：アルミニウムやマグネシウム，鉄剤との同時投与で吸収率の低下，NSAIDsとの併用で痙攣のリスク上昇など
　主な副作用：痙攣，QT延長，腱断裂，大動脈瘤・大動脈解離など

　近年では，国内および海外を含め感染症診療や抗菌化学療法に関するさまざまなガイドラインが存在しています。まずはそれらのガイドラインをもとに，上記のように情報を1つ1つ整理して，調べてみてください。そのうえで，その患者に最も適した薬剤なのか？　適切な投与設計および投与方法になっているのか？　を自身で考えてみるようにしましょう。実際に細かく確認してみると，レボフロキサシン耐性の大

腸菌であった，PK/PDに基づいた投与設計になっていない，腎機能が考慮されていない投与設計になっている，マグネシウム製剤やアルミニウム製剤と同時投与している，痙攣の既往がある，NSAIDsと併用している，などはよく見かけます。もちろんこれら以外にも，より狭域で適切な薬剤が存在する場合にはde-escalationを考えなければなりませんし（「其の四 5. 初期治療から最適治療への流れの巻」参照），投与経路は適切なのか？ 注射剤にすべきか？ 経口が可能なのか？ なども考えなければなりません（「其の四 7. 意外に高い？ 抗菌薬の巻」参照）。実際の症例で考えることこそが，抗菌薬を学ぶ近道となるのです。

ただし，情報が整理できても，「医師とディスカッションするのはハードルが高いなあ」，「本当にこの考え方でいいのだろうか」と不安に思われる人もいるかもしれません。その場合も，まずは1例ごとに自分なりの適正使用を考える習慣をつけてみてください。それから，自分の考えを同僚や先輩，自施設の感染制御チーム（Infection Control Team：ICT）または抗菌薬適正使用支援チーム（Antimicrobial Stewardship Team：AST）に所属する薬剤師など，話しやすい相手と一緒にディスカッションしてみましょう。もし身近にそういった人がいなければ，感染症関連の研究会や学会に足を運んでみてください。同じような悩みを持った人がたくさんいますし，得られる情報も多いでしょう。

コツコツ経験を積み重ねることで必ず自信がついてきます。大事なのは日々の努力です。さあ，頑張りましょう！

まとめの言葉

一．抗菌薬だけを覚えるのではなく，目の前の症例に活かすためにどうすればよいかを考えながら覚えるべし

一．まずは代表的な抗菌薬について学ぶべし

一．一例一例自分なりに適正使用を考える習慣をつけるべし

其の弐　抗菌薬を理解する

2. 抗菌薬勉強時の落とし穴 の巻

 師匠，抗菌薬の巻物いっぱい買ってきました。これで，師匠みたいになれますね

 ……。忍，君はまだまだわかってないな

 ほら，こんな色とりどりの巻物が並んでとてもきれいですよ！

 参考書はあくまで"参考書"と理解しよう

　抗菌薬の参考書は世の中にたくさんあります。一般診療医向け，薬剤師向け，看護師向けなどさまざまです。先輩や上司に勧められて持っている人もいるでしょう。でも実際の感染症診療では，参考書に書かれている通りにはうまくいかないことが多いものです。その時に，どういったことがうまくいかなかった原因なのか，どういった情報を担当医と協議できるか，などについて考えることが大切になります。

【よくある風景】
薬剤師：この感染症には，○○参考書に載っている第1選択薬のA抗菌薬の使用を推奨します。
担当医：では，Aで開始しましょう。
(数日後)
担当医：Aという薬で感染症はあまりよくなりませんでした。次は，どの抗菌薬を使用しましょうか？
薬剤師：○○参考書には，第2選択薬が載っていませんね…。では，○○ガイドラインの記載の通り，第2選択薬のBを推奨します。
担当医：ありがとうございました。

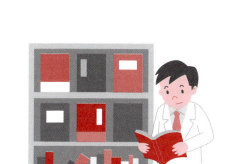

参考書は買っただけで満足せず，眠らせないようにしよう

（さて，この感染症診療の流れはいいのでしょうか？）

　参考書は最新情報から抗菌薬の特徴など薬剤師にとって有用な情報が多いものです．でも，参考書通りにいかないのが臨床現場です．その際に違う参考書には載っていたから，「これを提案しよう」などと考えるのは危険です．
　では，どうやって参考書を利用すればいいでしょうか？　筆者がよく使う方法は，掲載されている内容のタイトルとまとめを読んでおいて，何か困った時に引っ張ってきて読み込むことです．
　薬剤師は抗菌薬以外にも，抗がん薬や循環器用薬など，薬に関することは何でも知っておかなくてはなりません．しかし，すべてを細かく覚えるのはお勧めできません．また，関係団体から発刊されている診療ガイドラインは，必ず目を通すクセをつけておきましょう．そうしていると，だいたいの治療の流れを勉強することができ，うまくいかない場合に提案するための"引き出し"が増えてきます．

 丸暗記には注意！

　「このガイドラインに載っているから」，「MRさんが言っていたから」では，せっかく薬剤師として感染症診療に関わるには少し残念です．確かに，医師からの問い合

2. 抗菌薬勉強時の落とし穴 の巻

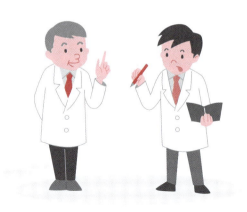

臨床現場でディスカッションして抗菌薬の理解を深めよう

わせに対し，暗記していることで即座に返答できるのは理想かもしれません。しかし，うまくコミュニケーションが取れていなければ，医師が意図した内容とは違う回答をしてしまうことも出てきます。

抗菌薬は略語が多く，「覚えにくい」，「わかりにくい」，「何をいっているかわからない」などとよくいわれます。もし，皆さんの家族が感染症にかかった時はどうでしょう？　多少難しくても頑張って理解しようとするでしょう。患者を前にした時，しっかりと感染症に立ち向かうことが薬剤師には必要です。

本書「其の弐」では抗菌薬の特徴をわかりやすくまとめています。書かれている内容を暗記するのではなく理解しておけば，必ずや感染症診療に貢献できる薬剤師になれるでしょう。

　大事なのは自分で考え，ディスカッションすること

抗菌薬を勉強するうえで大事なことは，自分で得た知識を現場で活用してみることです。そして，同僚の薬剤師以外に知り合いの医師，そして担当医とディスカッションすることで知識の幅が広がります。そして，患者が良くなればとてもハッピーな気持ちになり，感染症診療に自信がつくようになるでしょう。

筆者も今までいろいろな経験をしてきました。以下のような失敗がありました。

- 研修医からの問い合わせの際，感染症が悪化しているのに，わざわざ感受性があるからといって内服の抗菌薬への変更を推奨してしまい，指導医から「なぜこのタイミングで内服薬を推奨するのかわからない」と注意を受けた
- よく処方されるからといって本来は感受性がない抗菌薬を提案してしまい，ICTから注意を受けた
- 経口のレボフロキサシンの投与を推奨し処方されたものの，便秘に対してマグネシウム製剤を持参薬として内服していた（つまり，服用タイミングの提案までできていなかった）

　このような失敗を繰り返していては，せっかくの薬剤師による抗菌化学療法の提案もうまくはいきません。こういう時は，参考書で復習し，もう1度感染症の考え方を整理します。その際に，原因菌などの特徴についても勉強してみるといいでしょう。例えば，大腸菌に有効って書いているこの抗菌薬は，自施設ではどうなのか？　同じ抗菌薬がない場合は，自施設ではどれが代替薬に相当するのか？一見，回り道に思えることもあるかもしれませんが，いざ臨床で相談された場合はすぐに返答することができているでしょう。忙しい医師から感謝される瞬間です。

　いろいろな感染症診療に遭遇するたびに，新しい学びがあり現在に至ります。そこでわかったことは，感染症に関わるさまざまなスタッフと抗菌薬のこと，菌のこと，検査のこと，病気のことを学べるのは，ディスカッションできる環境があるからこそということです。大学病院だから，民間病院だから，感染症はどこにでもあり，困っている患者がいます。オール薬剤師が感染症に強くなることを望みます。

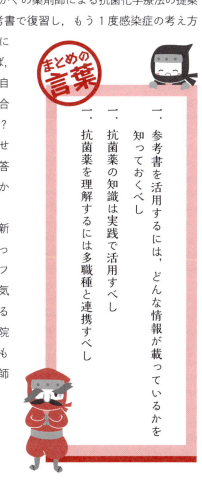

まとめの言葉

一．参考書を活用するには，どんな情報が載っているかを知っておくべし
一．抗菌薬の知識は実践で活用すべし
一．抗菌薬を理解するには多職種と連携すべし

其の弐 抗菌薬を理解する

3. どうやって覚える？ の巻

 師匠は難しいことばかりいうのですね。ほんと…

 感染症に立ち向かうためには，薬だけではないことを知ることも大切じゃ

 わかりました。抗菌薬をうまく使うコツは何ですか？

　よく抗菌薬を勉強する時に，「菌の名前がわかりにくい」のほかに，「抗菌薬の種類が多いことで，なかなか勉強しにくい」という声を聞きます。このあとの項で抗菌薬の各論について述べます。ここでは，薬剤師がつまずきやすいポイントに注目して解説していきます。

 まずは院内採用薬を知る

　抗菌薬を勉強するうえで最も手っ取り早く覚える方法は，「院内採用抗菌薬一覧表」を作成してみることです。筆者も新人のころ，オーダリングシステムなどがない手書き処方箋の時代に，上司から一般名と商品名を盛り込んだ薬効分類ごとの医薬品集の作成依頼がありました。1,500品目くらいあったと思いますが，1つ1つ調べて作成しました。パソコンとにらめっこしながら作成していくと，類似薬なども頭に思い浮かべることができるようになりました。
　現在は，ITが発達し，手作業で医薬品集を作成することはほとんどありませんが，例えば抗菌薬に関して，自分の覚書として作成してみるのはいかがでしょうか？「注射薬は知っていたけど，内服薬でこの薬が一緒だったのか！」といった新しい発見もあるでしょう。

【作成例】

　アモキシシリン←一般名
　　サワシリンカプセル250mg　250mg/カプセル　AMPC←商品名／規格／略語
　アンピシリン
　　ビクシリン注射用1g　1g/バイアル　ABPC
　アンピシリン・スルバクタム
　　ユナシン-S 静注用1.5g　1.5g/バイアル　ABPC/SBT

 診療科ごとの抗菌薬を知る

　院内採用抗菌薬一覧表を作成したら，次はよく調剤している抗菌薬をチェックし（例：レボフロキサシン），マーカーなどで線を引きます．その際に，どこの診療科から処方されているのかを確認しておくと，①どの感染症が自分の施設で多いのか，②その感染症の経過はどうだったのか―などを勉強することが可能になります．

　さらに，処方医師がどの抗菌薬を使用しているか傾向をつかんでおくと，院内で会った際の会話のきっかけにもなり，患者の経過についてディスカッションすることで，ますます向上心を刺激してくれるでしょう．また，その診療科で検出される頻度が高い原因菌について，どの抗菌薬が効くのか？　それとも昨年と比較して感受性が落ちているのか？　といったことも情報提供していると，クリニカルパスで使用する抗菌薬の見直しにもつなげていくことができます．

　それを繰り返していくことで，信頼関係が構築されさらに仕事もしやすくなり，担当医からも専門外の感染症の治療薬に関する問い合わせを受け，また勉強する，という感染症や抗菌薬の理解を深めていくことができるでしょう．

 抗菌薬のリスクマネジャーになろう！

　抗菌薬の用量に関しても，すぐに返事ができず慌ててしまうことがあるかもしれません．添付文書に記載のある用量について，どのように覚えるといいでしょうか？
　これも先ほど述べた「院内採用抗菌薬一覧表」を作成する時に，投与量に関しても自分で見やすくまとめておくといいでしょう．その際のポイントとして，施設内で採

其の弐　抗菌薬を理解する
3. どうやって覚える？ の巻

用されている規格（1バイアルが1gなど）を把握しておくと，医師への情報伝達においてミスなく返事することができます。

【よくあるオーダーミス例】

薬剤師：バンコマイシンのTDMシミュレーションの結果，バンコマイシン1gを1日2回投与することを推奨します。

医　師：わかりました。

（あとで，オーダーされた処方箋を確認すると）

　　　　塩酸バンコマイシン点滴静注500mg　1本　1日2回

（医師は前任の施設では規格が1,000mgしかなく1本オーダーすればいいと思い込んだ，あるいは，薬品単位がもともと「本」となっており，オーダー時に「g」に変更することに気づかなかった）

　以上のようなことがあります。これは，各施設内で登録している薬品単位の設定によるエラーです。医師は異動が多く，各施設で採用している薬品の規格まで把握していないこともあります。しかし，私たち薬剤師のちょっとした気遣いで，このようなエラーを未然に防ぐことができます。よって，規格についても熟知しておくといいでしょう。

　このように，ただ用量を覚えるのではなく，リスクマネジャーという意識を持って感染症の勉強に取り組むと，日常業務でも「あれ，用量が多いぞ。もしかしたら換算ミスかな？」ということに気づき，そこで抗菌薬の用量を確認することで，抗菌薬の適正使用につながります。

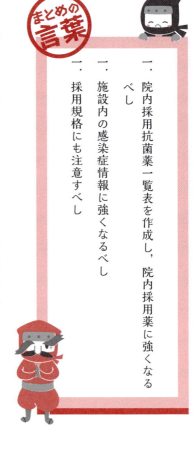

まとめの言葉

一、院内採用抗菌薬一覧表を作成し，院内採用薬に強くなるべし

一、施設内の感染症情報に強くなるべし

一、採用規格にも注意すべし

其の弐　抗菌薬を理解する

4. ペニシリン系薬 の巻

正しい場面でペニシリン系薬を使うことは，抗菌薬適正使用の根幹なのじゃ！

よく考えると種類はあまりありませんね．その中で使い分けというと簡単なようで難しいです

ペニシリン系薬を使い分けるポイントは，スペクトラムに加えてβ-ラクタマーゼ阻害薬の存在じゃ

 古くからある薬こそ，臨床で安全性と効果が実証されている

　1942年にベンジルペニシリン（ペニシリンG，1日最大量：2,400万単位）が発売されて以来，抗菌薬治療は劇的な進化を遂げました．その効果と安全性は十分に信頼されたもので，1969年の米国議会におけるWilliam H. Stewart公衆衛生局長の「It is the time to close the book on infectious diseases（感染症の教科書を閉じるべき時が来た）」との発言につながりました．しかし，その発言が正しくなかったことを現代の私たちは知っています．ただその不正確さは，ペニシリンGの効果に問題があったわけではありません．70年以上経過した今でも使われているという事実こそが，ペニシリンGの絶対的存在を認めているのです．

 微生物学的に使えない場合？

　ペニシリンGの作用機序は，細胞壁のペプチドグリカン構造の合成に必須である蛋白質に結合して，その機能を阻害することです．本来はトランスグリコシラーゼ，トランスペプチダーゼなどの酵素活性を持つ蛋白質ですが，ペニシリンが結合する蛋白ということで，そのままペニシリン結合蛋白質（penicillin binding protein：PBP）

其の弐 抗菌薬を理解する
4. ペニシリン系薬 の巻

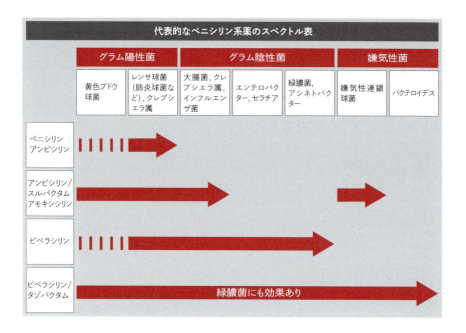

と呼ばれています。ペニシリンGは肺炎球菌（レンサ球菌），梅毒，ウェルシュ菌などの第1選択薬であり，積極的に使用していくことが望ましいとされています。

特に臨床現場では，肺炎球菌による感染症によく遭遇します。肺炎，髄膜炎，副鼻腔炎のほか，感染性心内膜炎などがあり，本来はペニシリンGの良い適応です。ペニシリンGが使われない場合の主な理由は次のような点です。

> ①カリウムが比較的多く含まれている（1.53mEq/100万単位）ために，希釈溶解液が400万単位当たり250mLは必要
> ②製剤単位は100万単位である一方で，求められる用量は1日当たり2,400万単位であるために，使用バイアル数が極端に多くなってしまう
> ③2,400万単位を使う場合，4時間ごとに分割して使う必要がある

しかし本当に大切なのは，微生物学的に使えない場合です。理由として，菌がβ-ラクタマーゼを産生することが挙げられます。その場合，β-ラクタマーゼ阻害薬を配合することで効果を発揮するようになります。

実はペニシリンGは，本来，黄色ブドウ球菌に対しても効果を発揮します。しかし，

通常の感受性結果で感受性と判断されても，残念なことにペニシリナーゼと呼ばれるβ-ラクタマーゼ産生を見落とすことがあります。よって，黄色ブドウ球菌に対してはペニシリンGは推奨されません（ニトロセフィン法，セフォキシチンディスク法などで確認すれば使える可能性はあります）。そこで，ペニシリナーゼ耐性ペニシリンも開発されました（ナフシリン，オキサシリンなど。国内未発売）。

アンピシリン，アモキシシリンはペニシリンGの代替薬？

アンピシリン（アミノベンジルペニシリン）やアモキシシリン（アミノメチルペニシリン）は，ペニシリンGを改良した広域アミノペニシリン系ともいわれます。アンピシリンは注射用として主に使われ，内服用もありますが，吸収率があまりよくないことから，内服用のアミノペニシリンとしてアモキシシリンが発売されています。どちらもスペクトラムとしては同様と考えて結構です。臨床的な特徴として，①カリウムを含まないために希釈量は少なくてすむこと，②1日回数は3〜4回であることなどがアドバンテージとして捉えられることがあります。

そして，アミノペニシリンはペニシリンGでカバーしていない菌（インフルエンザ菌など。一部の腸球菌やリステリア菌では第1選択薬）もいくつか存在するために，広域と呼ばれます。広域であるがゆえに，使う必要のない状況では，できるだけペニシリンGを使うことを心がけたいものです。アンピシリンはペニシリンGとほぼ同様の適応感染症を持ちますが，アモキシシリンは内服であるがゆえに，投与量が少なく設定されています。主に，外来での肺炎球菌やインフルエンザ菌の関与が積極的に疑われる上気道感染症に使われます。しかし，アミノペニシリンもβ-ラクタマーゼに弱いという性質は変わりません。

さらに広域スペクトラムを持つピペラシリン

よりグラム陰性桿菌側へスペクトラムを拡大したペニシリン系薬として，ピペラシリンが挙げられます。ピペラシリンは特に緑膿菌に対して効果を示しますので，逆にいえば，緑膿菌をターゲットとしない感染症には使用を控えたいものです。ほかには，エンテロバクターやシトロバクターにも効果を示すことが多いのですが，内因性

のβ-ラクタマーゼ（AmpC型β-ラクタマーゼ）の誘導を惹起して治療中に耐性化する可能性を考えておく必要があります。

一方で，グラム陽性菌に対する抗菌効果もあるものの，ペニシリンGと比較して弱いとされています。ピペラシリンもβ-ラクタマーゼに弱いので，β-ラクタマーゼを産生する菌には使えません。ピペラシリンは広域スペクトラムを持つペニシリン系薬に位置づけられますが，敗血症性ショックのような超重症の場合には，β-ラクタマーゼを産生するグラム陰性桿菌や嫌気性菌の関与を考えなければならないため，ピペラシリン単独での経験的治療（エンピリックセラピー）は勧められません。

β-ラクタマーゼ阻害薬：スルバクタム，タゾバクタム，クラブラン酸

ここまですべてのペニシリンは，「β-ラクタマーゼに弱い」という欠点がありました。そこで，β-ラクタム環を持ちそれ自身は効果を示さないものの，β-ラクタマーゼにより認識されやすい構造を持つ薬物がβ-ラクタマーゼ阻害薬です。β-ラクタマーゼ阻害薬を配合することで，β-ラクタマーゼを産生する菌に対しても効果を期待できるようになったのです。

具体的には，アンピシリンにスルバクタムを配合することで，黄色ブドウ球菌や大腸菌，嫌気性連鎖球菌などへ効果を拡大させました（例：ユナシン）。また，アモキシシリンにクラブラン酸を配合することで，上気道感染で重要なモラクセラ・カタラーリス，一部のインフルエンザ菌に対する効果を得ました（例：オーグメンチンなど）。ほかに，ピペラシリンにタゾバクタムを配合することでエンテロバクターなどへの効果が安定し，バクテロイデス（嫌気性菌）にも効果を示すようになったことで，敗血症性ショックのような病態でも経験的治療として使用可能になりました（例：ゾシン）。

時間依存性の殺菌作用を示すので分割して投与する

ペニシリン系薬（に限らずβ-ラクタム系薬はすべてですが）の殺菌作用は，時間依存性であるとされています。特に，MICを超えている時間（%T＞MIC）が，投与サイクルの中で50％以上を達成できれば，最大殺菌作用を示すといわれています。ペニシリンGの薬物動態的な特徴として，クリアランスは1,000mL/minにも上るとされ

ているために半減期が極めて短いのです。つまり，％Ｔ＞MIC の目標値である 50％を達成させるという観点から，1 日に 6 回などに分割して投与することが推奨されます。アミノペニシリンやピペラシリンのクリアランスは 120 〜 240mL/min 程度であるために，6 回まで分割する必要はなく，1 日に 3 〜 4 回に分けて投与します。

副作用の実際

　ペニシリン系薬の代表的な副作用としてアレルギーが挙げられます。即時型アレルギーを示す場合（血圧低下，呼吸困難）は特に問題ですので，従来から皮内テスト（皮内に少量の該当薬を注入し，発赤が出るかを確認する）が行われてきました。論理としては妥当なのですが，実はこの皮内テストでもアレルギーを起こすことがあること，逆に皮内テストが陰性でも実際に投与すればアレルギーを起こすことがあることなどがわかってきたために，現在では皮内テストは行われなくなりました。しかし，アレルギーリスクは存在しますので，投与時にアレルギー症状が出ないかを注意深くモニタリングすることが必須です。

　そして，下痢は頻度の高い副作用です。原因として，①腸内細菌叢のバランスが崩れること，②バランスが崩れた結果，クロストリジウム感染症を惹起すること―などが挙げられます。まれな副作用として，骨髄抑制，肝機能障害，痙攣などが挙げられることがありますが，一般的ではありません。

　ペニシリン系薬は抗菌薬適正使用における基本ですので，うまく使えるようにしっかり押さえておいてください。p050 に大まかなスペクトラムのイメージを示しましたので，理解の整理に役立ててください。

> まとめの言葉
>
> 1. ペニシリンGからアンピシリン，ピペラシリン，そしてβ-ラクタマーゼ阻害薬配合の位置づけを理解するべし
> 1. ピペラシリン／タゾバクタムがなぜ経験的治療に使えるかを理解するべし

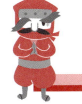

5. セフェム系薬 の巻

　セフェム系薬をうまく使うことで，抗菌薬適正使用の幅が広がるのじゃ！

　しかし，セフェム系薬は種類が多くて大変です

　セフェム系薬は，まずは世代ごとにその特徴を整理することがポイントじゃ！

 ペニシリン系薬と同じ作用機序？

　セフェム系薬はペニシリン系薬と同じく，β-ラクタム系薬に属する薬剤の1つです。作用機序もペニシリン系薬と同様に細菌のペニシリン結合蛋白（PBP）に作用し，細胞壁の合成を阻害することで菌を死滅させます。ここで，「同じような作用機序なのに，なぜ抗菌スペクトルが違うの？」と思われたことのある人はいないでしょうか？ 実はPBPには1や2，2a，2bなど多くの種類があり，細菌の種類によって産生するPBPの種類が異なります。

　特に耐性菌として有名なMRSAはPBP2aを産生するため，β-ラクタム系薬はこのPBP2aに親和性がなく，効果を発揮することができません。治療するためにはバンコマイシン（VCM）などの薬剤が必要となります。つまり，同じような作用機序でも，それぞれのPBPに対する親和性の違いから，薬剤によって抗菌スペクトルが異なるということです。またPBPの違い以外にも，β-ラクタマーゼやポーリン孔透過性低下などによる耐性機構が存在します。数多くあるセフェム系薬ですが，世代ごとに抗菌スペクトルが大きく異なるのは，このような背景が複雑に絡み合っているということです。

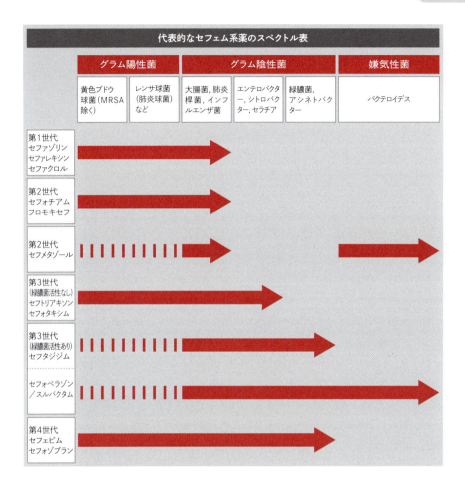

代表的なセフェム系薬のスペクトル表

 セフェム系薬はまず世代ごとに整理しよう

　セフェム系薬を覚えるためには，まずは世代ごとにその特徴を理解することが重要です。大まかには，世代が若いほどグラム陽性菌に対する抗菌力が強く，世代が進むにつれてグラム陰性菌への抗菌力が強くなるといわれています。しかし，細かいところでこの考え方にそぐわないことがいくつかありますので，そのピットフォールをおさらいしながら，代表的かつ重要なセフェム系薬について紹介していきましょう。

其の弐　抗菌薬を理解する
5. セフェム系薬 の巻

 第1世代セフェム：メチシリン感性黄色ブドウ球菌はお任せ！
主な薬はセファゾリン，セファレキシン，セファクロル

　第1世代はグラム陽性菌が得意ですので，ターゲットとすべき原因菌は主にメチシリン感性黄色ブドウ球菌（MSSA）やレンサ球菌です。世代の若いセフェムはグラム陽性菌に強いという考え方から理解しやすいところですね。また，ペニシリン系薬では，MSSAによるβ-ラクタマーゼで分解されてしまいますが，セフェム系薬はMSSAによるβ-ラクタマーゼには安定であるため抗菌活性を有しています。

　セファゾリンはMSSAに対しては国内では第1選択薬となり[1]，MSSAであればバンコマイシンよりも優れているといわれています[2]。また，口腔内グラム陽性嫌気性菌にも抗菌活性があるといわれています。しかし例外があり，グラム陽性菌でも苦手なものがあります。これはセフェム系薬に共通しますが，基本的に腸球菌およびリステリアに対しては抗菌活性を持ちません。またセファゾリンは，ペニシリン耐性肺炎球菌にも効きません。グラム陽性菌に強いと思っていても，ピットフォールがあるので覚えておきましょう。グラム陰性菌では，大腸菌やプロテウス菌，クレブシエラ属などには抗菌活性がありますが，β-ラクタマーゼを産生するインフルエンザ菌やモラクセラ菌，バクテロイデス（嫌気性菌）には通常効果がなく，医療関連感染の代表的な原因菌である「SPACE」にも効きません（SPACEはS：セラチア，P：緑膿菌，A：アシネトバクター，C：シトロバクター，E：エンテロバクターの頭文字をとったもの）。

　主に使われる感染症としては，皮膚軟部組織感染症（蜂窩織炎など），骨髄炎，感染性心内膜炎などです[1]。また，周術期では皮膚常在菌をターゲットとした予防抗菌薬としても広く用いられています[3]。苦手な感染症としては，髄液への移行性が悪いことから，髄膜炎に使うことができません。たとえMSSAであっても使うことができないので，これは必ず覚えておきましょう（第1世代に加え第2世代も髄液移行性が悪い）。

　そのほかの第1世代セフェムとしては，経口薬でセファレキシン，セファクロル（第2世代とされることもあります）があります。バイオアベイラビリティが良好であり，経口薬として非常に優れています。セファレキシンに関しては，血中濃度が持続する剤形が出ているため，これにより1日2回という少ない分割回数でPK/PDパラメータの指標である時間依存性に従った投与設計が可能です。抗菌スペクトラムについてはセファゾリンとほぼ同様であり，主に使用される感染症は皮膚軟部組織感染症などです。

第2世代セフェム：グラム陰性菌に対して強化！
主な薬はセフォチアム，フロモキセフ，セフメタゾール

　第2世代は第1世代に比べ，グラム陰性菌への抗菌活性が強くなっています。β-ラクタマーゼに対して第1世代よりも安定であるため，大腸菌やクレブシエラ属に加え，インフルエンザ菌（BLNAR：β-lactamase negative ampicillin resistanceを除く）やモラクセラ菌などのグラム陰性菌に対しても抗菌活性があります。
　セフォチアムは第1世代のグラム陽性菌に対する抗菌活性を残しつつ，グラム陰性菌に対して抗菌活性が強くなりましたので，上記の菌に対する軽症の肺炎や尿路感染症などに使われます。しかし，第1世代同様にペニシリン耐性肺炎球菌やBLNARに対しては使用できないため，肺炎に対して使用される場面は限定的と考えられます。
　一方，セフメタゾールはグラム陽性菌への抗菌活性は第1世代に比べて落ちるものの，β-ラクタマーゼを産生するバクテロイデスなどの嫌気性菌に対して抗菌活性を持つようになりました。よって，腹腔内感染や下部消化管の手術時の予防抗菌薬などに用いられています[3]。ただし，近年ではバクテロイデスへの耐性化が問題となっているため，注意が必要です。フロモキセフに関しても，セフメタゾールと同様の抗菌スペクトラムを持ち，基本的にはセフメタゾールと同じような場面で用いられます。
　また，セフメタゾールとフロモキセフはESBL産生の大腸菌やクレブシエラ属にも抗菌活性を持つといわれており，臨床での効果についても少しずつ報告されてきております[4]。しかしながら，現段階では非重症例，移行性の良い尿路感染症が主なターゲットであり，重症感染症に関してはまだまだ慎重な対応が必要と考えられます[4]。ESBL産生菌に対して使用する際には患者の重症度や感染臓器を十分考慮する必要があるため，感受性結果のみで判断しないようにしましょう。

 第3世代セフェム：緑膿菌への効果で分けられる
主な薬はセフトリアキソン，セフォタキシム，セフタジジム，
セフォペラゾン/スルバクタム

　第3世代セフェムは第1，第2世代に比べ，グラム陰性菌に強くなっており，大腸菌，クレブシエラ属，インフルエンザ菌やモラクセラ菌はもちろん，エンテロバクターやシトロバクター，セラチアにも抗菌活性を持ちます。ただし第3世代セフェムは，エンテロバクターやシトロバクター，セラチアがAmpC型β-ラクタマーゼを過剰産生

其の弐 抗菌薬を理解する
5. セフェム系薬 の巻

している場合には，使用することができません。これは第3世代に共通するものです。

さらに，これら3つの薬剤はバクテロイデスなどの嫌気性菌には抗菌活性がありません。また，第3世代とひとくくりにされていますが，緑膿菌に対して抗菌活性を持っているものとそうでないものがあり，大きく2つに分けて考えなければなりません。

①緑膿菌に効果がない，しかしグラム陽性菌，特に肺炎球菌には効果的なグループ

このグループに属する抗菌薬は，セフトリアキソンとセフォタキシムです。これらの抗菌薬は第3世代でありながら，グラム陽性菌にも強い抗菌活性を示します。また，髄液移行性があり髄膜炎にも用いられます。特に重要なグラム陽性菌としては肺炎球菌があります。肺炎球菌による肺炎（ペニシリンの MIC ≦ 2μg/mL）や髄膜炎（ペニシリンの MIC ≦ 0.06μg/mL）では，通常ペニシリンが用いられますが，耐性肺炎球菌による肺炎（ペニシリンの MIC 4μg/mL ≦）や髄膜炎（ペニシリンの MIC 0.12μg/mL ≦）ではペニシリンが使えません（肺炎と髄膜炎で感受性の MIC が異なることに注意。「其の壱 2.耐性菌って？ の巻」参照）。

このような場合には，第3世代セフェムであるセフトリアキソンやセフォタキシムの出番となるのです。逆にそうでなければ，抗菌スペクトルの狭さから通常はペニシリンGやアンピシリンが理想ということです。主に使われる感染症としては，肺炎や髄膜炎もそうですが，尿路感染症にも用いられます。

ただし，先にも述べたように AmpC 型β-ラクタマーゼが過剰産生されている状態では効果を発揮できませんので，エンテロバクターやシトロバクター，セラチアなどの感染症には要注意です。また，セフトリアキソンは淋菌に対して第1選択薬になります。淋菌性尿道炎や淋菌性咽頭感染症などですね。

薬剤選択のうえでセフトリアキソンとセフォタキシムの大きな違いは，体内からの排泄経路と半減期です。セフトリアキソンが胆汁排泄と腎排泄で半分ずつくらいに対して，セフォタキシムは主に腎排泄です。特に，セフォタキシムは腎機能に応じて投与量を変更しないといけませんので，押さえておきましょう。

また，半減期はセフトリアキソンでは約8時間とβ-ラクタム系薬の中でも長く，これにより1日1〜2回の投与を可能としています。一方，セフォタキシムの半減期は腎機能に問題ない場合では約1時間です。なので，1日3〜4回が通常で，髄膜炎の時には投与量も増えて6回の投与が必要になります。

②緑膿菌に効果があるグループ。メインターゲットはやはり緑膿菌！

このグループの代表はセフタジジムです。グラム陰性菌に強くなった反面，グラム陽性菌には弱く，ブドウ球菌や肺炎球菌などには通常使いません。また，セフトリア

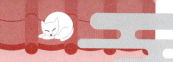

キソン，セフォタキシム同様に，エンテロバクターなどでAmpC型β-ラクタマーゼが過剰産生されている場合には基本的には効果を認めません。使用目的としては，主に緑膿菌をターゲットとする場合に用いられることが多い薬剤です。

　緑膿菌が問題となる感染症の1つに発熱性好中球減少症がありますが，セフタジジムは従来第1選択薬の1つとして位置づけられていました。しかし，近年ではグラム陰性桿菌の感受性率低下が問題となっています[5]。現在でも使用を考慮できる薬剤の1つには変わりありませんが（ただし2019年3月時点で国内では適応症の取得なし），各施設での緑膿菌のアンチバイオグラムや緑膿菌以外の原因微生物の関与を考えながら，使用する必要があります。また，セフォペラゾンもセフタジジムと同様に緑膿菌に活性を持つ薬剤です。国内ではセフォペラゾン/スルバクタムとして，スルバクタムとの合剤が使用可能です。スルバクタムの配合により，β-ラクタマーゼ産生の嫌気性菌（バクテロイデス属など）を加えた抗菌活性を持ちます。またセフォペラゾンは胆汁排泄を受けることから，腸内細菌群やバクテロイデス属が問題となる，胆道系感染症に用いられることが多い薬剤の1つです。

第4世代セフェム：グラム陽性菌から陰性菌，そして緑膿菌も。主な薬はセフェピム，セフォゾプラン

　この世代はグラム陽性菌に加え，SPACEを含むグラム陰性桿菌まで幅広く抗菌活性を持ちます。また，AmpC型β-ラクタマーゼを過剰産生するグラム陰性に対しても抗菌活性がありますが，バクテロイデスなどの嫌気性菌に対しては抗菌活性がありません。髄液への移行性もあり，髄膜炎に用いることもできます。幅広い抗菌スペクトルを持つ反面，適正使用が特に求められる薬剤でもあるといえます。

　使用される代表的な感染症は，緑膿菌を含むSPACEによる医療関連感染症や，発熱性好中球減少症などです。したがって，これらの原因菌による感染症以外での使用は控えるべき薬剤であると考えられます。第4世代セフェムは，セフェピムによるエビデンスがほとんどですが，セフォゾプランもほぼ同様な薬剤として使用されます。しかし，セフォゾプランは小児適応を取得していますが，発熱性好中球減少症の適応がありません。また，セフェピムは小児適応を取得していないことなど，適応症の違いがあることに注意が必要です（2019年3月時点）。

新たなセフェム系薬

　ここ数年新たな抗菌薬の開発が少なくなっていますが，2019年1月に国内で新たなセフェム系薬となるセフトロザンにβ-ラクタマーゼ阻害薬であるタゾバクタムを配合した薬剤（セフトロザン/タゾバクタム）が承認されました。国際誕生は2014年12月に米国で承認されており，世界的には新薬とは言い難いですが，国内においては新しいセフェム系薬の登場といえるでしょう。本剤は大腸菌やクレブシエラ属，緑膿菌などのグラム陰性菌に対する抗菌活性を持つほか，グラム陰性桿菌で問題となる，AmpCに安定であることや，ESBL産生菌にも安定であることが知られています[6]。したがって，臨床でのデータはまだまだ少ないかもしれませんが，これらを産生する耐性菌に対しても，選択肢の1つになりうる薬剤と考えられます。2019年3月時点で取得している適応症は，尿路感染症および腹腔内感染症（腹腔内感染症の場合はメトロニダゾールを併用）です。今後臨床のデータが蓄積され，その位置づけが決まってくると考えられますが，広い抗菌スペクトラムを有しているため，乱用は慎むべき薬剤と考えられます。

　またセフェム系薬は，セフトロザン/タゾバクタム以外にも，新しいβ-ラクタマーゼ阻害薬を配合するセフタジジム/Avibactam' や，MRSAに抗菌活性を持つ第5世代セフェムなどが海外では承認されています。今後国内においても，これらの薬剤が登場すると考えられますが，適正使用すべき薬剤であることは言うまでもないでしょう。

 PK/PDパラメータは時間依存性の殺菌作用

　ペニシリン系薬で述べたようにβ-ラクタム系薬であるセフェムに関しても，時間依存性に殺菌作用を示します。特に，MICを超えている時間が，投与サイクルの中で60〜70％以上で最大殺菌作用を示すといわれています。セフトリアキソンを除くほかのセフェム系薬の大半は半減期が1〜2時間ですので，腎臓に問題がない場合は，通常1日3〜4回で使用されます（ほとんどのセフェム系薬は腎排泄です）。また，先に述べたようにセフトリアキソンは半減期が長いため1日1〜2回の投与が可能であり，外来患者での使用も考慮できます。持続型経口製剤のセファレキシンの場合も，1日2回の投与が可能となります。

副作用および相互作用の実際

セフェム系薬の代表的な副作用は，ペニシリン系薬とほぼ同じです。また，ペニシリン系薬と同様に即時型アレルギーが問題となりますが，ペニシリン系薬にアレルギーがある場合，セフェム系薬でも 5 ～ 10％程度は交差アレルギーが認められるとされており，ペニシリンアレルギーの患者では注意が必要です。また，セフメタゾール，セフォペラゾンにはアンタビュース様作用*があることから，投与中および投与後 1 週間は飲酒を避ける必要がありますので注意しましょう（アルコール含有製剤の投与がある場合にも注意）。

*：肝臓中のアルデヒドデヒドロゲナーゼを阻害し，飲酒時の血中アセトアルデヒド濃度を上昇させ，顔面紅潮，熱感，頭痛，悪心・嘔吐を引き起こす。

セフェム系薬は世代によって特徴が異なり，目的とする原因菌や感染臓器で使い分けなければなりません。少し複雑ですが，うまく使いこなすことで抗菌薬適正使用の幅が広がります。

まずは代表的なものから覚えていき，各施設で採用している抗菌薬に照らし合わせて理解していくとよいでしょう。

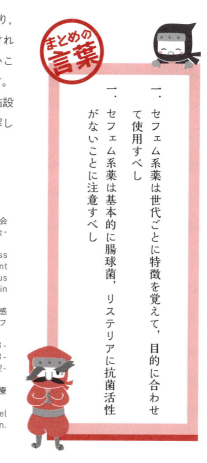

まとめの言葉

一．セフェム系薬は世代ごとに特徴を覚えて，目的に合わせて使用すべし

一．セフェム系薬は基本的に腸球菌，リステリアに抗菌活性がないことに注意すべし

【参考文献】
1) JAID/JSC 感染症治療ガイド・ガイドライン作成委員会 編：JAID/JSC 感染症治療ガイド 2014，日本感染症学会・日本化学療法学会，2014
2) McDanel JS, et al.：Comparative effectiveness of beta-lactams versus vancomycin for treatment of methicillin-susceptible Staphylococcus aureus bloodstream infections among 122 hospitals. Clin Infect Dis, 61（3）：361-367, 2015
3) 術後感染症予防抗菌薬ガイドライン作成委員会：術後感染症予防抗菌薬適正使用のための実践ガイドライン，ドラフト版，日本化学療法学会・日本外科感染症学会，2015
4) Tamma PD, et al.：The Use of Noncarbapenem β-Lactams for the Treatment of Extended-Spectrum β-Lactamase Infections. Clin Infect Dis, 64（7）：972-980, 2017
5) 日本臨床腫瘍学会 編：発熱性好中球減少症（FN）診療ガイドライン 改訂第 2 版，南江堂，2017
6) Cho JC, et al.：Ceftolozane/Tazobactam: A Novel Cephalosporin/ β -Lactamase Inhibitor Combination. Pharmacotherapy, 35(7):701-715, 2015

其の弐　抗菌薬を理解する

6. カルバペネム系薬 の巻

カルバペネム系薬は幅広い抗菌スペクトルを持っているのじゃ。反面，その適応をしっかりと考えねばならん！

確かにすごい抗菌スペクトルですね

カルバペネム系薬をうまく使うためには，使用すべき状況というのを理解することが重要じゃ

抗菌薬最後の砦？

　カルバペネム系薬は"最後の砦"や"切り札"として表現されることが多く，グラム陽性菌からグラム陰性菌，そして嫌気性菌まで幅広く，かつESBL産生菌やAmpC過剰産生菌に対しても抗菌活性があります。近年ESBL産生菌の増加という背景からも，第1選択薬であるカルバペネム系薬は重要性がさらに増しており，将来使える抗菌薬を残しておくためにも大切に使用しなければなりません。また，カルバペネム系薬は耐性緑膿菌の発生リスクがほかの抗菌薬に比べて高いとの報告もあることから，適正使用が望まれる代表的な抗菌薬の1つといえるでしょう[1]。

　現在，国内では表1に示す5種類のカルバペネム系薬（注射剤）が使用可能です。
　細かいところでは，イミペネムやパニペネムがグラム陽性菌に強く，メロペネムとドリペネムはグラム陰性菌に強く，ビアペネムがその中間——といわれることがありますが，臨床的に大きな差があるわけではありません。ただし，緑膿菌感染症に対してはパニペネム/ベタミプロンは抗菌活性が弱く，通常用いられません。したがって本項目では，カルバペネム個々の特徴ではなく，カルバペネム全般の内容として取り扱っていきます。

表1　国内で使用可能な注射用カルバペネム系薬（2019年2月現在）

・イミペネム/シラスタチン
・パニペネム/ベタミプロン
・メロペネム
・ビアペネム
・ドリペネム

カルバペネム系抗菌薬のスペクトル表						
	グラム陽性菌		グラム陰性菌			嫌気性菌
	黄色ブドウ球菌(MRSA除く)	連鎖球菌(肺炎球菌)など	大腸菌,肺炎桿菌,インフルエンザ菌	エンテロバクター,セラチア	緑膿菌*,アシネトバクター	バクテロイデス
メロペネム イミペネム など	→→→→→→→→→→→→→→→→→→→→→→→→→→→→→					

*ただしパニペネム/ベタミプロンは緑膿菌に対する抗菌活性が低いとされる

カルバペネムが効かない原因微生物

　カルバペネム系薬の抗菌スペクトルは，ほかの抗菌薬に比べても広域であることがわかります。つまり，カルバペネムが効く菌よりも，効かない菌を覚える方が臨床的には重要といえます（もちろん，スペクトラムは覚えましょう）。カルバペネムの作用機序はペニシリン，セフェム系薬と同様に細胞壁合成阻害であり，そのターゲットはペニシリン結合蛋白（penicillin binding proteins：PBP）です。したがって，細胞壁を持たないマイコプラズマには効きませんし，PBPが変異しているMRSAにも効きません。そして，細胞内への移行性も乏しいことから細胞内寄生菌であるレジオネラやクラミドフィラ，リケッチアにも効果がありません。また，メタロβ-ラクタマーゼを産生する多剤耐性緑膿菌（multidrug-resistant Pseudomonas aeruginosa：MDRPA）や，KPC（*Klebsiella pneumoniae* carbapenemases）を産生するクレブシエラ属，NDM-1（New Delhi metallo-β-lactamase）を産生する大腸菌をはじめとしたカルバペネム耐性腸内細菌群に対しても効果がありません。そのほかにもいくつかありますが，表2にカルバペネムに抗菌活性がない，あるいは乏しい原因微生物について挙げておきますので，「カルバペネムが効かない」状況を理解するのは重要なので，押さえておきましょう。

表2　カルバペネム系薬に抗菌活性がない，あるいは乏しい原因微生物

- MRSA
- 腸球菌
- クロストリディオイデス・ディフィシル
- マイコプラズマ，レジオネラ，クラミドフィラ，リケッチア
- ステノトロフォモナス・マルトフィリア
- セパシア
- 真菌
- KPCやメタロβ-ラクタマーゼ産生グラム陰性菌など

カルバペネム系薬を使うべき感染症

前述の通り，カルバペネム系薬は抗菌薬の中でもとりわけ広い抗菌スペクトルを有します。そのため，特に適正使用が望まれる抗菌薬であるのはいうまでもないでしょう。しかし，カルバペネム系薬しか効かない菌というのは実はあまりありません。

表3 カルバペネム系薬の使用が推奨される主な状況
・敗血症や敗血症性ショックのように重症度が高い
・発熱性好中球減少症や壊死性筋膜炎のような内科緊急疾患
　　かつ
・原因微生物が絞り切れない
・緑膿菌などの医療関連感染やESBL産生菌の関与が疑われる

MSSAによる感染症（髄膜炎を除く）であれば，たとえ感染性心内膜炎であってもセファゾリンが効きますし，緑膿菌であれば，ピペラシリンやセフタジジム，セフェピムなどもあります。AmpC過剰産生菌に対してはセフェピムも選択肢となりますし，ESBL産生菌であっても状況によってはセフメタゾールが使える場合もあります。

では，どのような時にカルバペネム系薬が使用されるのでしょうか？　そのキーワードは「重症度」かつ「原因微生物が絞り切れない」時です。初期治療として，敗血症や敗血症性ショックで速やかに適切な抗菌薬を投与しなければ，患者予後が悪くなってしまうような状況かつ原因微生物が絞り切れない時に，特に緑膿菌などの医療関連感染症やESBL産生菌を疑うような状況がよい適応になると考えられます（表3）。

逆にいえば，カルバペネム系薬の使用による菌の耐性化が問題となるため，このような状況下でなければその使用は慎むべきということです。また，抗菌薬適正使用の観点から，カルバペネム系薬で初期治療を開始した後は，感染臓器および原因菌，患者の状態を確認したうえで，最適治療，de-escalationを考える姿勢が常に必要と考えます。くれぐれも「何だかよくわからないけれど，とりあえずカルバペネム！」は避けたいものです。

 ## PK/PDパラメータ→時間依存的に殺菌作用を示す

カルバペネムはβ-ラクタム系薬ですので，時間依存性に殺菌作用を示します。特に，MICを超えている時間が，投与サイクルの中で40〜50％以上で最大殺菌作用を示すといわれています。2019年2月現在，国内の市場に出ているカルバペネム系薬は

すべて腎排泄であり，腎機能に合わせた投与設計が必要になります。腎機能に問題がない場合は通常1日3〜4回に分けて投与します。

副作用および相互作用の実際

　カルバペネム系薬の代表的な副作用はセフェム系薬と同様，ほぼペニシリン系薬と同じです。また，ペニシリン系薬と同様に即時型アレルギーが問題となりますが，ペニシリン系薬にアレルギーがある場合，カルバペネム系薬でも交差アレルギーが認められるとされており（セフェム系薬と同等かそれ以下），ペニシリンアレルギーの患者では注意が必要です。また，カルバペネム系薬の重要な相互作用として，バルプロ酸の血中濃度を低下させるため，てんかんでバルプロ酸を服用されている場合には痙攣発作を誘発してしまうことがあります。この血中濃度の減少は非常に著しく，今まで有効血中濃度だった方がいきなり測定限界近く，あるいは以下まで減少してしまいます[2]。「カルバペネム系薬を使うから，バルプロ酸は血中濃度を見て投与量を調節しよう」などという考えは今すぐ捨てましょう。

　カルバペネム系薬はその幅広い抗菌スペクトルや抗菌活性から，乱用は厳に慎まなければなりません。しかし，過度な使用制限も問題となります。そうならないためにも，カルバペネム系薬の適応をしっかり理解しておきましょう。

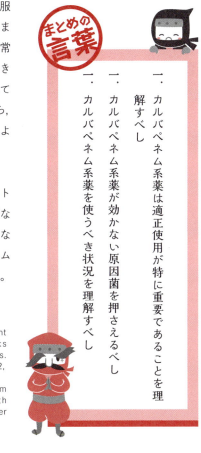

まとめの言葉
一．カルバペネム系薬は適正使用が特に重要であることを理解すべし
一．カルバペネム系薬が効かない原因菌を押さえるべし
一．カルバペネム系薬を使うべき状況を理解すべし

【参考文献】
1) Carmeli Y, et al.：Emergence of antibiotic-resistant Pseudomonas aeruginosa: comparison of risks associated with different antipseudomonal agents. Antimicrob Agents Chemother, 43 (6)：1379-1382, 1999
2) Park MK, et al.：Reduced valproic acid serum concentrations due to drug interactions with carbapenem antibiotics: overview of 6 cases. Ther Drug Monit, 34 (5)：599-603, 2012

7. キノロン系薬 の巻

次はキノロン系薬の話じゃ。これも種類がたくさんあるが，抗菌活性のスペクトルを理解する際は，β-ラクタム系薬と同じように世代別に分けて考えるんじゃぞ

キノロンって何でも使えて便利ですよねー，僕も困ったら，とりあえずキノロンを勧めちゃいそうです

それは，いわゆる思考停止じゃ。広域スペクトルだから第1選択というのは間違いで，キノロン系薬でなければならない感染症を押さえておくことが大事なのじゃ

世代が新しくなるにつれて広域（グラム陰性菌→陽性菌へ）にカバーしていくと考える

　キノロン系の歴史といえば，1962年に登場したナリジクス酸がその始まりですが，これは尿路感染症のグラム陰性菌のみをカバーする第1世代のキノロン薬です。その後，ノルフロキサシンという第2世代のキノロンが開発されました。これは，キノロン骨格にフッ素基を導入したキノロンで，これにより抗菌スペクトルがグラム陰性菌だけでなく，グラム陽性菌にまで拡大されました。第2世代以降，このフッ素基を導入し，抗菌スペクトルが一気に拡大されたキノロン系薬の開発が進んだわけです（表1）。

　普段，何気なくキノロン系薬のことを「ニューキノロン」と呼んでいますが，厳密には，この第2世代以降のキノロン系薬のことをニューキノロン系薬（フルオロキノロン系薬）といいます。以降，このフルオロキノロン系薬を前提にお話しします。

表1 世代別にみたキノロン系薬の使い分け

第1世代
ナリジクス酸，ピロミド酸
・主として腸内細菌科のグラム陰性桿菌（大腸菌，クレブシエラ属など）
・緑膿菌への抗菌活性はないので注意
・臓器移行性は悪い
第2世代
ノルフロキサシン，エノキサシンなど
・第1世代のスペクトル＋緑膿菌活性を合わせる
・ただし，第2世代キノロンでも初期に開発された上記薬剤は，尿中排泄型であり，あまり血中濃度の上昇は見られない
シプロフロキサシン，パズフロキサシン，オフロキサシン
・ノルフロキサシン，エノキサシンなどの初期型に比べて臓器移行性，血中濃度が十分に高くなり，尿路感染症以外の全身の臓器感染症にも使用可能
・医療関連感染，免疫不全患者における感染症の起炎菌である「SPACE（セラチア，緑膿菌，アシネトバクター，シトロバクター，エンテロバクター）」をカバーすることを覚えておく
・抗緑膿菌活性はシプロフロキサシンが一番強いため，GNRをカバーするためだけならこの世代のキノロンで十分
第3世代
レボフロキサシン，トスフロキサシン
・第2世代に比べて，グラム陽性菌（肺炎球菌，メチシリン感受性黄色ブドウ球菌）への抗菌活性が上がっている
・「レボフロキサシンの抗菌スペクトル＝シプロフロキサシンのスペクトル＋肺炎球菌をカバー」と覚えておく。ただし，抗緑膿菌活性はシプロフロキサシンより劣る
ガレノキサシン，モキシフロキサシン，シタフロキサシン（レスピラトリーキノロン）
・2005年以降に登場してきた第3世代のニューキノロン。第2世代に比べて，緑膿菌への活性は下がっているが，グラム陽性菌への活性はさらに上がり，嫌気性菌への活性もあるため，呼吸器感染症への適応が広がった。なお，軽症〜中等度の腹腔内感染症にも使える

 キノロン系薬のセールスポイントは移行性のよさ

　キノロン系薬は経口薬でもバイオアベイラビリティは非常に優れており，経口薬でも消化管の機能が正常な患者では，静注薬とほぼ同じ効果が期待できます。したがって，注射薬から経口薬へのスイッチ療法も可能な薬剤です。また第2世代以降，組織移行性が良好であるため，前立腺炎の治療に使われることも押さえておきましょう。

　また，キノロン系薬は，人体の細胞内へ十分な量の濃度が移行します。このことは，いわゆる細胞内寄生菌である非定型病原体（マイコプラズマ，レジオネラ，クラミジ

アなど）までカバーできるということです。

　第3世代以降のキノロン系薬は，呼吸器臓器への高い移行性を持ち，細菌性肺炎の主たる原因菌である肺炎球菌，そして非定型肺炎の原因菌までカバーするといった特徴があるため，近年はレスピラトリーキノロンという概念のもと注目を集めています。この特性を活かせば，A-DROPでの重症度分類で外来治療が可能とされた細菌性肺炎，非定型肺炎での使用を可能にします。

 抗菌スペクトルは広いが耐性率は進んでいる

　キノロン系薬はいわゆる核酸合成阻害薬で，作用機序は，細菌がDNAを複製・転写する時に関わる酵素であるⅡ型トポイソメラーゼの活性を阻害することで抗菌活性を示します。グラム陰性菌ではDNAジャイレース，グラム陽性菌ではDNAトポイソメラーゼⅣが重要な作用点です。細菌の抗菌薬に対する耐性機構には抗菌薬の透過性低下による耐性，作用点の変化による耐性，抗菌薬の分解，修飾による耐性が挙げられますが，この中でもキノロン系薬の耐性は先ほど述べた作用点の変化（DNAジャイレース，DNAトポイソメラーゼⅣの遺伝子変異）が大きく関わってきます。遺伝子変異が蓄積していくことで段階的にキノロン系薬の耐性は進行していて，これは抗菌薬投与中でも起こり，耐性度はどんどん上がっていきます。

　広域スペクトルを持つキノロン系薬は近年，多くの現場で濫用，乱用されてきた結果，現在の尿路感染症の起炎菌の1つである大腸菌のキノロン系薬耐性率は30％を超えています。残念ながら，もはや単純性尿路感染症の第1選択薬になることはなくなってしまったわけです。「広域スペクトルだから有効だ，第1選択薬だ」ということには，必ずしもならないのです。しかし，逆に「第1選択じゃないからよくない」ということもなく，自施設のローカルファクターを確認し，本当にキノロン系薬でなければダメなのか，使用する症例を見極めることがとても大事になります。

 結核の存在を隠してしまうキノロン系薬

　キノロン系薬の抗菌スペクトルで必ず押さえておきたいところに結核菌があります。キノロン系薬は一般的に結核菌に抗菌活性を持ち，1次抗結核薬が何らかの理由

表2 臨床現場で遭遇するキノロンしか選択肢がないケースの例

・β-ラクタムアレルギー
・複数菌感染が疑われるもの
・注射が使用困難,コンプライアンスの都合
・状態が安定して外来での治療が可能,あるいは経口へスイッチ
・レジオネラ症など非定型肺炎カバーが外せない状況
・緑膿菌の関与がどうしても否定できない感染症
・旅行者下痢症　など

(耐性や副作用など)で使用できない場合,次にキノロン系薬が使用されることがあります。つまり,下気道感染症を含めて,感染症に何でもかんでもキノロン系薬を使用すると,結核症の診断の遅れにつながるばかりか,耐性の結核菌を出現させてしまう危険性があるのです。例えば医師に対しても,(治らない肺炎だからとキノロン系薬を安易に使用される前に)「大変ですね…。その感染症,結核じゃないですよね?」と一言,医師の思考の中に「結核症では?」と思わせることも大事なことです。

使用する臨床状況は限られるので,適切な症例をきちんと見極めよう

実のところ感染症治療においては,きちんと鑑別し診断をつけることができるならばキノロン系薬が第1選択になることはそう多くなく,β-ラクタム系薬でこと足りるケースが多いのです(表2)。キノロン系薬の処方を目にしたら,患者背景から1度じっくりディスカッションしてみましょう。

使用するとなった際は,十分量を投与する

近年,抗菌薬の有効性と耐性菌出現を抑制するという観点で,MICのほかにmutant prevention concentration (MPC:耐性菌出現も阻止できる濃度) や,mutant selection window (MSW:耐性菌のみが選択されてしまう濃度域) という概念があります。これはMPCを超える濃度で投与することができれば,耐性菌の出現も抑えることができるとされていますが,MICとMPCの狭間であるMSWの濃度

其の弐 抗菌薬を理解する
7. キノロン系薬 の巻

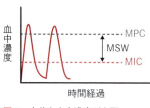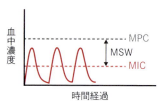

図1　十分な血中濃度が必要

域では，通常の菌は殺菌されるが耐性菌は生き残り，結果耐性菌のみが選択されてしまうという概念です（図1）。

したがって，有効性と耐性菌出現を抑制する観点で，MPCやMSWの概念も考慮した投与設計を行うとすると，短時間でMSWの濃度域を通過してMPCの濃度域を超えるような設計が必要になります。レボフロキサシンは現在，500mg錠が1日1回投与というのが当たり前ですが，実は以前までは100mg製剤で1日3回投与でした。これが500mgの1日1回投与へ変更されたのも，PK/PD理論の導入はもちろんのこと，MPCやMSWといった耐性菌出現抑制を考慮した投与法を体現した結果というわけですね。よって，キノロン系薬を使用する場合，中途半端な量をチョロチョロと使っては有効性どころか，容易に耐性菌を出現させてしまうのです。使用すると決めた際は，許される量の中で最大限の量を用いて，MICだけでなく，MPC，MSWを意識し耐性菌出現を抑制することを目指した投与設計を心がけましょう。

 薬剤師として押さえておきたい副作用，相互作用

キノロン系薬の主な副作用を表3にまとめました。主な副作用のうち痙攣は，非ステロイド性解熱鎮痛薬との併用によって中枢神経におけるGABA受容体へのGABA結合が阻害され，痙攣誘発作用が起こるといわれています。ただし，添付文書上ではノルフロキサシン，エノキサシン，シプロフロキサシンなどで，非ステロイド性解熱鎮痛薬のうちフェニル酢酸系，プロピオン酸系の一部が併用禁忌となっているだけで，それ以外のキノロン系薬では併用注意となっています。

それでも，痙攣性疾患の既往のある患者をはじめ，高齢者，腎機能低下患者への投与の際には慎重に行いましょう。妊婦，授乳中患者，妊娠している可能性の患者にも禁忌であることを忘れないようにしましょう。小児では関節障害を来すと考えられて

表3 キノロン系の主な副作用

嘔気，嘔吐，下痢，頭痛，痙攣，光線過敏症，QTc延長，低血糖，偽膜性腸炎など

表4 その他確認しておくべき相互作用

併用薬剤	効果
抗不整脈薬（プロカインアミド，アミオダロン）	QT間隔↑
テオフィリン製剤	テオフィリンの血中濃度↑
甲状腺ホルモン	甲状腺ホルモンの濃度↓
インスリン，経口血糖降下薬	血糖↑および↓
チザニジン	チザニジンの濃度↑
ワルファリン	プロトロンビン時間↑
リファンピシン	キノロン系薬の濃度↓
陽イオン：Al^{3+}，Ca^{2+}，Fe^{2+}，Mg^{2+}，Zn^{2+}	キノロン系薬の吸収↓
スクラルファート	キノロン系薬の吸収↓

いて，現在のところノルフロキサシン，トスフロキサシンのみが適応を持っています。

 その他気をつけておきたい相互作用

　キノロン系薬はマグネシウム，アルミニウム，カルシウム，鉄，亜鉛などとの併用でキレートを作ってしまい，吸収が阻害されます。高齢者は日常的にこのような製剤を服用していることが多いので，薬剤師としてチェックし忘れないようにしましょう。

　非ステロイド系解熱鎮痛薬以外で，気をつけておきたい相互作用を表4にまとめました。モキシフロキサシンの場合，クラスIAおよびクラスIIIの抗不整脈薬ははっきり併用禁忌と記載されていますし，シプロフロキサシンはチザニジン服用患者も禁忌扱いになっています。また，高齢者は酸化マグネシウムなどの緩下剤，アルミニウム含有の制酸薬，鉄剤，亜鉛など日常的に服用していることが多いので，服用時間をずらすなどの工夫が必要となります。

> 一．キノロン系薬は，広域スペクトルだからと勧めるのではなく，移行性のよさをウリに処方提案すべし

其の弐　抗菌薬を理解する

8. アミノグリコシド系薬 の巻

　次は，アミノグリコシド系薬の番じゃな

　アミノグリコシド系薬って，「〇〇マイシン」だからマクロライド系薬と間違えやすいですね

　ほう，ではわしのとっておきの秘伝の書を授けよう
『<u>父（糖）</u>さん，<u>たまげった</u>と<u>ブラ</u>とった<u>亜美</u>ちゃんを<u>ストーカー</u>』
（アミノ配糖体，ゲンタマイシン，トブラマイシン，アミカシン，ストレプトマイシン，カナマイシン）

　……

 アミノグリコシド系薬の特徴を知ろう

アミノグリコシド系薬の特徴を表1にまとめました。

表1　アミノグリコシド系薬

抗菌スペクトル
・緑膿菌を含むグラム陰性菌をカバーする
・嫌気性菌は無効である
・グラム陽性菌に対して，β-ラクタム系薬と併用して使用する
作用機序
・蛋白合成阻害。細菌の30Sリボソームに作用して蛋白合成阻害を引き起こす
・殺菌的で即効性がある
移行性
・組織移行性はよくない（血流感染，尿路感染は十分移行する）
・髄液には移行しないので髄膜炎には使用しない。肺炎はより高めの濃度が必要

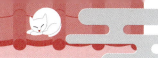

　アミノグリコシド系薬は，古典的には1日3回投与でしたが，1990年代PAE（濃度が病原体のMIC以下になっても，殺菌効果が持続する効果）の研究がなされ，1日1回の投与法が施行され始めるようになりました。このアミノグリコシド系薬の1日1回投与法は，PK/PD理論上とても理にかなった投与設計です。

 PK/PD理論に基づいたアミノグリコシド系薬の投与法

　アミノグリコシド系薬は，一般的にその抗菌効果は濃度依存型であり，菌と接触している濃度が高ければ高いほど効果があります。具体的には，$C_{peak}/MIC \geqq 8 \sim 10$，$AUC/MIC \geqq 100$といわれています。とすれば，有効性を高めるためには1日3回の分割投与をまとめて1回にした方がその有効性を確保することができます。

　一方で，アミノグリコシド系薬の副作用の1つに腎毒性がありますが，これは用量依存性でありトラフ濃度と関連しています。1日複数回投与するとおのずとトラフ濃度は上昇しますが，投与回数を減らし，投与間隔が延長されることでトラフ値を低く抑えることができるので，その毒性を減らすことができます。

　このように，アミノグリコシド系薬の投与方法の変遷から，アミノグリコシド系薬は現代のPK/PD理論をしっかりと体現している薬剤といえるわけですね。

 臨床現場での実際

　しかし現在，アミノグリコシド系薬を単独で使う場面はなかなか少なくなりました。おおよそβ-ラクタム系薬と併用して用いることが主となります。アミノグリコシド系薬は，緑膿菌を含むグラム陰性桿菌をカバーします。また水溶性の抗菌薬であり，腎，尿路系への移行性は極めて良好です。したがって，臨床現場の多くでは，尿路感染症や菌血症において，「グラム陰性桿菌感染症で緑膿菌を外すと致死的となる」と判断される場合，原因菌が判明するまでアミノグリコシド系薬を併用しておくといったケースに遭遇します。これは，アミノグリコシド系薬の殺菌性で即効性のある特徴を期待してのことです。

　ただ，この併用療法については有効性が報告されている一方で，副作用，特に腎障害の悪化の可能性が増大したといった報告もありますので注意が必要です[1]。薬剤

師として，そういった注射箋を目にした際は，あくまでも原因菌が判明するまでの数日間，アミノグリコシド系薬を併用するのであれば構わないが，原因菌が判明したならば速やかにDefinitive治療へ切り替えてもらうよう提案しましょう。

一方，アミノグリコシド系薬を延々と併用するケースもあります。グラム陽性菌に対してシナジー効果（相乗効果）を持たすために併用するケースです。具体的には，緑色レンサ球菌や腸球菌による感染性心内膜炎です。緑色レンサ球菌の場合はペニシリンG（PCG）を4週間投与することになりますが，これに最初の2週間ゲンタマイシン（GM）を併用します。腸球菌の場合はPCGに感受性ならアンピシリン（ABPC），低感受性ならバンコマイシンを6週間投与しますが，これに加えてGMも6週間投与します。腸球菌の通常濃度のGM感受性結果が耐性（R）であっても併用しますが，腸球菌がGMに対してMIC＞500μg/mL以上の高度耐性株であると判明した場合は，あまり併用する意味はないとされていますので注意しましょう。

表2 感染性心内膜炎でアミノグリコシド系薬を併用するケース

薬剤名	投与期間
緑色レンサ球菌（ペニシリン耐性）	
PCGまたはABPC	4週間
＋	
GM	2週間
腸球菌（アンピシリン感受性）	
ABPC	6週間
＋	
GM	6週間
腸球菌（アンピシリン耐性）	
VCM	6週間
＋	
GM	6週間

（注）ブドウ球菌（自然弁）では併用しなくてもよい。ブドウ球菌（人工弁）ではGM，リファンピシンを併用する。

〔Hoen B et al.：Clinical practice. Infective endocarditis. N Engl J Med, 368（15）：1425-1433, 2013 をもとに作成〕

ここで大事なことは，こういった感染性心内膜炎にアミノグリコシド系薬を併用する際は，あくまでもシナジー効果を狙った投与で，PAE（post antibiotec effect，持続効果）は期待できないとされていますので，現在のところは古典的な分割投与を行います（表2）。

臨床現場で押さえておきたいアミノグリコシド系薬

アミノグリコシド系薬は細かく分けると抗結核薬であるストレプトマイシン，カナマイシン，抗MRSA薬であるアルベカシンもありますが，ここでは臨床現場でよく遭遇するGM，トブラマイシン（TOB），アミカシン（AMK）について押さえておきます。

GM

通常の感染症で使用され，ブドウ球菌や腸球菌の感染性心内膜炎でβ-ラクタム系薬と併用する。

TOB

緑膿菌，アシネトバクターに抗菌活性が強い。ただし，セラチアには弱い。シナジー効果はないのでβ-ラクタム系薬との併用には使用しない。

AMK

ほかのアミノグリコシド系薬が耐性であってもAMKは耐性になりにくいことが多いので，多剤耐性菌の治療に用いられる。

耐性のなりやすさ

GM ＞ TOB ＞ AMK

押さえておきたい副作用

- 腎障害：3日以上使用すると腎障害のリスクが上昇し，10～14日使用すると5～10％の割合で発現する。ただし一般的には可逆性なので早期発見できれば，腎機能は改善する
- 耳毒性：9日以上の使用で発生しやすい。これは不可逆的であるので注意が必要である。特に高音領域から発生しやすいので，投与後のモニタリングを欠かさないようにする

腎毒性，耳毒性の頻度

GM ＞ TOB ＞ AMK

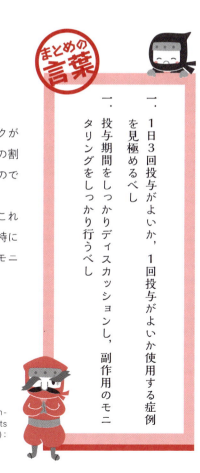

まとめの言葉

一．1日3回投与がよいか，1回投与がよいか使用する症例を見極めるべし

一．投与期間をしっかりディスカッションし，副作用のモニタリングをしっかり行うべし

【参考文献】

1) Paul M et al. : Beta-lactam versus beta-lactam-aminoglycoside combination therapy in cancer patients with neutropaenia. Cochrane Database Syst Rev, (3): CD003038, 2003

9. マクロライド系薬 の巻

マクロライド系薬ってマイコプラズマに効くんですよね．オリンピックの年に増えるって聞いたことがあります

よく知っとるのう．しかし，マイコプラズマ感染症の発生が五輪年に増えたのも昔の話，という疫学を知っておくことも大事じゃな

あれ，そうなんですね．疫学…ですか．現場の人間にはあまり関係ない話ですね

疫学とは学問そのものというより，現在の流行状態を知っておくという意味で，現場の人間にとって極めて重要じゃ

細胞壁を持たず，細胞内に寄生する菌に有効

　マクロライド系薬は環状ラクトン構造を持ち，リボソームに結合して蛋白質合成阻害を示す抗菌薬です．β-ラクタム系薬が細胞壁合成阻害を示す一方で，細胞壁を持たない菌に対しても効果を示すという特徴を持っています．その代表的な菌がマイコプラズマ（*Mycoplasma pneumoniae*）です（とはいえ，近年はフルオロキノロン系薬の出現など，細胞壁を持たない菌に対する手段は増えてきています）．

　マイコプラズマ感染症は，成人，小児を問わず，気道感染症を惹起し，1980年代まではオリンピックの開催年に流行しました．その原因は人の大きな移動によるものとも解釈されていますが，詳細な原因は不明です．1990年代以降，その4年おきの流行は見られなくなりました[1]．

　気道感染症は気管支炎，肺炎などが主ですが，症状は肺炎球菌などの感染症と異なり，症状が比較的軽度であることから，マイコプラズマは通常の細菌と異なるという意味で非定型菌と呼ばれ，肺炎では非定型肺炎（異形肺炎）と呼ばれます（表1）．非定型肺炎の原因となる菌として，ほかに肺炎クラミジア（*Chlamydophila pneumoniae*），

表1　細菌性肺炎と非定型肺炎の鑑別

①年齢60歳未満
②基礎疾患がない、あるいは、軽微
③頑固な咳がある
④胸部聴診上所見が乏しい
⑤咳がない、あるいは、迅速診断法で原因菌が証明されない
⑥末梢白血球数が10,000/mm³未満である

6項目中4項目以上合致した場合を非定型肺炎疑いとし、感度77.9%、特異度93.0%とされる。

(日本呼吸器学会「呼吸器感染症に関するガイドライン」作成委員会：成人市中肺炎診療ガイドライン，p24，日本呼吸器学会，2007)

レジオネラ属菌（*Legionella pneumophila*）などもありますが，これらの菌は一貫して細胞内寄生菌であるという特徴があります。

　マクロライド系薬が非定型肺炎に対して効果を示す理由として，前述の細胞壁合成阻害ではない点に加え，細胞内への移行性が比較的よい点が挙げられます。レジオネラ属菌や肺炎クラミジアは細胞壁を持っていますが，それでもβ-ラクタム系薬が効かない理由として，β-ラクタム系薬は細胞内への移行性が弱いことが挙げられます。まとめると，細胞壁を持たないか，細胞内寄生菌に対して使うことが，最も良い適応といえ，逆にいえばこのような状況以外の使用は望ましくありません。

肺炎球菌には耐性化率が高いことが懸念

　マクロライド系薬の作用点であるリボソームは多くの菌が持っていますので，多くの菌に対して感受性がありました。さらにペニシリン系薬で懸念されるようなアレルギーの問題も小さいために，通常の市中肺炎にも使われてきました。肺炎球菌からマイコプラズマまで幅広い菌をカバーすることが可能であったのです。

　しかし，そのように使用されてきた結果，肺炎球菌はマクロライド系薬に対して耐性を獲得し，80％以上の耐性化率を示すようになりました。肺炎において最もカバーしなければならない菌は，頻度が高く，そして重篤な転帰をたどりやすい肺炎球菌です。感染症に対して抗菌化学療法を適用する時，最も大事なことはどの菌がどの臓器にいて，感受性があり移行が期待できる抗菌薬を使用することですが，市中肺炎において抗菌薬を選ぶ際に感受性がわかっていることはまずありません。このマクロライ

ド系薬と肺炎球菌の関係のように，従来は効果があるとされており，添付文書の適応症として記されているとしても，近年は高い耐性化率を示すという「疫学」を押さえておくことが重要です。同時に，咳などで拡散するために，地域の流行状況を把握するとともに，オリンピック開催年だからといって特に増えるわけではないという現代の疫学も知っておく必要がありますね。しかし，微生物学的に耐性と判断される肺炎球菌とマクロライド系薬の関係ですが，臨床的には効果を示すこともあります。これは，抗微生物薬としての効果だけではなく，抗炎症効果などのマクロライド系薬の持つ多彩な薬理作用に基づくとされています。

押さえておくべきはエリスロマイシン，クラリスロマイシン，アジスロマイシン

　初のマクロライド系薬であるエリスロマイシンは，現在でも十分な微生物学的効果がある一方で，腸管蠕動促進作用（モチリン様作用）による副作用，つまり下痢を示すことがしばしばあります。さらには，抗炎症効果，抗バイオフィルム形成効果，抗ウイルス効果など多彩な効果を示すことが報告されています。特に，びまん性汎細気管支炎に対する少量長期投与は，予後を改善させることが明らかになっています。現在のエリスロマイシンの使い方としては，このように，殺菌作用よりも，その他の作用を主に期待するものとなっています。しかし，肺炎球菌に対する耐性化獲得の観点からもわかる通り，抗菌薬適正使用とは必ずしもいえません。また，エリスロマイシンは薬物代謝酵素（CYP3A）阻害作用を示すことから，いくつかの薬物が併用禁忌となっている点は極めて重要です。また，心臓の刺激伝導系に影響を与え，QT延長などの重篤な副作用を惹起することも重要です。エリスロマイシンの持つ欠点を改善させたものが，クラリスロマイシンといえます。

　クラリスロマイシンの抗菌活性はエリスロマイシンとは大きく変わるものではありませんが，下痢の頻度が低くなっているために，より使いやすくなっています。薬物代謝酵素阻害は変わらず注意が必要です。一方で，注射製剤がないことは知っておくべきでしょう。

　アジスロマイシンの特徴は，半減期が長いために1～3日間服薬すれば1週間の持続した効果が期待できる点，および薬物代謝酵素阻害作用が弱いことから，前述のエリスロマイシンやクラリスロマイシンで併用不可であった薬物も，併用できる点です。注射製剤もありますが，1回の溶解液量に500mLを必要とし，水分貯留傾向にある患

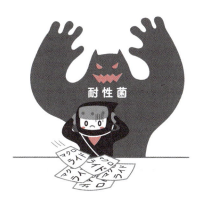

者では使いづらい可能性があります．QT 延長は変わらず，注意が必要です．

ほかにもロキタマイシン，ジョサマイシン，ロキシスロマイシンなどがあり，外来治療で用いられることがありますが，大きな抗菌活性の差はありません．微生物の観点からは，マクロライド系薬耐性マイコプラズマが出現してきています．小児で安全にマイコプラズマ感染症を治療する場合には，マクロライド系薬が必須ですから，この耐性化を防ぐためにも，マクロライド系薬の処方には慎重であるべきです．

PK/PD：抗菌活性は，時間依存性を示すが…

時間依存性の抗菌活性を示すマクロライド系薬の抗菌活性は，理想的には1日分割投与が望ましいとされます．しかし，エリスロマイシンは1日3回，クラリスロマイシンは1日2回，アジスロマイシンは1日1回を数日と多様性に富んでいますね．それはそれぞれの薬物動態プロファイルが異なる（具体的には半減期）ために生じており，それぞれ PK/PD の観点からは理想的な投与方法になっています．

一方，PK/PD を臨床現場で意識する場面は，特に生理的条件の変化に基づいた用量調節が必要な場面です．その場面は，実は腎排泄型の抗菌薬以外ではあまりありません．つまり，実質的に PK/PD を意識する必要はありません．

マクロライド系薬の抗菌薬適正使用としてのポイントは，通常の細菌性感染症ではない可能性を考えること，そしてそのもっともらしさを考えることです．一方で，抗炎症効果なども含めて多彩な作用を持っていることも事実であり，重症肺炎の時に β-ラクタム系薬と併用されることもあります．しかし，耐性菌が蔓延しているこの

時代，抗菌薬は抗菌薬適正使用としての使い方が基本であり，その他の使い方は本当にその必要性があるのかを十分に議論する必要があります。

また，抗炎症効果を持っているマクロライド系薬は，患者や処方医がその効果を感じやすいという点は，重要な問題点ともいえます。つまり，微生物学的には感受性がないと判断されても，臨床的には効果があったと判断されるケースがあるようです。したがって，処方されたマクロライド系薬が本当に適正使用であったのかは，臨床効果では判断しづらいという問題があることを理解しておくべきです。抗菌薬適正使用という言葉は，救命率向上のみならず，耐性菌を抑制するという大きな目的を抱合しているためです。

いろいろな適応症を持つマクロライド系薬

これまで示してきた一般感染症以外の使い方がいくつかあるのが，マクロライド系薬の特徴です。例えば，ヘリコバクター・ピロリ感染症にも使われることはなじみのある方も多いでしょう。そして，非定型抗酸菌症（*Mycobacterium* spp.）にも使われます。特にこの非定型抗酸菌症に対して使用される薬物は，いわゆる抗結核薬（リファンピシン，イソニアジド，エサンブトール，ピラジナミドなど）に加えて，マクロライド系薬，カルバペネム系薬（イミペネム/シラスタチン），アミノグリコシド系薬（アミカシン），フルオロキノロン系薬（レボフロキサシンなど）などがあります。この中でもマクロライド系薬は経口投薬が可能であり，妊産婦のことを考慮しても他剤に比べて比較的安全性が高いというメリットがあります。非定型抗酸菌症は，いまだ十分なエビデンスを備えた治療法は確立していないのが現状なのですが，数カ月，数年と長期にわたって薬物療法が必要であることは把握しておきましょう。

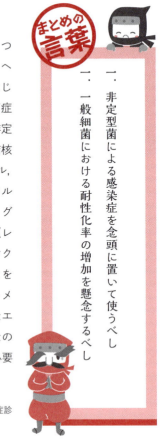

まとめの言葉

一，非定型菌による感染症を念頭に置いて使うべし

一，一般細菌における耐性化率の増加を懸念するべし

【参考文献】
1) 小児呼吸器感染症診療ガイドライン作成委員会：小児呼吸器感染症診療ガイドライン2011, p29-49, 協和企画, 2011

其の弐　抗菌薬を理解する

10. テトラサイクリン系薬 の巻

 テトラサイクリン系薬って，存在薄くないですか？

 まだまだじゃな

 どういうことですか？

 テトラサイクリン系薬はびっくりするほど広域で，カルバペネム系薬にも劣らないほどなのじゃ

 テトラサイクリン系薬も菌から発見？

　テトラサイクリン系薬は，1948年に米国の土壌から見つかった *Streptomyces aureofaciens* から発見されました。当時治療法がなかった発疹チフスやロッキー山紅斑熱のようなリケッチア症に対して，試験管内で強力な殺菌作用が認められ，1950年代にテトラサイクリンが発売されました。その後，炭疽菌，熱帯熱マラリア原虫などにも高い抗菌活性を有する第2世代のドキシサイクリンが，さらに幅広い抗菌活性を示すミノサイクリンが発売されました。最近ではミノサイクリンを改良して，テトラサイクリン系薬耐性菌にも効果があるチゲサイクリンが発売されました。

　テトラサイクリン系薬は，グラム陰性菌の孔を通じて受動的拡散により細胞内に入り込み，細菌のリボソームの30Sサブユニットに可逆的に結合し，蛋白合成を阻害することにより，静菌的な活性を示します。グラム陽性菌からグラム陰性菌まで幅広く作用し，リケッチア（*Rickettsia*），クラミジア（*Chlamydia*），マイコプラズマ（*Mycoplasma*）などの細胞内寄生病原体やマラリアなどの一部の原虫にも効果はありますが，緑膿菌（*Pseudomonas aeruginosa*），*Proteus* spp.，*Providencia* spp. などには無効です。

テトラサイクリン系薬はほかの抗菌薬と異なり，日本，米国，欧州での使用量，使用方法にほとんど差がありません。また，テトラサイクリン以外ほとんどが肝臓で排泄されるため（テトラサイクリン以外は胆汁に移行），腎機能による調節は不要です。さらに抗菌薬としての作用以外にも抗炎症作用，免疫抑制作用，創の修復などの作用も報告されています。また，ヒト細胞の80Sリボソームは結合性が弱いため，副作用は少ない薬剤です。しかし，リボソーム保護蛋白の発現により容易に耐性となるため，多くの菌が耐性化しています。そのため，ほかの抗菌薬に優先して選択することは少なく，*Vibrio*属の感染症や細胞壁を持たないリケッチア，クラミジア，マイコプラズマなどの病原微生物や原虫などで選択されます。

使われにくいのには理由がある

テトラサイクリン系薬の使用頻度が少ないのは，前述したような理由以外にも，悪心・嘔吐，下痢などの消化器障害や光線過敏症（ミノサイクリンはまれとの報告）などの副作用があるからです。まれですが，高用量の使用で肝の脂肪変性を来したり，腎不全患者では蛋白合成の阻害により高窒素血症を悪化させたりもします。また，神経系の副作用もあり，良性頭蓋内圧亢進症はまれな神経系の副作用の1つです。8歳未満の小児や妊婦への投与は，歯牙の着色・エナメル質形成不全，一過性の骨発育不全を起こすことがあるため原則使用できません。さらに，経静脈投与では血栓性静脈炎がよく見られるとの報告もあります。薬物相互作用としてカルシウム，マグネシウムなど陽イオンを含む制酸剤，牛乳，マルチビタミンと同時に投与するとキレートを作り，吸収されないので注意が必要です。また，テトラサイクリン系薬の投与により腸内細菌が減少し，ワルファリンやジゴキシンの血中濃度が上昇することがあります。

代表的なドキシサイクリン，ミノサイクリン，チゲサイクリンのポイント

ドキシサイクリンは，脂溶性が高く，多くの臓器に移行します。特に副鼻腔には良好とされてますが，胸水，骨，皮膚，痰への移行は悪いといわれています。投与方法は，半減期も長いため，1日1～2回投与でも問題ありません。ミノサイクリンも移行性には優れ，前立腺，尿道，卵管，皮膚などへの移行は特に良好ですが，中枢神経へ

の移行は悪いです。投与方法も同様1日2回投与が可能です。ミノサイクリン特有の副作用として，めまい，不随意運動があり，車の運転や機械の操作には注意が必要です。チゲサイクリンは，ほかのテトラサイクリン系薬に耐性を示す菌や嫌気性菌（*Bacteroides* や *Clostridium difficile* など）にも活性があり，MRSA，バンコマイシン耐性腸球菌，多剤耐性アシネトバクター，カルバペネム耐性腸内細菌科細菌にも効果があります。しかし，緑膿菌や *Proteus spp.* には活性がありません。広域なスペクトラムなため，乱用は避けるべきです。

こんな感染症には使いたい

テトラサイクリン系は，非定型肺炎やオウム病に用いられます。また，東日本大震災でも発症が見られたツツガムシ病や壊死性筋膜炎（*Vibrio vulnificus* 感染症）などには，第1選択で用いられます（表1）。ほかの抗菌薬との併用により骨盤内炎症性症候群の治療にも用いられます。さらに，猫に引っかかれた時に感染するパルトネラ症（猫ひっかき病）や *Stenotrophomonas maltphilia* が原因菌の感染症などの第2選択として用いられます。

ドキシサイクリンは，炭疽菌によるバイオテロリズムの際の曝露後予防薬として，ミノサイクリンはST合剤アレルギーの際のノカルジアの治療としても推奨されています。近年では，マクロライド耐性のマイコプラズマ肺炎も出現しており，今後はテトラサイクリンが第1選択の可能性もあるかもしれません。

表1 テトラサイクリン系を使用する代表的な感染症

	第1選択	第2選択
呼吸器感染症	非定型肺炎（マイコプラズマ，クラミジア） オウム病	市中肺炎 レジオネラ症
性感染症	非淋菌性尿道炎 骨盤炎症症候群（PID）	梅毒 精巣上体炎 前立腺炎
その他	リケッチア症（Q熱，ツツガムシ病など） ブルセラ症 ライム病 壊死性筋膜炎（*Vibrio vulnificus* 感染症） メフロキン耐性熱帯熱マラリアの予防	ペスト 野兎病 パルトネラ症（猫ひっかき病） ヘリコバクターピロリ MRSA 炭疽 *Stenotrophomonas maltphilia*

其の弐 抗菌薬を理解する
10. テトラサイクリン系薬 の巻

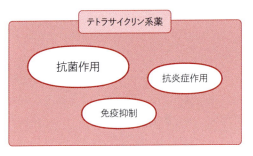

図1　テトラサイクリン系薬が期待される作用

 テトラサイクリン系の抗菌作用以外の使い道

　最近，抗EGFR抗体薬などの分子標的薬の皮膚障害予防に，保湿剤とともにミノサイクリン100〜200mg分2を使用します。これはミノサイクリンの抗炎症作用を期待して使用しています。また，関節リウマチや悪性疾患などの胸膜癒着術もテトラサイクリンを用いることがあります。このように，テトラサイクリンはさまざまな作用を持ち合わせていると考えられています（図1）。

一．テトラサイクリン系薬はビブリオ属の感染症やリケッチア，クラミジア，マイコプラズマなどの病原微生物や原虫などで使用すべし

一．広域スペクトラムであり，移行性もよいが，副作用や相互作用に注意すべし

【参考文献】
1) 日本化学療法学会「抗菌化学療法認定医認定制度審議委員会」編：抗菌薬適正使用生涯教育テキスト（改訂版），日本化学療法学会，2013
2) 青木眞：レジデントのための感染症診療マニュアル（第3版），医学書院　2015

11. 抗MRSA薬 の巻

 次は抗MRSA薬のおさらいじゃ

 抗MRSA薬って，結局のところ使い分けがよくわからないんですよね

 そうじゃのう，まずはそれぞれの抗菌薬の特徴をおさらいして，どう使い分けていけばよいか考えてみるのじゃ

 6つの抗MRSA薬のポイントを押さえよう

　抗MRSA薬として使用可能な薬剤は，グリコペプチド系薬のバンコマイシン，テイコプラニン，環状リポペプチド系薬のダプトマイシン，オキサゾリジノン系薬のリネゾリド，テジゾリド，そしてアミノ配糖体系のアルベカシンの6つがあります。それぞれの特徴とメリット，デメリットについてきちんとポイントを押さえておきましょう。

①バンコマイシン
・細胞壁合成阻害薬であり，殺菌的に作用する。
・TDMで血中濃度を測定することができる。
・AUC/MIC > 400以上を目標にし，トラフ濃度は10〜20μg/mLを維持しておく。
・トラフ濃度20μg/mL以上で腎毒性が増大する傾向にある（可逆性）。
・急速に投与するとヒスタミン遊離によるレッドネック症候群が発現するので，60分以上かけて（15mg/分）投与する。
・水溶性の高い薬剤で，腹水などへの移行性が非常に高い。肺や骨髄，髄液（髄膜炎発症時）などへは血中濃度の20〜50％移行する。

②テイコプラニン
・細胞壁合成阻害薬であり，殺菌的に作用する。
・TDMで血中濃度を測定することができる。

- トラフ濃度は 10〜30μg/mL を目標にするが，重症例や複雑性感染ではトラフ濃度を 20μg/mL 以上に設定する必要がある。
- 脂溶性が高く，分布容積が非常に大きいので良好な組織移行性が期待できる。ただし，髄液への移行は不良。
- 分布容積が大きい分，投与初期では十分に血中濃度が上がらない。必ず初期ローディングを行う。
- 安全性の高い薬剤とされていて，より高用量を投与しても腎障害は発現しにくい。ただし，トラフ濃度 60μg/mL 以上で腎毒性が増大する傾向にある。その他の副作用では肝障害，第 8 脳神経障害（聴力障害）も報告されている。
- ヒスタミン遊離によるレッドネック症候群はバンコマイシンに比べると少ない。
- 極性の高い薬剤で，腹水などへの移行性が非常に高い。肺や骨髄，髄液（髄膜炎発症時）などへは血中濃度の 20〜50％移行する。

③ダプトマイシン
- 細胞膜へ結合し，膜電位の脱分極を引き起こし破壊する。溶菌を伴わず殺菌し，殺菌速度は非常に速い。
- 感染性心内膜炎や人工関節の感染症でも効果が期待できるが，ダプトマイシンの活性は肺サーファクタントで阻害されるため，肺炎には使用できない。
- 皮膚や骨への組織移行性は良好であるため，皮膚軟部組織感染症には十分な実績があるが，髄液への移行は不良。
- 腸球菌への効果は乏しい。
- 長期間使用すると，MRSA の感受性が低下する可能性がある。
- 腎障害は極めて少なく，全般的に安全性は高い。ただし，骨格筋への影響が知られているため，ダプトマイシン使用中はクレアチニンホスホキナーゼ（CPK）を測定する（筋肉痛や疲労感の確認など，スタチン系使用中患者など）。ほかに，好酸球性肺炎の報告もある。

④リネゾリド
- 蛋白質合成阻害薬，静菌的に作用する。
- 蛋白合成の初期段階で抗菌力を示すことから，β-ラクタム系薬，グリコペプチド系薬と全く交差耐性を示さない。
- 分子量が小さく組織移行性に優れていて，肺組織，皮膚，骨，髄液などに良好な移行性を示す。
- 注射薬とともに経口薬もある。消化管からの吸収率は良く，バイオアベイラビリティ

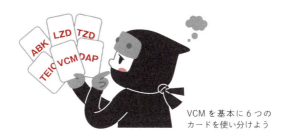

VCM を基本に 6 つの
カードを使い分けよう

- はほぼ 100％。注射薬から経口薬へ同じ投与量でスイッチができる。
- 薬物動態は腎機能，体重に影響されないので，腎障害患者でも用量調節不要である。
- 副作用として，血小板減少，貧血などの造血器障害があり，投与期間が 2 週間を超えるとその頻度は増加する（ただし可逆性）。まれだが視神経障害もある。
- わずかながらもモノアミン酸化酵素（MAO）阻害作用を持っているので，セロトニン作動薬が併用されている場合は注意する（錯乱，せん妄，振戦などのセロトニン症候群が起きやすい）。

⑤テジゾリド

- 2018 年 5 月に発売された新規抗 MRSA 薬。リネゾリドと同じオキサゾリジノン系薬だが，リネゾリドと比較し，MRSA に対して数倍の抗菌活性を持つといわれ，MRSA 感染症を含む皮膚および皮膚組織の急性合併感染症の治療成績ではリネゾリドに対する非劣性が証明されている。
- ただし，適応症について，深在性皮膚感染症，慢性膿皮症，外傷・熱傷および手術創等の 2 次感染，びらん・潰瘍の 2 次感染と，リネゾリドにはある敗血症や肺炎が適応症に含まれていないので注意したい。
- 注射も内服も 1 日 1 回でよく，注射から内服へのスムーズな切り替えができるという利点はあるが，血小板減少などの副作用の発生頻度など，まだまだ不明な点が多い。今後のデータの蓄積に期待したい薬剤である。

⑥アルベカシン

- アミノグリコシド系薬に属していて，蛋白合成阻害作用を示し，殺菌的である。
- TDM で血中濃度を確認することができる。
- C_{peak}/MIC と相関するとされていて，ピーク濃度 15 〜 20μg/mL，トラフ濃度 2μg/mL 以下を目標にする。
- 水溶性抗菌薬であるため，胸水，腹水，滑膜液などへの移行性は良いが，髄液，骨，膿瘍への移行性は悪い。

・副作用としては，ほかのアミノグリコシド系薬同様，腎障害，聴力障害に注意する。

 抗MRSA薬の基本はバンコマイシン

　バンコマイシンは，抗MRSA薬として50年以上の豊富な使用経験を持つ薬剤で，各疾患への適応も多くMRSA感染治療の標準薬として間違いはないでしょう。近年，MICクリープ（MRSAのバンコマイシンに対するMICが上昇している）という現象が報告され始め，MICが2以上になれば，MRSAに対してバンコマイシンが効きにくいかもしれないという報告が出てきました。これもまた，裏を返せばそれだけ臨床経験が多く，エビデンスが蓄積されてきたという結果を示しています。

　感染症の勉強を始めて，ガイドラインなどを見た人は，「あれ？　菌血症では第1選択にはダプトマイシン（A-1），バンコマイシン（A-2）となっているから，ダプトマイシンがいいんじゃないの？」と思うかもしれません。そうです，実はバンコマイシンには有効性を示すランダム化比較試験がないのです。なぜなら，この50年間，バンコマイシンはMRSA菌血症，感染性心内膜炎の標準治療であったので，この有効性を示す試験を行うならば，対象はプラセボにならざるをえません。よって，さすがに倫理的

表1　抗MRSA薬の使い分け

薬剤名	切り替えの基準
①バンコマイシン	まずは第1選択として使用する
②テイコプラニン	腎障害のある患者 バンコマイシンで血中濃度コントロールが不良の場合 vanB型のVRE感染症，皮膚軟部組織感染症
③ダプトマイシン	皮膚軟部組織感染症 菌血症 化膿性骨髄炎・関節炎
④リネゾリド	腎機能障害のある患者 重症肺炎 注射薬から内服治療へ切り替える場合 嫌気性菌との混合感染 vanA型のVRE感染症
⑤テジゾリド	皮膚・軟部組織感染症 腎機能障害のある患者 注射薬から内服治療へ切り替える場合 コンプライアンスの問題（1日1回の服用でないとだめな場合）
⑥アルベカシン	グラム陰性菌との混合感染

にできないというわけです。ランダム化比較試験の存在するダプトマイシンであっても，その内容は，MRSA菌血症，感染性心内膜炎に対してダプトマイシンは標準薬に劣らないというものでした。つまり，標準薬であるバンコマイシンに劣らないということであって，決してバンコマイシンより有効だということではありません。

　抗MRSA薬を使いこなすうえでは，まずはバンコマイシンについてしっかりと理解しておくことが大事です。バンコマイシンは，血中濃度の測定が可能でTDMができます。また，母集団パラメータも数多く報告されており，初回投与からシミュレーションすることも可能です。これは薬剤師のチカラの見せどころだともいえます。用量設定が不要な薬剤は一見簡単で楽チンと思われますが，感染症のコントロールが不良の時に血中濃度を測定してTDMを行い，「投与量に問題はないため，感染症のコントロールが不良なのはほかに原因があるはずです」と薬剤師が自信を持ってディスカッションできるのも，血中濃度が確認できる利点によるものだともいえます。

ほかの薬剤に切り替える際は，バンコマイシンにない利点を押さえよう

　バンコマイシンはエビデンスが多く，ほかの薬剤はあまりエビデンスがないからと頑なにバンコマイシンだけを使うのもお勧めできません。薬物動態を勉強し，PK/PD理論を勉強していくと，例えばMRSAのバンコマイシンの感受性がMIC > 2の株であれば，AUC/MIC > 400を維持するのにトラフ濃度25μg/mL以上が必要になってきますし，腎機能が良好な患者であれば，トラフ濃度15μg/mLを維持するだけでも高用量の投与量が必要になります。また，感染臓器を考えた際に移行性を考慮すると，バンコマイシンよりはるかに良い移行性を持った薬剤もあるわけです。そういった，薬理学的なメリットを考えて他剤に切り替えていくようにします（表1）。

> **まとめの言葉**
>
> 一．抗MRSA薬の基本はバンコマイシン。薬理学的メリットを理解して，他剤への切り替えを行うべし

【参考文献】
1) MRSA感染症の治療ガイドライン作成委員会　編：MRSA感染症の治療ガイドライン改訂版2017，日本化学療法学会，日本感染症学会，2017
2) Fowler VG Jr et al.：Daptomycin versus standard therapy for bacteremia and endocarditis caused by Staphylococcus aureus. N Engl J Med, 355（7）：653-665, 2006

其の弐　抗菌薬を理解する

12. CDI治療薬 の巻

クロストリジウム・ディフィシル感染症（CDI）って，病院でよく聞きます．さっきも経口バンコマイシンが出てましたよ

今はもう名前はクロストリディオイデス・ディフィシルなのじゃ．バンコマイシンの投与量は大丈夫かの？

えっ！　知らなかったです．投与量は1回500mg，1日4回でした．

それで大丈夫かの？

 クロストリディオイデス・ディフィシルって？

　クロストリディオイデス・ディフィシル（*Clostridioides difficile*）は，以前はボツリヌス菌と同じ *Clostridium* 属に属しており，クロストリジウム・ディフィシル（*Clostridium difficile*）と呼ばれていましたが，2016年に名称が変更されました．
　クロストリディオイデス・ディフィシルは，偏性嫌気性のグラム陽性桿菌です．環境により熱，乾燥，薬剤に抵抗を示す芽胞を形成します．すべてのクロストリディオイデス・ディフィシルが病原性を示すわけではなく，トキシンA，トキシンB，バイナリートキシン（*C. difficile* transferase：CDT）などのトキシンを産生する株が，病原性を示します．クロストリディオイデス・ディフィシル感染症（CDI）の発症には，トキシンA，トキシンBの両方またはどちらかが関与し，CDTは，単独ではCDIの発症には関わりませんが，CDTを産生するクロストリディオイデス・ディフィシルは，重篤なCDIを発症し死亡率が高いとの報告があります．抗菌薬は，バンコマイシン，メトロニダゾール，フィダキソマイシン，チゲサイクリンに感受性を示します．消毒は，次亜塩素酸ナトリウムやグルタルアルデヒド，過酢酸，紫外線照射が有効です．滅菌は，オートクレーブ（121℃，15分），乾熱処理（180℃，30分以上または，

160℃，1時間以上），ホルマリン，ガンマ線滅菌が芽胞に対して有効です。

 ## CDI が起こる原因は？　発症しやすい人は？

　CDI は下痢が主な症状で，腹痛や発熱を伴うこともあります。腸管内は，偽膜や出血が見られ，重症な場合は，腸管穿孔，中毒性巨大結腸症，麻痺性イレウスを起こします。クロストリディオイデス・ディフィシルは河川や海水，土壌などの環境や動物の腸管に定着しているため，手指などを介して口から摂取され，腸管に侵入します。また，CDI 患者との接触によりクロストリディオイデス・ディフィシルが腸管に侵入することも多く，その場合，腸管に定着し，新生児から乳児までの無症候性の定着率は 20％以上，成人の定着率は入院環境では約 30％，長期介護施設では約 50％といわれています。CDI は，抗菌薬や抗がん薬の使用による腸内細菌の乱れや医療行為の曝露などにより，腸管に侵入したトキシン産生のクロストリディオイデス・ディフィシルが過剰増殖し発症します。

　日本では，高齢者，重篤な基礎疾患，抗菌薬の使用，PPI の使用，消化管手術前の長期入院などが CDI のリスクとして報告されています[1]。基礎疾患としては，慢性腎臓病や炎症性腸疾患，悪性腫瘍などが挙げられています。抗菌薬は，特にクリンダマイシンやカルバペネム系薬，セファロスポリン系薬，フルオロキノロン系薬，β-ラクタマーゼ阻害薬配合のペニシリン系薬が発症しやすいといわれています。

　CDI は治療しても約 3 割が再発し，再発した人の再発率は高いです。再発リスクは，高齢，CDI 治療後の抗菌薬使用歴，CDI の既往歴などがあると高くなる。過去 2 回以上再発歴がある場合は，オッズ比 3.87（P=0.03）と有意に再発しやすく[1]，日本の報告では，悪性腫瘍，ICU への入院，PPI の使用があるとリスクが高くなるとされています[2]。

 ## 治療はどうする？

　CDI の治療について図 1 に示します。主な薬物治療に，経口バンコマイシンとメトロニダゾールがあります。この 2 剤を比較した研究では，バンコマイシンはメトロニダゾールに対して臨床効果はリスク比 1.08（P=0.09），また，重症の有無で分けた臨

其の弐　抗菌薬を理解する
12. CDI治療薬 の巻

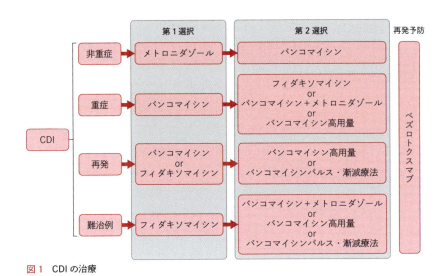

図1　CDIの治療

床効果は，非重症群ではリスク比1.09(P=0.06)，重症群ではリスク比1.19(P=0.03)となりました[3]。この結果より，臨床効果は，重症でない場合は2剤に差はありませんが，重要な場合は経口バンコマイシンの方が有意に優れているといえます。しかし，バンコマイシンの使用量が増えるとバンコマイシン耐性腸球菌（VRE）が増加する可能性があるので，非重症例では，メトロニダゾール1回500mg，1日3回，10日間，重症例では経口バンコマイシン1回125mg，1日4回，10日間を選択します。

ただしメトロニダゾールは，1,500mg/日以上の高用量や10日間を超えて投与する場合は，重篤な中枢・末梢神経障害の副作用に注意が必要です。また，重度な肝障害や腎障害の患者に投与すると，メトロニダゾールのAUCや活性代謝物であるヒドロキシメトロニダゾールのAUDが増大するため，減量や投与間隔を空けるなど慎重に投与すべきです。

経口バンコマイシンの投与量は，1回125mg，1日4回と1回500mg，1日4回では有効性に差がなく[4]，重症な場合，1日投与量500mg以下と1日投与量500mg超えでは治癒率64％，60％と差がありません（P=0.76）。しかし再発率は12％，2％と高用量の方が低い傾向にある（P=0.09％）。また，1回125mg，1日4回でも糞中の濃度は十分量と考えられているため，ルーチンでの高用量投与は推奨していません。ただし，下痢などの回数が多い場合，糞中の濃度が低くなる可能性があるため，増量を検討します。

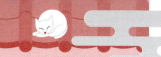

　ショックや低血圧など重症例の場合，質の高いエビデンスはありませんが，海外の多くのガイドラインでは1日500mg，1日4回の投与が推奨されています。しかし，1日500mgを超える場合は，バンコマイシンの血中濃度の上昇リスクになるため，副作用に注意が必要です。また，経口が困難な場合は，1日500mg，1日4回の経腸投与が有効であったとの報告もありますが[5]，投与量に関しては1日250～1,000mg，1日2～4回の投与方法もあり，決まっていません。

　重症患者に対するメトロニダゾールとバンコマイシンの併用については，差がないとの報告がある一方，有効との報告もあり，今後の検討が必要です。

　フィダキソマイシンの再発率は，メトロニダゾールや経口バンコマイシンと比較して有意に低く，治癒維持率もバンコマイシンより高いため，再発リスクの高い患者では第1選択として考慮します。

　プロバイオティクス製剤のCDI治療に関して，日本では腸内細菌の回復を促すとしていますが，海外ではエビデンスに乏しく推奨していません。抗菌薬投与患者におけるCDI予防には，プロバイオティクス製剤を投与することにより発生が減少したとの報告がありますが，プロバイオティクス製剤は菌種や菌株，菌量がさまざまであり一概にエビデンスがあるとは言い難く，*Saccharomyces boulardii* は，まれではありますが血管留置カテーテル感染症などの真菌血症の報告があるため，免疫不全患者には慎重に投与する必要があります。

 再発したらどうする？

　メトロニダゾールとバンコマイシン経口を比較すると，再発率には差がありませんが，再発例での再発率はフィダキソマイシン内服では20％，経口バンコマイシンでは36％と有意に少なくなっています（P=0.045）[6]。また，バンコマイシンパルス・漸減療法はCDIの再発に有効であるとの報告[7]があるため，再発を繰り返す場合に選択されます（表2）。さらに，再発を繰り返す場合，ベズロトクスマブ（抗トキシンBヒトモノクローナル抗体）は再発抑制効果が高いため，重症化または再発リスクの高いCDIの適応がありますが，複数数回投与の効果・安全は確立されていません。

　経口バンコマイシンやフィダキソマイシンが治療抵抗性の場合，免疫グロブリンの投与やバンコマイシンの高用量，糞便移植は明確な治療効果が示されていません。

　CDI患者に対する感染予防策は，標準予防策に接触予防策を追加して実施する必要

其の弐 抗菌薬を理解する
12. CDI治療薬 の巻

表1 バンコマイシンパルス・漸減療法

投与方法1	投与方法2
1日125mg　1日4回　10〜14日	1日125mg　1日4回　1週間
↓	↓
1日125mg　1日2回　1週間	1日125mg　1日3回　1週間
↓	↓
1日125mg　1日1回　1週間	1日125mg　1日2回　1週間
↓	↓
1日125mg　2〜3日に1回　2〜8週間	1日125mg　1日1回　1週間
	↓
	1日125mg　2日に1回　1週間
	↓
	1日125mg　3日に1回　1週間

がありますが，下痢が治まってから少なくとも48時間は接触予防策を継続することが，国内外のガイドラインでも推奨されています。下痢が消失しても便中には，クロストリディオイデス・ディフィシルを排泄し，環境を汚染する可能性があるためです。また，隔離解除目的に便検査を行うことは推奨されていません。

まとめの言葉

一．CDIの第一選択は，メトロニダゾールかバンコマイシン経口薬を選択すべし

一．CDIのリスク因子がある患者には，注意深く観察すべし

一．接触感染予防も忘れずに

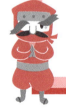

【参考文献】
1) Fekety R, et al. : Recurrent Clostridium difficile diarrhea : characteristics of and risk factors for patients enrolled in a prospective, randomized, double-blinded trial. Clin Infect Dis, 24 (3) : 324-333, 1997
2) Riley TV, et al. : The Epidemiology of Clostridium difficile Infection in Japan : A Systematic Review. Infect Dis Ther, 7 (1) : 39-70, 2018
3) Igarashi Y, et al. : Oral vancomycin versus metronidazole for the treatment of Clostridioides difficile infection : Meta-analysis of randomized controlled trials. J Infect Chemother, 24 (11) : 907-914, 2018
4) Fekety R, et al. : Treatment of antibiotic-associated Clostridium difficile colitis with oral vancomycin : comparison of two dosage regimens. Am J Med, 86(1) : 15-19, 1989
5) Saffouri G, et al. : Outcomes from rectal vancomycin therapy in patients with Clostridium difficile infection. Am J Gastroenterol, 109 (6) : 924-925, 2014
6) Cornely OA, et al. : Treatment of first recurrence of Clostridium difficile infection : fidaxomicin versus vancomycin. Clin Infect Dis, 55(Suppl 2) : S154-S161, 2012
7) Majors D, et al. : Risk Factors for Recurrent Clostridium difficile Infections and Strategies to Decrease Readmissions in a Community Hospital. Hosp Pharm, 50 (11) : 1003-1010, 2015

13. 抗真菌薬 の巻

 次は真菌の薬じゃよ。使う薬剤は少ないが，奥が深いのが真菌じゃ

 カビの薬ですね。足に塗る塗り薬だけではないのですね

 真菌はカテーテル関連の血流感染の第4位に挙げられる菌じゃ。しっかり勉強するのじゃよ

 真菌とは？

　真菌は一般的には，酵母，カビ，キノコの総称で，それぞれ酵母菌，糸状菌，キノコ類に分けられます。原虫より小さく，細菌より大きいです。酵母は単細胞性の真菌で，出芽や分裂で増殖していくのに対し，糸状菌は菌糸状の真菌で，菌糸が分裂しながら増殖していきます。一般に，
・酵母：カンジダ属，クリプトコックス属，トリコスポロン属など
・糸状菌：アスペルギルス属，白癬菌，ムーコル（接合菌）などとされています。

　生体に病原性を示す一部の真菌が真菌感染症を引き起こします。真菌症の分類として，表在性真菌症（白癬，皮膚カンジダ症など）と深在性真菌症（カンジダ症，アスペルギルス症，クリプトコックス症，ムーコル症）に分けられます。本稿では，この深在性真菌症に関係する真菌と抗真菌薬についておさらいしてみましょう。

13. 抗真菌薬 の巻

各真菌の特徴を知ろう

カンジダ属
- ヒトに親和性が強く，消化管や膣などの粘膜などに皮膚の常在菌として定着している
- カンジダ症の原因菌は *Candida albicans* が最も多い
- 通常は酵母の形態をとり，*C.glabrata* 以外は感染すると仮性菌糸を形成する
- 菌種によって薬剤感受性が異なる
- *C.glabrata* はフルコナゾール低感受性で，*C.krusei* はフルコナゾールに対し自然耐性である
- *C.parapsilosis* は，カテーテル関連に由来するカンジダ血症の原因として多く，キャンディン系に対する感受性が低い
- 腹膜透析患者における腹膜炎の原因菌となる

アスペルギルス属
- コウジカビ属とも呼ばれる
- 自然環境内に広く生息し，通常，経気道的に生体内に侵入し，上気道または肺に1次感染巣をつくる
- *Aspergillus fumigatus*，*A.flavus*，*A.niger*，*A.terreus* が主な菌種
- 建物の改築によって胞子を大量に吸い込み，発症することがある

クリプトコックス属
- 直径 4 〜 8μm の円形または卵円形の酵母菌
- 菌体周囲に厚い莢膜を持っている
- 原因菌は *Cryptococcus neoformans*（国内）と *C.gatti*（海外）が有名
- ハトなどの鳥類の糞，あるいは糞で汚染された土壌から，気道を介して肺クリプトコックス症やクリプトコックス髄膜炎を発症する

ムーコル（接合菌）
- 副鼻腔から感染し，脳へ波及する
- 長期ステロイド内服患者など免疫不全患者に発症する
- ボリコナゾール投与中のブレークスルー感染としての報告も増えている

・早期発見は困難

 ## 抗真菌薬の特徴を知ろう

まずは，抗真菌薬の歴史について振り返ってみましょう。AMPH-B が使用されるようになって半世紀が過ぎました。また，フルコナゾール（FLCZ）はカンジダ症による死亡率低下に寄与したことはよく知られています。図1 を見ると，注射用抗真菌薬は 10 種類程度ですが，それぞれに特徴があります。

アゾール系（FLCZ，F-FLCZ，VRCZ，ITCZ など）

・アゾール系薬は，小胞体でのエルゴステロールの合成を阻害する。細胞膜の主成分エルゴステロールを失った真菌は成長が阻害される
・静菌的作用
・薬物相互作用に注意（併用禁忌多し）
・VRCZ による視野障害（初期に多く次第に自然軽減）
・*C.albicans* が原因菌の場合 FLCZ が第 1 選択薬
・*Aspergillus* 属には VRCZ が第 1 選択薬

キャンディン系（MCFG，CPFG）

・キャンディン系抗真菌薬は，細胞壁を構成する 1,3-β-D グルカンの合成を阻害して，真菌の細胞壁合成を阻害する
・カンジダに対しては殺菌的に作用する

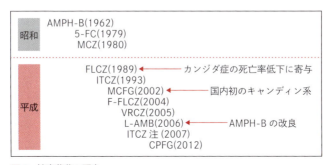

図1　抗真菌薬の歴史

- 薬物相互作用は少ないといわれている
- CPFG には真菌感染が疑われる発熱性好中球減少症にも適応を持っている
- MCFG が肝代謝を受ける一方で，CPFG は加水分解による代謝を受けるため，肝臓への負担は少ない
- 中枢神経への移行は低い
- C.glabrata が原因菌の場合は第 1 選択薬となりうる

ポリエン系（L-AMB, AMPH-B）
- ポリエン系であるアムホテリシン B は，真菌の細胞膜を構成するエルゴステロールに結合して，細胞膜を破壊する
- 殺菌的に作用する
- 副作用の頻度が高い（腎障害，電解質異常）
- L-AMB はクリプトコックス髄膜炎において 6mg/kg/ 日まで投与可能（通常は 2.5mg/kg/ 日）
- ムーコル（接合菌）にも有効

フロロピリミジン系（5-FC）
- 真菌の DNA，RNA に作用して蛋白合成を阻害する
- カンジダ属，クリプトコックス属およびアスペルギルス属に抗菌活性あり
- 髄液を含めて組織移行は良好
- 基本的にほかの抗真菌薬と併用投与する
- 血液毒性に注意

抗真菌薬の注意点

1. 相互作用に注意

　添付文書の情報だけでは不十分なこともあり，必要時は海外文献にあたってみることもあります．例えばフェンタニルは VRCZ と併用すると，CYP 阻害によりフェンタニルの AUC が 2 倍になる報告があります[1]．

　また，VRCZ や ITCZ の内服は用法によって吸収が異なるため処方内容の確認が大切です（表 1）．

表1 アゾール系抗真菌薬のCYP阻害活性

機構	フルコナゾール	イトラコナゾール	ポサコナゾール (国内未発売)	ボリコナゾール
阻害				
CYP2C19	+	−	−	+++
CYP2C9	++	+	+	++
CYP3A4	++	+++	+++	++
基質				
CYP2C19	−	−	−	+++
CYP2C9	−	−	−	+
CYP3A4	+	+++	−	+

− = no activity; + =minimal activity; ++ =moderate activity; +++ = strong activity.
〔Dodds-Ashley ES et al. : Pharmacology of systemic antifungal agents. Clin Infect Dis, 43(suppl 1):S28-39, 2006 をもとに作成〕

2. 添加物に注意

VRCZ注の添加物であるスルホブチルエーテルβ-シクロデキストリンナトリウム(SBECD)が蓄積することで腎機能低下患者では, 腎障害が悪化する恐れがあります[2](ITCZ注も同様)。

抗真菌薬の出番

では, どのような状況で, 真菌感染症を疑うのでしょうか？

1. 無菌検体から真菌が検出された場合
2. 腹部手術後で, 腸管内に存在しているカンジダ属が腹水や創部から検出された場合
3. 感染症に対して抗菌薬を投与しているも発熱が改善しない場合（抗菌薬不応性発熱という）

このような場合は, 積極的に抗真菌薬の投与が行われます。表2に, 非好中球減少患者におけるカンジダ血症のリスク因子をまとめています。特にTPNは薬剤部でミキシングしている施設が多いので, カンジダ血症のリスク因子であることを認識していることは重要です。

カンジダ血症において, 多くの場合はF-FLCZやキャンディン系薬が第1選択薬

で使用されます。カンジダ血症で検出される菌種で最も多いのが C.albicans で、全体の 6 割ぐらいを占め、次に C.glabrata, C.parapsilosis といわれています。適切な抗真菌薬の初期選択については、『深在性真菌症の診断・治療ガイドライン 2014』に記載されていますが、C.glabrata

表2 非好中球減少患者におけるカンジダ血症のリスク因子

・抗菌薬（数, 期間）	・TPN
・ステロイド	・手術（消化器）
・年齢	・人工呼吸器装着
・化学療法	・腎不全／透析
・悪性腫瘍	・低栄養
・過去の colonization	・長期 ICU 在室
・H_2 ブロッカー	・重症度
・中心静脈カテーテル	・カンジダ colonization（複数箇所）

〔Pfaller MA et al.：Epidemiology of invasive candidiasis：A persistent public health problem. Clin Microbiol Rev 20 (1)：133-163, 2007 をもとに作成〕

の場合はキャンディン系薬が推奨され、C. parapsilosis ではアゾール系薬が推奨されます。後述する重大な合併症の真菌性眼内炎を併発している場合は、キャンディン系薬は硝子体への移行が不良のため、移行のよいアゾール系薬または L-AMB を選択します。

早期発見・治療が重要な真菌性眼内炎

　真菌性眼内炎は、中心静脈栄養（IVH）カテーテル留置例などに多く見られ、真菌の全身感染により血行性に真菌が眼内に伝播し、網脈絡膜に感染・進展し、硝子体への感染の波及をいいます。真菌が黄斑部で増殖するため、炎症が沈静化しても視機能が改善しない症例が多いため、早期発見・治療が何よりも重要といわれています。また、真菌性眼内炎を発症した患者の 90％近くは、中心静脈カテーテル留置例であったと報告されています。中心静脈カテーテル長期留置時は、眼科受診勧奨や患者への視力状態の確認を実施することが大切です。

　血液培養がカンジダ陽性となってから 1 週間以内に 79.6％が真菌性眼内炎を発症しています[3]。病棟活動の際に、薬剤師も以下の問いかけを行い、早期に真菌性眼内炎を発見することが重要でしょう。

「目がかすむことはありませんか？」

「蚊が飛んでいるような症状はありませんか？」

「新聞が見づらくなってきていませんか？」

「片目だけ目がかすむことはありませんか？」

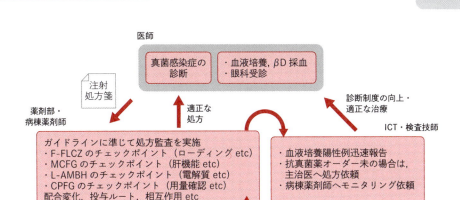

βD：β-D-グルカンの略。カンジダ感染症の補助的診断（血清診断）の1つです。漢方薬や血液製剤（アルブミンやグロブリン）の使用で，偽陽性（陽性でないのに判定は陽性と出てしまう）となることがあるため注意します。血液培養よりも早期に陽性となることがあります。
β-D-グルカンは半減期が長いことから，臨床症状が改善しても陽性を示すことがあり，結果の解釈に注意が必要です。

図2 Antifungal Stewardship

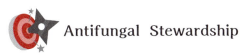

Antifungal Stewardship

抗真菌薬の種類は多くはないのですが，『深在性真菌症の診断・治療ガイドライン2014』にも記載されている通り，病態によって推奨される薬剤が異なってきます。感染症専門医はまだまだ少ない状況であり，薬剤師が図2に示す活動を実践し抗真菌薬の適正使用を通じて，患者さんのアウトカムをよくしていくことが重要です。

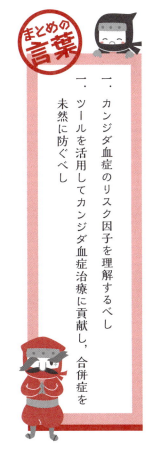

まとめの言葉

一、カンジダ血症のリスク因子を理解するべし
一、ツールを活用してカンジダ血症治療に貢献し，合併症を未然に防ぐべし

【参考文献】
1) Saari TI et al.：Effect of voriconazole and fluconazole on the pharmacokinetics of intravenous fentanyl. Eur J Clin Pharmacol, 64（1）：25-30, 2008
2) ファイザー：ブイフェンド200mg静注用添付文書，2018年10月改訂（第20版）
3) Nagao M et al.：Clinical characteristics and risk factors of ocular candidiasis. Diagnostic Microbiology and Infectious Disease, 73（2）：149-152, 2012

其の弐　抗菌薬を理解する

14. 抗インフルエンザ薬 の巻

　いわゆるインフルエンザの薬の巻物じゃ．わしも何回かお世話になったわい

　ぼくは，まだ1度もインフルエンザにかかったことがありませんよ

　ほっほっほっ．甘いのう．新型インフルエンザにも備えないといけないぞ

 インフルエンザとインフルエンザウイルス

インフルエンザは，毎年冬場になると流行のピークが気になる感染症です．潜伏期間は1〜3日で高熱に伴い頭痛や関節痛の症状を認め，高齢者では肺炎の合併による重症化などが問題となっています．

インフルエンザウイルスについておさらいしてみましょう．

- 大きさは0.1μm（ノロウイルスより大きい）
- A型，B型，C型の3種類
- A型は16の亜型が存在し，突然変異を起こしやすいため世界的な大流行が起きる
  （例）1918年スペインかぜ，1957年アジアかぜ，1968年香港かぜ
- B型，C型はヒトのみで感染し，遺伝子変異が起こりにくく，免疫が長期間続く
- 積極的なワクチン接種による予防が推奨されている（2015年度からA型2種類＋B型2種類の4価ワクチンへ変更となった）．接種してから効果が出るまで2週間くらい必要といわれている

表1 ノイラミニダーゼ阻害薬の特徴（成人の場合）

一般名	オセルタミビル	ザナミビル	ペラミビル	ラニナミビル
用法・用量	75mg/回 1日2回5日間内服	10mg/回 1日2回5日間吸入	成人：300mg/回 単回点滴（症状に応じて連日反復投与）	40mg/回 単回吸入
予防投与	75mg/回 1日1回7〜10日間内服	10mg/回 1日1回10日間吸入	なし	40mg/回 単回吸入 または， 20mg/回 1日1回2日間吸入

（注）なお，予防投与は保険適応外（自費診療）になります。

 ノイラミニダーゼ阻害薬の特徴

　現在，一般に使われている抗インフルエンザ薬はすべていわゆるノイラミニダーゼ阻害薬です。その服用開始タイミングは，症状の発現から48時間以内が望ましいとされています。表1も参考にしてください。

オセルタミビル（内服薬）
・腎機能に応じて減量する必要あり
・タミフル耐性Aソ連型（H1N1）が急増

ザナミビル（外用薬）
・気管支喘息，COPDで使用する吸入薬を併用する際は，ザナミビルの前に吸入する
・B型ではオセルタミビルよりも解熱時間が早い
・予防投与の場合は36時間以内に吸入

ペラミビル（注射薬）
・1回の点滴でオセルタミビル5日間投与に匹敵するといわれている
・内服や吸入が困難な重症患者に対しても有効である
・特にB型でタミフルに比べて強い活性を示す
・H5N1鳥インフルエンザウイルスにも強い活性あり
・腎機能に応じて減量する必要あり

ラニナミビル（外用薬）
- 長時間作用型のノイラミニダーゼ阻害薬
- 単回吸入で5日間オセルタミビル投与と同等の効果を示す
- プロドラッグで，吸入後気管および肺において加水分解を受けラニナミビルの活性体に変換される
- H5N1鳥インフルエンザウイルスにも有効

ノイラミニダーゼ阻害薬以外の薬の特徴

バロキサビル　マルボキシル（内服薬）
- キャップ依存性エンドヌクレアーゼ（新しいインフルエンザウイルスを作るために必要な酵素）を阻害することで，インフルエンザウイルスの増殖を抑える
- 単回投与
- 予防投与の適応はない（2019年1月現在）

アマンタジン（内服薬）
- A型ウイルスの膜融合に必要なM2蛋白を阻害する
- 2005/2006シーズンはCDC（米国疾病予防管理センター）より耐性ウイルス増加のため使用しないよう勧告された
- 催奇形性あり（妊婦には禁忌）

麻黄湯（内服薬）
- 初期インフルエンザの適応あり
- 麻黄によるウイルスの脱殻抑制作用
- 10歳代の未成年にも使用できる
- 小児用量はエキス剤0.1～0.2g/kg
- A香港型（H3N2）での解熱時間は，他の抗インフルエンザ薬とあまり変わらず
- ノイラミニダーゼ阻害薬とも併用できるので，新型インフルエンザ流行期にも武器になる（サイトカイン産生抑制作用）
- 麻黄による動悸や不眠に注意

表2　インフルエンザ薬の使い分け

オセルタミビル	1歳以上の小児（2mg/kg）
	1歳未満（3mg/kg）
ラニナミビル	10歳以上：40mg/回
	10歳未満：20mg/回
バロキサビル　マルボキシル	12歳以上：40mg/回（体重が80kg以上では80mg/回）
	12歳未満：体重40kg以上では40mg/回 　　　　　体重20〜40kgでは20mg/回 　　　　　体重10〜20kgでは10mg/回

抗インフルエンザ薬の適正使用について考える

　今までおさらいしてきたように，抗インフルエンザ薬には4種類のノイラミニダーゼ阻害薬と，キャップ依存性エンドヌクレアーゼ阻害薬のバロキサビル　マルボキシルが主に使用できます。いずれの薬剤においてもA型およびB型インフルエンザウイルスに対して有効性の差は比較的少ないといわれています。

　これらの薬剤を服用する際に再度確認しておきたいこととして各薬剤の添付文書に記載されていますが，症状の発現から速やかに投与開始すること，症状発現から48時間後に投与を開始した患者での有効性についてはデータがないこと，小児や未成年者では投与開始後は異常行動の恐れがあるため1人にならないよう配慮する，などがあります。

　また一部の抗インフルエンザ薬で年齢や体重で用量が異なることから薬剤師としては服薬指導時には注意しておきたいところですね（表2）。

鳥インフルエンザ・新型インフルエンザ

　鳥インフルエンザウイルスは，カモやアヒルなどが持つインフルエンザウイルスで，ニワトリなどの「家禽」に感染し濃厚接触者への感染も認められる強毒株のウイルスです。H5N1という言葉を耳にしたことがあると思いますが，これはウイルスの細かい亜型を示しています。この鳥インフルエンザ（H5N1，H7N9）は，感染症法で2類感染症に指定されています。

また，新型インフルエンザは感染症法における類別で，「新型インフルエンザ等感染症」に分類されています。新たにヒトからヒトに感染する能力を有することとなったインフルエンザウイルスで，ほとんどのヒトが免疫を持っていないので，容易にヒトからヒトへ感染拡大する危険性が指摘されています[1]。

治療薬としては，既存のノイラミニダーゼ阻害薬のほかに，ファビピラビルというRNAポリメラーゼ阻害薬が条件つきで承認されています。

ファビピラビル（内服薬）
・分子量157（吸収良好）
・RNAポリメラーゼ阻害薬
・A，B，Cいずれのインフルエンザウイルスにも阻害活性あり
・H5N1感染マウスの死亡をほぼ100％阻止
・2019年2月現在，新型インフルエンザが流行し，ほかの薬が効かないと国が判断した場合に，厚生労働大臣の要請を受けて製造を開始するという，条件つきの製造販売承認の医薬品
・2014年の西アフリカで流行したエボラ出血熱への有効性が注目された

外来で遭遇するインフルエンザ患者に対して吸入指導や服薬指導を行いますが，必ず飛沫感染・接触感染対策は行うようにしましょう。薬剤師が吸入指導した後で，患者が抗インフルエンザ薬を吸入する時に咳き込むこともあります。ちょっとした感染対策の意識がインフルエンザウイルスからあなた自身を守ってくれるでしょう。

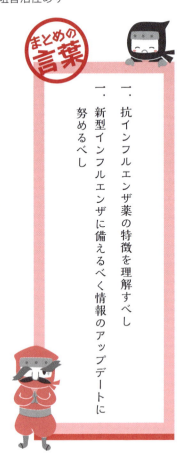

まとめの言葉
一，抗インフルエンザ薬の特徴を理解すべし
一，新型インフルエンザに備えるべく情報のアップデートに努めるべし

忍法補足の術

ワクチン・ギャップ

1992 年，日本では麻疹・ムンプス・風疹混合（MMR）ワクチンに含まれるムンプスワクチンで急性髄膜炎の副作用が起こり，国が集団訴訟で敗訴しました。その結果，それまでワクチン先進国であった日本は発展途上国になり，WHO（世界保健機関）が接種を勧めているワクチンが，日本ではなかなか定期接種化されずにいました。しかし，2005 年以降，インフルエンザ菌 b 型(Hib) ワクチン，小児肺炎球菌ワクチン，水痘ワクチンが定期接種になり，B 型肝炎ワクチンも 2016 年にやっと定期接種となりました。また，ポリオに関しては，生ワクチンから不活化ワクチンに，麻疹風疹ワクチンの接種回数も 1 回から 2 回になりました。それでも，2019 年 2 月現在，ロタウイルスのワクチンは定期接種ではなく，おたふくかぜ（ムンプスウイルス）ワクチンも先進国の中で定期接種していない数少ない国です。さらに，成人・高齢者に対するワクチン接種の意識は薄く，特に世界的に推奨されている肺炎球菌ワクチンも日本での 65 歳以上の接種率は 2 割くらいで非常に低いのです。

このように住んでいる国や地域によって，ワクチンの接種に受けられる人と受けられない人が発生してしまう状況を「ワクチン・ギャップ」といいます。最近問題となっているのは，風疹や麻疹，破傷風ワクチンなど，制度が原因で 1 度もワクチンの予防接種を受けていない，または接種回数が少ない人がいることです。しかし，風疹ワクチンに関しては，2018 年 12 月，厚生労働省が 1962 年 4 月 2 日～1979 年 4 月 1 日に生まれた男性を対象に，風疹抗体検査および風疹定期予防接種を無料で実施することを発表しました。この制度を知らない人も多いため，薬剤師も積極的に広めて風疹の流行を阻止しましょう。

効果的な肺炎球菌ワクチン

インフルエンザに感染した時合併する肺炎は，5 割以上が肺炎球菌性肺炎

（次頁に続く）

忍法補足の術

といわれています。肺炎球菌ワクチンを接種することで，肺炎球菌による肺炎を6割近く減少させ，さらには年間5,000億円以上の医療費削減が期待できるともいわれています。日本でも2014年10月から肺炎球菌ワクチンの定期接種プログラムが開始されました。

肺炎球菌ワクチンは23価肺炎球菌莢膜ポリサッカライドワクチン（PPSV23）と13価肺炎球菌結合型ワクチン（PCV13）の2種類があります。高齢者の定期接種に適応があるのはPPSV23ですが，2014年6月にPCV13も，65歳以上の成人対して適応拡大されたことから任意接種ワクチンとして接種可能です。PPSV23（血清型1, 2, 3, 4, 5, 6B, 7F, 8, 9N, 9V, 10A, 11A, 12F, 14, 15B, 17F, 18C, 19A, 19F, 20, 22F, 23F, 33F）とPCV13（血清型1, 3, 4, 5, 6A, 6B, 7F, 9V, 14, 18C, 19A, 19F, 23F）の含有する血清型は，基本的にはPCV13に違う血清型をプラスしたものがPPSV23ですが，血清型6AはPCV13のみに含有しています。PCV13は，65歳以上の高齢者に対して，ワクチンに含まれる血清型の肺炎球菌による市中肺炎を45.6％，ワクチンに含まれる血清型による侵襲性肺炎球菌感染症を75.0％予防し，ワクチンに含まれる血清型の肺炎球菌性市中肺炎に対する予防効果は約4年間持続すると報告されています（CAPiTA試験）。また，PCV13はPPSV23と違い，免疫記憶を確立します。そこで，米国では，免疫抗原性は高いですが，血清型のカバー率が低いPCV13と血清型カバー率が高いPPSV23を摂取することで，両ワクチンに共通な12血清型に対する特異抗体のブースター効果を期待し，両方の接種を推奨しています。日本では，積極的な推奨はしていませんが，両方接種する場合は，同時接種ではなく，PCV13接種後にPPSV23を接種する場合は6カ月〜4年以内にPPSV23を摂取し，PPSV23接種後にPCV13を接種する場合は，1年以上の間隔を空けてPCV13の接種を行うよう注意します。インフルエンザワクチンと肺炎球菌ワクチンに関しては同時接種を推奨しており，安全性，有効性も問題ないとされています。

其の弐　抗菌薬を理解する

15. 抗ヘルペスウイルス薬 の巻

ウイルスはインフルエンザだけではないぞ。ヘルペスウイルス，肝炎ウイルス，HIV ウイルスなどが抗ウイルス薬の治療適応じゃ

あんまりなじみがないです。ヘルペスといえばアシクロビルぐらいですね

ここでは各科横断的に使用が見られる抗ヘルペスウイルス薬について解説するぞ

抗ヘルペスウイルス薬の基本はアシクロビル

　ウイルスは細胞ではなく，蛋白質と核酸からなる粒子（ビリオン）です。最も重要なこととして，ウイルス自身のみでは増殖できず，ある細胞に感染し，その細胞のエネルギーと増殖過程を利用して増殖する点があります。つまり，抗菌薬と菌で語られてきた1対1の関係がウイルスの場合は通用しません。抗ウイルス薬の作用点は，ウイルスが感染した細胞の，遺伝子複製過程を抑えることにあります。代表的な抗ウイルス薬であるアシクロビルは核酸様構造を有し，遺伝子複製過程に入り込むことでそれ以後の核酸の結合を阻害し，抗ウイルス作用を示します。

　アシクロビルの適応ウイルスは，ウイルス学上は2本鎖DNAを遺伝子とするヘルペスウイルス科（human herpes virus：HHV）です。中でも，単純ヘルペスウイルス（herpes simplex virus：HSV）type 1（HHV-1），HSV type 2（HHV-2），および水痘・帯状疱疹ウイルス（varicella zoster virus：VZV，HHV-3）に効果を示しますが，その機序は，ウイルスの持つ固有のチミジンキナーゼにより，リン酸化されることで遺伝子複製過程に入り込むことにより，それ以降の遺伝子複製をストップさせるものです。この特徴が，アシクロビルにとってウイルス感染細胞と非感染細胞の違いの認識につながります。しかし，同じヘルペスウイルス科に属するサイトメガロウイルスには効果を示しません。

ガンシクロビルはサイトメガロウイルスの治療薬

　サイトメガロウイルス（Cytomegarlvirus：CMV，HHV-5）も，ウイルス学上はヘルペスウイルス科に属します。しかし HSV type 1 や HSV type 2，VZV と異なるのは，同様のチミジンキナーゼを持たない点です。つまり，アシクロビルでは，アシクロビル自身の活性化に必要なリン酸化を受けないために効果がありません。そこでガンシクロビルは，従来のチミジンキナーゼではなく，UL97 protein kinase によりリン酸化を受けること[1]に加え，細胞内での濃度がアシクロビルに比べて 10 倍高い[2]ことから，CMV に効果を示すと考えられています。

　CMV 感染症を発症するということは免疫不全状態にあることであり，HIV 感染症の指標疾患でもあります。生来健康の成人が受診し，CMV 感染症であると診断されたならば，HIV 感染症を疑う必要があります（ほかにニューモシスチス感染症など）。

　CMV 感染症の診断方法としては，CMV 抗原血症（アンチゲネミア）法があります。しかし，多くの場合幼少期に不顕性感染，もしくはかぜ症状を主体とした初期感染を起こし，以降体内に潜伏しているという特性を持つことから，その特異度は必ずしも適切ではありません。したがって，CMV 感染症を強く疑う所見に合わせて CMV アンチゲネミア法（白血球に感染した CMV が早期に発現する蛋白質 pp65 を染色し，顕微鏡下でその陽性白血球数をカウントする検査）を実施し，総合的に判断します。一般的には肺，腸管，網膜において感染症を示し，さらには免疫不全状態において好発しますので，これらの事前情報をもとに，CMV は治療対象となります。腸管感染症の場合，生検（biopsy）による診断が最も有効です。

 ## 腎機能によって細かい投与量調節が必要

　アシクロビルもガンシクロビルも，腎排泄型の薬物動態を示すことから，腎機能低下時にはクレアチニンクリアランスに基づいた減量が求められます。減量が十分でなければ，アシクロビルでは精神神経症状が出やすいとされ，ガンシクロビルでは骨髄抑制などの副作用を惹起してしまいます。調節が難しい点として，どちらも健常人におけるクリアランスが 200mL/min 以上と大きい割に腎排泄率が高いのです。この事実は，糸球体ろ過に加えて糸球体分泌があることを示しています。このほか，尿細

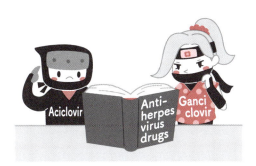

管分泌阻害薬であるプロベネシドの併用により，クリアランスが低下する事実が示されています。またガンシクロビルは，トリメトプリムによってもクリアランスが低下するので注意が必要です。

したがって，これらの薬剤は，腎機能の低下に伴って比較的大きなクリアランスの変動があるために，細かい投与量調節が求められます。添付文書に細かく用法・用量が記載されているために，その都度参考にする必要があります。

さらにガンシクロビルの製剤的な特徴は，注射用水に溶解した溶液のpHが約11と強アルカリ性を示すことです。この特徴により，実際の投与時には防護メガネ等の使用が，添付文書で推奨されています。アシクロビルでは，十分な輸液投与がなければ，尿細管においてアシクロビルの結晶化に伴う腎機能障害が発する恐れがあるので注意が必要です。

 内服のバラシクロビル，バルガンシクロビル

重症時には点滴で使われるこれらの薬剤ですが，軽症時には内服が使われます。それがバラシクロビル，バルガンシクロビルです。それぞれアミノ酸であるバリンでエステル化させたプロドラッグであり，肝臓などで容易にアシクロビル，ガンシクロビルに変化して効果を発揮します。どちらも抗ウイルス活性は変わりませんし，腎機能に応じた投与量調整が必要なのは変わりません。アシクロビルは1日5回に分けて内服する必要がありますが，バラシクロビルは1日2回で効果を示すとされています。

塗布剤なども適切に使用を：アシクロビル，ビダラビン

塗布剤は高濃度を直接患部に塗布することが可能なため，全身性の副作用を避けることができます。軟膏を塗布するだけで，全身投与を避けられる場合があります。アシクロビル，ビダラビンは軟膏やクリーム剤が販売されています。アシクロビルは単純疱疹に適応があり，ビダラビンには単純疱疹に加えて帯状疱疹にも適応があります。また，ビダラビンはDNAポリメラーゼ阻害により抗ウイルス作用を示すことから，アシクロビルとは作用機序が異なります。

 それぞれのヘルペスウイルス科ウイルスと，特徴的な感染症を覚えよう

ちまたでは「ヘルペスになった」とか「帯状疱疹になった」などといいます。基本的にヘルペスウイルス科が起こす感染症が，ヘルペスと表現されることが多いようですね。しかし，それぞれに特徴的なヘルペスウイルス科が関わっていますので，覚えておきましょう。

- 口唇ヘルペス：HSV type 1（HHV-1）が主。まれにHSV type 2（HHV-2）
- 性器ヘルペス：HSV type 2（HHV-2）が主。まれにHSV type 1（HHV-1）
- 単純ヘルペス脳炎：HSV type 1，HSV type 2
- 帯状疱疹：VZV（HHV-3）
- 網膜炎，腸炎，肺炎：CMV（HHV-5）
- （注）HHV-1は頭部の三叉神経節に，HHV-2は仙骨神経節に主に潜伏するために，上記のような病型の差が出てくるとされている[2]。

ヘルペスウイルスによる感染症は，特にHSVやVZVの場合は，多くは皮膚に特徴的な所見を認めるために，外来領域ではよく見かけます。一方，CMV感染症は日和見感染症であることもあり，診断に難渋することもあります。さらに，治療が必要な場合は細やかな用量調整が必要であるといえますので，薬剤師の目が期待されます。

新規作用機序の抗ヘルペスウイルス薬アメナメビル

　アメナメビルは2017年9月，帯状疱疹の適応症で発売されました。これまでの薬とは作用機序が異なり，ウイルスDNA複製の初期過程に必須の酵素であるヘリカーゼ・プライマー複合体を作用点としていることで，水痘・帯状疱疹ウイルスへの作用が増しています。何よりも，アシクロビルやバラシクロビルと比較して，腎機能による薬物動態への影響が小さいことから，1日1回400mg食後の固定用法用量となっています。主な代謝はCYP3Aと記載がありますし，リファンピシンによって血中濃度が低下することから併用禁忌となっています。

 ## その他の抗ヘルペスウイルス薬：ファムシクロビル，ホスカルネット

　HSV-1，HSV-2，VZVに対しては，ファムシクロビルが選択されることもあります。ファムシクロビルは2008年に発売され，細胞内濃度がアシクロビルよりも長いことがメリットとして捉えられています。ただし，その使用はアシクロビルの適応に問題がある，もしくは効果不十分の際に検討するとよいでしょう。CMVに対しては，ガンシクロビルの効果が不十分の場合にホスカルネットが選択されることがあります。ただし，ホスカルネットはガンシクロビルよりもさらに副作用が懸念（腎障害，骨髄抑制）されますから，やはりガンシクロビルの次に使用を検討していく方がよいでしょう。

> **まとめの言葉**
> 一、ヘルペスウイルス科に属するウイルスの分類を覚えるべし
> 一、腎機能に応じた投与設計を心がけるべし

【参考文献】
1) Littler E, et al.: Human cytomegalovirus UL97 open reading frame encodes a protein that phosphorylates the antiviral nucleoside analogue ganciclovir. Nature, 358（6382）: 160-162, 1992
2) Frederick S. Southwick　編，青木眞　監：感染症診療スタンダードマニュアル第1版, p97, 羊土社, 2007

其の弐 まとめ

　今度は抗菌薬ですね．抗菌薬自体，抗生物質であったり，抗菌剤であったり，いろいろな言い方があります（正式には，「抗菌薬」としましょう）．

　その中でも，○○シリンとかセフォ○○とかが多数存在しますので，1つ1つを覚えるには，骨が折れるかもしれません．ただし英語でも，○○ ly だと副詞，super ○○だと何かより上かな，と特定の意味を有する文字がありますので，抗菌薬も恐らくペニシリン系薬だなとか，セフェム系薬かな？　と系統立てて推定可能でしょう．

　そのうえで，個々の症例での実際の処方例から，その抗菌薬の特性や適切な投与量や回数，副作用などを勉強して，代表的な抗菌薬を自分のものにしていくのは，大変いい勉強法ですね．勉強熱心で，いろいろな議論や質問をしてくれる薬剤師の存在は，ほかの AST や ICT メンバーにも大変頼もしく映るでしょう．

　そして，いよいよ各論ですね．感染症治療の柱ともいえる各種の抗菌薬，その特徴を知り，使い分けできれば，立派なエキスパートと言えます．

　さて，まずはペニシリン系薬です．やはり，臨床の現場で第1選択薬として活躍していますので，その基本をしっかり確認しましょう．

　そして，セフェム系薬です．ペニシリン系薬同様，いわゆる β-ラクタム薬であり，最も臨床の現場で使われている抗菌薬です．世代別に特徴があり，同じ世代内でも全く違う代表薬があるのが面白いですね．それぞれの抗菌薬の特徴を，世代と標的菌種から整理すると覚えやすいでしょう．

　カルバペネム系薬は，その広いスペクトラムから，まさに「最後の切り札」と言えます．しかし，耐性菌を作りやすい可能性から，慎重に適応を選ぶべきですし，その良さを活かすとすれば，むしろ「最初の切り札」として，敗血症など重症症例の初期治療に使い，「de-escalation」する，という使い方をされることが多いですね．

　キノロン系薬は，正確にはフルオロキノロン系薬を指すことが多いです．最近は，いわゆるレスピラトリーキノロンも登場し，その圧倒的な組織移行性と広い

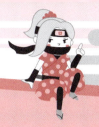

スペクトラムが売りですが，結核にも効いてしまいますし，何より使用する際には，きちんと診断しておくことが求められます．医師やほかのスタッフとも情報交換して，適切に使用されているか確認することが大切になるかもしれません．

アミノグリコシド系薬は，近年，カルバペネム系薬やフルオロキノロン系薬耐性のグラム陰性菌が増加していますので，残り少ない感受性を示す貴重な抗菌薬として，その価値が見直されてきています．心内膜炎での併用などユニークな使用もされますが，TDM でもさらなる高用量投与が検討されてきており，まだまだ勉強し直さないといけないかもしれません．

マクロライド系薬，テトラサイクリン系薬は，ともに非定型菌に効くことが特徴です．さらにマクロライド系薬はいわゆる「免疫賦活化作用」を有することが知られており，びまん性汎細気管支炎など慢性気道感染症に対する少量長期療法での使用のほか，重症肺炎での併用による生存率改善が報告されています．不思議な抗菌薬で，むしろステロイドに近い感じさえしますね．

テトラサイクリン系薬は，リケッチアやクラミジアへの適応も有していることが有名で，臨床の現場では「不明熱」の際に使用されることが多いかもしれません．医師の間では，「困ったときのミノマイシン」という言葉があるとか，ないとか…．いずれにしても，とっておきの抗菌薬として，その存在を忘れてはいけません．

抗 MRSA 薬，抗 CDI 薬，抗真菌薬，抗インフルエンザ薬，その他の抗ウイルス薬（特に抗ヘルペス薬）は，それぞれに特徴があって，並べてみるとわかりやすいかもしれません．

特に最近は，タゾバクタム / セフトロザン（商品名ザバクサ），テジゾリド（商品名シベクトロ），フィダキソマイシン（商品名ダフクリア），そしてバロキサビル　マルボキシル（商品名ゾフルーザ）と新薬が目白押しです．

みんな得意，不得意があって，抗菌薬も実は，使っているわれわれ人間に通じるところがあるのかもしれません．

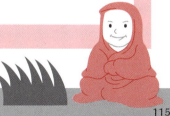

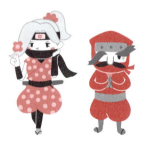

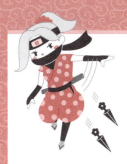

其の参

TDMを理解する

1. TDMを始める前に知っておきたいこと の巻 ・・・・・・・・・・ 118
2. 薬物血中濃度の測定法 の巻 ・・・・・・・・・・・・・・・・・・・・・・・ 123
3. TDMシミュレーションソフトウェアの上手な使い方 の巻 ・・ 128
   忍法補足の術：Exposure-Response（E-R）解析　132
4. 抗菌薬のADME の巻 ・・・・・・・・・・・・・・・・・・・・・・・・・・・・・ 133
5. 抗菌薬のPK/PD の巻 ・・・・・・・・・・・・・・・・・・・・・・・・・・・・ 136
   忍法補足の術：増殖速度定数と世代時間　141
6. 抗菌薬の移行性 の巻 ・・・・・・・・・・・・・・・・・・・・・・・・・・・・・ 143
   まとめ ・・・ 146

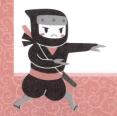

其の参　TDMを理解する

1. TDMを始める前に知っておきたいこと の巻

 師匠！　バンコマイシンの血中濃度が30μg/mLの方がいます！すぐに減量するよういってきます

 その30μg/mLとは，どの時点のどういう値のことじゃ？

 それは…。でも，それが血中濃度と何の関係があるのですか

 ふむ。TDMを実践するのは結構なことじゃが，血中濃度を評価・解析する時に確認しなければならないことがたくさんある。それをせぬまま行っても意味がないのじゃ

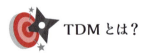 TDMとは？

　TDMはTherapeutic Drug Monitoringの略で，日本語では治療薬物モニタリングと表現されます。TDMは主に薬物血中濃度測定を行い，薬物動態学的な解析を用いて患者個々に適した処方設計支援を行うことといわれています。必ずしも血中濃度だけではなく，ワルファリンにおけるPT-INRモニタリングなども，これに当てはまります。

　わが国では1980年に，炭酸リチウムのTDMにおいて「特定薬剤治療管理料」の保険算定が認められるようになったのを皮切りに，現在では強心配糖体や抗てんかん薬，テオフィリン，免疫抑制薬，抗不整脈薬，抗腫瘍薬などの薬剤においても認められるようになり，もちろん抗菌薬（アミノグリコシド系薬，グリコペプチド系薬，ボリコナゾール）でも認められています。

　近年，「抗菌薬TDMガイドライン」が発表されるなど，TDMの重要性が高くなってきています。またTDMは薬物動態学の考え方をもとにしており，薬剤師の視点から薬物治療に介入するために必要不可欠な「武器」であるといえるでしょう。さらに

表1 TDMを行うメリット

患者	薬物治療の有効性や安全性の向上→これが最大の目的
病院	疾病治癒率の向上→患者来院人数の増大，特定薬剤治療管理料の算定 *
国	不必要な薬剤処方数の減少→医療費の抑制
薬剤師	薬物治療（抗菌化学療法）に介入するきっかけとなりうる→チーム医療の一員として認めてもらうよい機会。血中濃度にじかに触れることで，薬物動態の理解につながる

＊：VCMなどの薬剤についてTDMを行った場合，特定薬剤治療管理料の算定が可能となります。特定薬剤治療管理料の算定には，その薬剤の血中濃度と治療計画の要点を診療録に必ず記載しなければなりません。血中濃度を測定するだけでなく，その値とともに臨床効果や副作用評価を行った後，治療計画の要点を診療録に記載するのを忘れないようにしましょう。

表1に示した通り，TDMは誰にとってもメリットがあることがわかります。

ただTDMはというと，一昔前はややこしい薬物動態学の計算が壁となり，「一部のエキスパートの人が行うもの」という声が多かったように思います。近年ではガイドラインの登場や，わかりやすい参考書，簡単に使用できる薬物動態解析ソフトの普及などでその壁は低くなり，多くの薬剤師が携わるようになってきています。特にこれから抗菌化学療法に携わろうとする薬剤師の皆さんには，ぜひTDMについて学んでいただきたいと思います。

しかし，多くの薬剤師がTDMに携わるようになる一方で，実際の現場では血中濃度の評価や解析についての誤った解釈も散見されます。そのため，本稿ではTDMを始める前に知っておきたいことについて紹介したいと思います。TDMに関する薬物動態学的な内容は成書を参考にしてもらうとともに，具体的な薬剤投与設計については「其の参　3. TDMシミュレーションソフトウェアの上手な使い方の巻」や「其の四　11. 腎機能低下患者の場合の巻」を参考にしてください。

 血中濃度の評価および解析を行ううえでの注意点

血中濃度を評価するうえで，まず必要な情報は有効血中濃度です。この情報がないと，たとえ血中濃度を測定したとしてもよいのか悪いのかわかりませんよね。なので，まずは有効血中濃度を知っておく必要があります。表2に抗菌薬TDMの主な対象薬剤と有効血中濃度を示していますので，ここで1度おさらいしておきましょう。

では，病棟で医師から「今日，バンコマイシン（VCM）の血中濃度が30μg/mLの人がいるのだけど，減量した方がいいよね。確か投与量を半分にしたら15μg/mL

1. TDMを始める前に知っておきたいこと の巻

表2 抗菌薬TDMの推奨血中濃度と採血時間

薬剤名		VCM	TEIC	ABK (1日1回投与)	AMK (1日1回投与)	GM / TOB (1日1回投与)	VRCZ
推奨血中濃度	ピーク値 (μg/mL)	なし	なし	15〜20	1. MIC* = 8μg/mL 2. 重症 50〜60 1. MIC* ≦ 4μg/mL 2. 軽, 中等症 41〜49	1. MIC* = 2μg/mL 2. 重症 ≧ 15〜20 1. MIC* ≦ 1μg/mL 2. 軽, 中等症 ≧ 8〜10	なし
	トラフ値 (μg/mL)	10〜20 重症・複雑性感染症 15〜20	15〜30 重症・複雑性感染症 20以上	1未満	4未満	1未満	1〜5
採血時間	ピーク値	測定する場合は, 点滴終了1〜2時間後	—	投与開始1時間後 (30分で投与後, 点滴終了30分後)			—
	トラフ値	投与前30分以内					
初回TDM	投与開始後日数	3日目	4日目	2日目**			5〜7日目

* MIC:最少発育阻止濃度
** ABK:初回投与から18〜20時間経過。ただしクレアチニンクリアランス ≧ 50mL/min
　AMK, GM/TOB:初回投与から16時間以上経過, ただしクレアチニンクリアランス 60mL/min 以上の場合
(日本化学療法学会抗菌薬TDMガイドライン作成委員会, 日本TDM学会TDMガイドライン策定委員会―抗菌薬領域―:抗菌薬TDMガイドライン2016, 日本化学療法学会, 日本TDM学会, 2016をもとに作成)

になるよね?」と相談されたとします。表2でVCMの有効血中濃度を見る限り, 減量は一見妥当な内容に思えます。そして現在の投与量を半分にして, かつ投与間隔が同じであるならば, 理論的には定常状態でその半分である15μg/mLになります。これなら有効血中濃度にするための投与設計も問題ないし, めでたし, めでたし…。さて, 本当にこれでよいのでしょうか?

答えは「ノー」です。この情報だけでは血中濃度を評価することはできませんし, してはいけません。血中濃度を評価・解析するうえでは, いくつもの確認事項があり, そこに多くのピットフォールが含まれています。表3にその確認ポイントと主なピットフォールを示します。血中濃度を評価・解析するためには, 最低限これらの内容を確認する必要があります。上記の相談内容では, ①投与計画, ②採血の情報が含まれていませんし, ③測定に関する情報もありません(測定に関しては, 検査部などにどのような測定法が使われているか聞いておきましょう)。そして, ④患者背景に関する情報も全くありません。これでは血中濃度が適正かどうか以前の問題になります。

表3 測定結果を評価および解析する時の注意点

測定結果を評価する時の注意点		
	確認ポイント	主なピットフォール
①投与計画	①投与時間は正確か？ ②投与計画に変更はないか？ ③配合変化や薬剤のルート吸着，インラインフィルターの使用	①指示に時間指定がなく（1日1回など），投与時間がバラバラな場合 ②投与量，投与時間の変更，剤形変更など．投与ルート閉塞などによる投与不良 ③配合変化：VCM ⇔ CEZ →白色沈殿 　PVCルート吸着：サンディミュン注 　フィルター吸着：プログラフ注　など
②採血	①採血時間は正確か？ ②定常状態の血中濃度か？ ③採血後，速やかに検体が提出されているか？	①トラフ値と思っていたのに，投与後の採血であった ②定常状態でない採血結果を定常状態と評価している ③採血後，検体が速やかに検査室に提出されていない（薬剤安定性などの問題）
③測定	①測定法は何か？ ②測定手技はきちんとできているか？	①免疫学的測定法：代謝物や類似薬物などの交差反応例）アミカシンとアルベカシン，異好性抗体の存在 ②測定手技の教育をきちんと受けているか（院内測定の場合）
測定結果を解析する時の注意点		
	確認ポイント	主なピットフォール
④患者背景	①適切なパラメータ（クリアランス，分布容積）を選択したか？ ②状態変化 ③相互作用	①小児なのに成人のパラメータを使ってしまっている ②投与初期に比べ腎機能障害や肝機能障害がある．透析条件の変更，多量の胸水・腹水の存在　など ③VCMにアミノグリコシドやNSAIDsの併用→腎機能障害 　アゾール系抗真菌薬⇔タクロリムス→代謝酵素阻害
⑤解析結果のフィードバック	①口頭および文書での伝達 ②医師のみならず病棟担当薬剤師やICT，ASTの薬剤師，看護師や患者にも伝達	①指示もれ，処方変更忘れの恐れあり ②採血，服用時間の最終実施者は看護師や患者がほとんどである．また，チーム医療で継続してフォローを行うことが重要

血中濃度はこれらの情報を整理して，初めて評価ができるのです．

 適切に血中濃度の評価ができた後は？

　情報を整理した結果，適切に①投与計画，②採血，③測定が行われたうえで，VCMのトラフの血中濃度が30μg/mLなのであれば，「減量または中止」という考え方に妥当性が出てくると思います．

　また，初期の予測から大きく外れて30μg/mLになっているのであれば，④患者背景の確認，すなわちその原因を考察する必要があります．これらを踏まえて測定結

其の参 TDMを理解する
1. TDMを始める前に知っておきたいこと の巻

の最終的な評価・解析を行い，⑤解析結果のフィードバックを行わなければなりません。フィードバックには，担当の医師だけでなく，看護師や患者に行うのはもちろんのこと，病棟担当薬剤師や抗菌薬関連であればICT，ASTに所属する薬剤師にも情報共有を行うことが望ましいと考えられます。血中濃度を評価・解析する時は常に，これらのことを念頭に置いておく必要があります。

では，「これでやっと終わり」と思いたいですが，TDMは「血中濃度の評価・解析ができたら終わり」ではありません。先の例で，正しく測定されたVCMのトラフ血中濃度が30μg/mLであったら実際はどうしましょう？ ほとんどのケースで「減量またはいったん中止」という考えになるかと思いますが，効果があるのか？ 副作用の問題はないのか？ ということはまだ見えていませんね。血中濃度そのものの数字だけに意味はなく，効果があるのか，副作用は問題ないのかを併せて考える必要があります。その結果，投与量調節がよいのか，はたまた他剤への変更がよいのかなど，血中濃度の結果を踏まえたうえで薬物治療全体を評価し，最もよいと思われる選択肢を検討しなければなりません。TDMの最終目標は，「患者の薬物治療がうまくいくこと」であり，血中濃度を「有効域」に入れることではありません。TDMを行う際には，最適な薬物投与設計を行うことはもちろんなのですが，患者の薬物治療がうまくいっているのかを併せて評価しなければならないのです。

繰り返しになりますが，TDMは薬剤師の視点から臨床の抗菌薬治療に介入するための必要不可欠な"武器"です。その武器を適切に活かせるよう，今回紹介した内容をきちんとおさらいしておきましょう。

まとめの言葉

一．TDMを行う意義について理解するべし
一．血中濃度を評価・解析する時の注意点を学ぶべし
一．有効血中濃度のみにとらわれず，必ず患者の薬物治療の評価をするべし

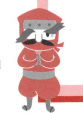

【参考文献】
1) 日本化学療法学会抗菌薬TDMガイドライン作成委員会, 日本TDM学会TDMガイドライン策定委員会―抗菌薬領域―:抗菌薬TDMガイドライン2016, 日本化学療法学会, 日本TDM学会, 2016
2) 木村利美:図解 よくわかるTDM 第3版, じほう, 2014

其の参　TDMを理解する

2. 薬物血中濃度の測定法 の巻

師匠，バンコマイシン（VCM）の投与が開始された方がいるので，血中濃度測定を依頼しました

ところで忍よ。薬物血中濃度はどうやって測定するか知っておるか？

それは検査部の方が，検査忍術で……。すみません，知らないです（汗）

ふむ。薬物血中濃度の測定法を知ることは，測定結果を正しく評価するうえで必要不可欠なのじゃ

 薬物血中濃度測定法を理解することの重要性

　皆さんは自施設で薬物血中濃度測定を依頼する場合，どのような測定法が用いられているかご存じでしょうか？　自施設で測定していない場合や，測定していても自分で測定する機会がなければ，そのことについて知る機会は非常に少ないかもしれません。しかし，薬物血中濃度の測定法を理解しておくことは薬物血中濃度を正しく評価するうえで非常に重要であり，適切に therapeutic drug monitoring（TDM）を実施するうえでは欠かせません。なぜなら，薬物血中濃度測定は検査施設間あるいは測定法間（同一測定法での測定試薬の違いも含む）で測定結果が異なることが報告されているからです[1]。

　具体例として表1に VCM 測定法の違いによる薬物血中濃度の違いについて示します[2]。各種 VCM 測定法と LC-MS/MS（liquid chromatography-tandem mass spectrometry）による測定値が比較されていますが，測定結果が測定法によって異なることがおわかりいただけるでしょうか。この原因には，測定精度の違いがあるかもしれませんが，後述する血液検体中に含まれる妨害物質の影響もその原因の1つとされています[1]。したがって，薬物血中濃度を評価する時は，用いた測定法を知ら

表1 臨床検体における各種VCM測定法とLC-MS/MS測定結果の違い

不一致 22.2% (99検体中22検体の不一致)		Roche Cobas 8000（EMIT法）		
		<15 mg/L	15〜25 mg/L	>25 mg/L
LC-MS/MS	<15 mg/L	43	10	0
	15〜25 mg/L	0	20	12
	>25 mg/L	0	0	14

不一致 12.2% (98検体中12検体の不一致)		Abbott Architect i2000SR（CLIA法）		
		<15 mg/L	15〜25 mg/L	>25 mg/L
LC-MS/MS	<15 mg/L	45	7	0
	15〜25 mg/L	2	27	3
	>25 mg/L	0	0	14

不一致 8.1% (96検体中8検体の不一致)		Ortho Vitros 5000 (EMIT法)		
		<15 mg/L	15〜25 mg/L	>25 mg/L
LC-MS/MS	<15 mg/L	50	3	0
	15〜25 mg/L	2	28	2
	>25 mg/L	0	1	13

* 表中の数値は検体数，色字はLC-MS/MSデータとの不一致を示す。
(Oyaert M, et al.：Novel LC-MS/MS method for plasma vancomycin：Comparison with immunoassays and clinical impact. Clin Chim Acta, 441：63-70, 2015をもとに作成)

なければ，正しい評価はできないのです。次の項目では，測定原理について紹介していきます。

薬物血中濃度の測定原理

　日常的に薬物血中濃度測定に用いられる主な分析法は，分離分析法であるHPLC（high-performance liquid chromatography）やLC-MS（liquid chromatography-mass spectrometry），LC-MS/MSのほか，免疫学的測定法などがあります[1]。一般的には，免疫学的測定法が用いられていますが，その理由として，試験法が容易に自動化できること，市販品が入手できること，検査にかかる所要時間が短いことから，日常臨床での使用に適していることが挙げられます[1]。
　では，VCMを例にして，代表的な免疫学的測定法の測定原理を見てみましょう。VCMの分析法としては，FPIA（fluorescence polarization immunoassay：蛍光イムノ

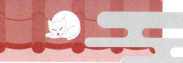

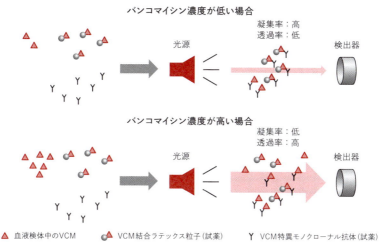

図1 PETINIA 法の測定原理例

アッセイ）[1]，EMIT（enzyme multiplied immunoassay technique：エンザイムイムノアッセイ）[3]，PETINIA（particle enhanced turbidimetric inhibition immunoassay：ラテックス免疫凝集阻害法）[4]，CLIA（chemiluminescent immunoassay：化学・生物発光イムノアッセイ）[5] などがあります（現在，国内では FPIA 法の試薬販売は終了しています）。

図1で PETINIA 法の測定原理について説明します。PETINIA 法の測定は，表面にVCM を結合させた VCM 結合ラテックス粒子と血液検体中に含まれる VCM を，競合的に VCM 特異モノクローナル抗体に結合させることで定量化します。VCM 結合ラテックス粒子は抗体と結合することで免疫複合体となり凝集しますが，血液検体中のVCM は，VCM 結合ラテックス粒子と競合して抗体に結合するため，ラテックス粒子と抗体の凝集率を低下させます（図1）。すなわち，凝集率は血液検体中の VCM 濃度に反比例するため，VCM の血中濃度が高い場合は凝集率が低くなり，VCM の血中濃度が低い場合は凝集率が高くなります。この凝集率の変化は，特定の波長における濁度変化量を用いて算出されます（図1）。

ほかの測定法におきましても，細かい部分では異なりますが，測定薬物を標識した化合物を用い，血液検体中の測定薬物と競合的に特異抗体と反応させることにより，測定値を算出しています。

其の参　TDMを理解する
2. 薬物血中濃度の測定法 の巻

 薬物血中濃度測定を妨害する因子

　免疫学的測定法は，抗原抗体反応を用いているため，試薬中の抗体に反応する物質の存在は，測定を妨害する可能性があり，血液検体中に含まれる測定薬物の代謝物，免疫グロブリン，異好性抗体，ビリルビンなどのポルフィリン集合体，併用薬物などが，測定を妨害することが報告されています[1]。例えば，測定薬物の類似化合物（代謝物や同一骨格を有する薬物など）が血液中に存在する場合，測定試薬中の抗体と類似化合物が反応してしまい，測定薬物の測定値を見かけ上増加（偽高値）させることがあります。測定法によっては，反対に測定値が見かけ上減少（偽低値）してしまうこともあります[1]。また，高濃度の免疫グロブリンや異好性抗体が存在する場合にも，試薬中の抗体や，薬物標識化合物（図1の場合，VCM結合ラテックス粒子）への反応，自己凝集などにより測定を妨害し，偽高値や偽低値を示すことが報告されています[1,6]。

　次にVCMについて具体的な報告を紹介します。VCMではFPIA法において，VCMの結晶分解産物であるCDP-1（crystalline degradation product-1）と免疫学的測定法の試薬との交差反応に関する報告があります[7]。この報告によると同測定法におけるCDP-1の交差反応率は22.72〜26.72％とされており，臨床検体でもHPLCに比べ10〜20％高値であった要因として，CDP-1の影響を考察されています。また，免疫グロブリンによるVCM測定妨害の報告もあります[6,8]。Simonsらの報告では，VCMを投与した2症例において，PETINIA法（Beckman™）を用いた測定法では異常低値または測定不良であったため，EMIT法で同一検体を測定したところ，正常な血中濃度測定値が得られたとしています〔1症例目のVCM濃度；< 0.1 mg/L（PETINIA法）→ 9.8 mg/L（EMIT法），2症例目のVCM濃度；測定不良（PETINIA法）→ 6.9 mg/L（EMIT法）〕[8]。この2症例はいずれも免疫グロブリンであるIgMが高く，このことがVCM測定妨害の原因の1つと考察されています。また，実験的にもIgMの高値は，PETINIA法によるVCM測定を妨害することが報告されています[6]。

　このように，薬物血中濃度測定は妨害因子により，偽高値や偽低値を示すことがあります。この妨害因子の影響は，検体の希釈直線性の確認や，他の測定法を試すことによってその影響を明らかにすることが可能かもしれません[1,6]。しかしながら，臨床において妨害因子の影響を疑うことは容易ではありません。したがって，臨床効果，副作用，投与量からの予測血中濃度などを考慮し，明らかに実測の血中濃度と乖離する場合は，このような妨害因子も考慮すべきと考えられます。すなわち，血中濃度測

定結果を見ているだけでは，その測定値が誤っていたとしても，気がつくことはできません．目の前の症例をきちんと見て薬物血中濃度を評価することが重要です．そして血中濃度測定法を理解しておくことで，より適切な血中濃度評価につなげることができるのです．

　一方，測定精度管理も重要です．特に自施設で薬物血中濃度を測定している場合，機器のメンテナンスや日々の検量線の管理をどのようにしているか1度確認してみてください．精度管理がきちんとされていない場合，得られた測定結果の信頼性は低いものになってしまいます．また，自施設の精度管理をチェックする目的として，外部制度管理を利用するのも1つでしょう．国内では，TDM品質管理機構（https://www.qctdm.jp/）によるTDMコントロールサーベイなどもありますので，参考にしてみてください．

　本項では，薬物血中濃度の測定法について紹介しました．薬物血中濃度の違いは個人間の差に注目されがちですが，薬物血中濃度測定法の理解が必要であり，また日々の精度管理も重要です．薬物血中濃度を評価する時は，測定結果だけでなく，どの測定法を用いたか，必ず確認するようにしてください．そうすることで，薬物血中濃度を正しく評価でき，適切なTDMの実施につながるのです．

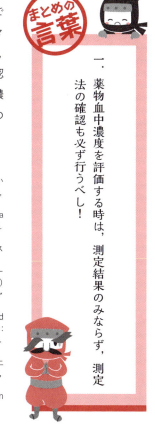

まとめの言葉

一．薬物血中濃度を評価する時は，測定結果のみならず，測定法の確認も必ず行うべし！

【参考文献】
1) 篠崎公一　他　監訳：薬物動態学と薬力学の臨床応用－TDMの正しい理解のために，pp27-36，メディカルサイエンスインターナショナル，2009
2) Oyaert M, et al.：Novel LC-MS/MS method for plasma vancomycin：Comparison with immunoassays and clinical impact. Clin Chim Acta, 441：63-70, 2015
3) エミット2000 バンコマイシン アッセイ添付文書，シーメンスヘルスケア・ダイアグノスティクス，2013年4月改訂（第2版）
4) フレックスカートリッジ　バンコマイシン（N）　VANC添付文書，シーメンスヘルスケア・ダイアグノスティクス，2013年4月改訂（第3版）
5) アーキテクト・バンコマイシン（471064R01）添付文書，アボット ジャパン，2018年5月改訂（第10版）
6) LeGatt DF, et al.：The effect of paraproteins and rheumatoid factor on four commercial immunoassays for vancomycin：implications for laboratorians and other health care professionals. Ther Drug Monit, 34（3）：306-311, 2012
7) 山崎顕　他：腎機能低下患者におけるバンコマイシンのTDM実施上の問題点－測定法の特異性の影響－．TDM研究，17（3）：297-302, 2000
8) Simons SA, et al.：Two cases with unusual vancomycin measurements. Clin Chem, 55（3）：578-580, 2009

其の参　TDMを理解する

3. TDMシミュレーションソフトウェアの上手な使い方 の巻

バンコマイシンの初期投与設計の依頼が来ました。早速ソフトを立ち上げてっと…

「抗菌薬TDMガイドライン」に腎機能別の投与量が記載されておるんじゃが…

ソフトを使わなくていいんですか？

ソフトの利点を理解しないと宝の持ち腐れになってしまうのう

TDMシミュレーションソフトウェアを上手に活用しよう

　現代のTDMにおいては，シミュレーションが大きく活用されています。それはパーソナルコンピュータの爆発的な普及によるところが大きいのですが，それに加えて，簡単にシミュレーションが実施できるためのソフトウェアが無料で使用できる環境にあるためです（表1）。「どのソフトを使えば最もよい結果が得られるか」といったクリニカルクエスチョンはよく聞かれますし，そのような学会発表も散見されます。しかし，どんな便利なツールもやはり使い手の使い方次第で，その結果が異なってしまう，というのが現状になっています。この章では，ソフトウェアを使うために必要な考え方について解説してみたいと思います。

TDMシミュレーションソフトウェアが与えてくれる付加価値とは？

　TDMの適応が，有効性および安全性を示す濃度域（有効治療域）が近接している薬物にあることを考慮しますと，「有効治療域を推移させるためにはどのような手段

表1 各種TDMシミュレーションソフトウェアの例

ソフトウェア	入手先
製薬企業の配布ソフト ・VCM-TDM ・TEICTDM ・シベノールTDM ・ハベカシンTDM解析ソフト ・バンコマイシンMEEK TDM解析ソフト	製薬企業へ問い合わせ
Qflex for Mac & Win	http://www.asahi-net.or.jp/~ui6m-sby/ClinicalPK-Qflex/Welcome.html
EasyTDM	http://easytdm.com/
BestDose	http://www.lapk.org/bestdose.php
BMs-Pod	http://bmspod.web.fc2.com/

表2 有効治療域を推移させるためのさまざまな手段

手段	薬物の例
血中濃度を測定する	TDM対象薬
排泄機能の変化に応じた投与設計をする	腎排泄型薬物，相互作用を受ける薬物など
C/D比に基づいた計算をする	線形の薬物動態を示す薬物で，投与間隔が変わらない場合
治療効果を頻回に確認する	抗不整脈薬など
バイオマーカーを測定する	ワルファリンなど
シミュレーションを実施する	すべての薬物で可能
PK/PDシミュレーションを実施する	抗菌薬など

があるのだろう」という思考になるわけです（表2）。その中で，臨床上簡便で，かつ薬物の特性に合った方法はどういう方法になるのでしょうか。例えばワルファリンならば，PT-INRを使用する方法が国際的に標準化，確立されています。一方，本書の目的である抗菌薬についてはどうでしょうか。バンコマイシンやテイコプラニンなど，抗MRSA薬でよくTDMシミュレーションが実施されますね。しかし，本当にTDMシミュレーションは，ほかの手段に加えて実施した方がよいのでしょうか。

　例えば，C/D比を活用した用量調整があります。C/D比とは，定常状態において，投与後の任意の時間経過後（もちろんトラフ値も含みます）に測定された血中濃度（C：concentration）と，その時の投与量（D：dose）の比を指します。特に，C/D比は投与量を調整しても変わらないために，簡便な用量調整が可能です。例えば，1回500mg，12時間ごとの投与において，定常状態に達した後に測定されたトラフ値が10μg/mLだったとします。その場合，1回を2倍に，つまり1,000mg，12時

間ごとの投与に増量しますと、トラフ値は 20μg/mL になる、というものになります。ほかの「有効治療域を推移させるための手段」、例えば「抗菌薬 TDM ガイドライン」などでは、腎機能に応じたバンコマイシンの投与量調整方法が記載されていますし、初回投与量の設定方法も記載されています。これらの情報に対して、TDM シミュレーションソフトウェアが提供してくれる情報や付加価値には、いったいどのようなものがあるでしょうか。

TDM シミュレーションソフトウェアの最大の長所は薬物動態解析を実施している点

臨床においては、薬物血中濃度や血中濃度曲線化面積（area under the curve：AUC）など、患者個別の薬物動態に基づく曝露（Exposure）から得られる生体反応（Response）の関係、つまり E-R の関係性が重要視されます（p.132 忍法補足の術「E-R 解析」参照）。

では、その E-R の関係性に対して、現在われわれが臨床で提供するべき Exposure の調整の点を考えてみたいと思います。Exposure とは PK の結果、生体が受ける曝露量になり、多くの場合 AUC が指標となります。抗菌薬では、AUC/MIC、%T>MIC、C_{peak}/MIC なども Exposure となりえます。つまり、PK が明らかになっていなければ、C_{peak} はまだしも、AUC や %T>MIC などの Exposure を詳細に評価することは困難なのです。例えば、C/D 比によってトラフ値の調整をする場合、必要な情報はトラフ値、投与量のみであり、PK の情報は必要ないし算出もしていません。しかし先に述べた通り、C/D 比に基づいた投与量調整は、投与間隔を固定しなければ活用できません。この点、投与間隔を例えば 12 時間→ 24 時間などに延長させたい場合は、どのようなトラフ値が得られるでしょうか。この課題に対して、薬物動態解析を実施していれば、分布容積やクリアランスを個別に算出することができますので、投与間隔の変更があっても、トラフ値を推定できることになります。また、AUC/MIC や %T>MIC も算出可能となります。この薬物動態解析こそが、TDM シミュレーションソフトウェアの最大の長所になります（表 3）。

もちろん、TDM シミュレーションソフトウェアがなくても、血中濃度を数点測定していれば、薬物動態解析によって分布容積やクリアランスを評価することができます。しかしそれでも、現実的に臨床では、1 コンパートメントモデルに依存した解析となりますし、なにより多くの血中濃度情報を収集することは簡単ではありません。

表3 TDMシミュレーションソフトウェアが有効な主な場面

・血中濃度測定点が少ない場合（1点など）
・投与間隔を調整する場合
・定常状態に達していない場合
・非線形薬物動態を示す場合
・AUCや%T>MICなどを算出する場合

　この点，TDMシミュレーションソフトウェアがあれば，大抵の場合ベイズの定理を活用した薬物動態推定を備えていますので，たった1点でも，薬物動態解析が実施可能です。

　ただし，ベイズの定理を活用した薬物動態推定にも限界はあります。血中濃度情報が多ければ多いほどその信頼性は増しますが，血中濃度情報が少なければ，その推定誤差が大きくなってしまう点です。この点はしっかりと理解したうえで，TDMシミュレーションソフトウェアを使用するべきでしょう。しかし，そもそもたった1点の血中濃度では不可能な薬物動態解析が，TDMシミュレーションソフトウェアがあれば可能になる利点は，うまく活用することでいろいろな可能性を秘めていることは理解できるのではないでしょうか。

　冒頭で述べたように，どんな便利なツールも，やはり使い手の使い方次第で，患者にとってプラスにも，時にはマイナスにもなりえます。投与量の適正化に対してどのような評価を行えばよいか，引き出しは多い方がよいに決まっています。TDMシミュレーションソフトウェアは，薬剤師として，1つの評価手段として理解を深めるとよいと思います。

一，TDMシミュレーションソフトウェアの活きる場面を理解するべし
一，TDMシミュレーションソフトウェアによる推定誤差も想定するべし

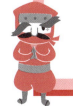

忍法補足の術

Exposure-Response（E-R）解析

「E-R 解析」とは近年概念が確立されつつある話題です。「CPT：Pharmacometrics & Systems Pharmacology」によると，広義には PK/PD 解析を含みますが，PK/PD 解析が濃度と薬理効果が定量的にモデル化される一方で，E-R 解析は，定量的に濃度というよりも，AUC と臨床アウトカムを結び付ける場合が多いとされています[1]。別の表現では，PK（pharmacokinetics）は薬物の体内動態および濃度そのものを示す一方で，Exposure は PK の結果，生体が受ける曝露量（主に AUC が好まれるわけです）で表されます。また PD（pharmacodynamics）は，作用点において薬理作用を示す濃度はどの程度かというものを示す一方で，Response は実際に生体が示す臨床アウトカム（生存率などのクリニカルエンドポイント）で表されます。抗菌薬でいえば，どの程度の Exposure（AUC など）があれば，どのような臨床効果が得られるか（Response）が重要です。ここで，抗菌薬における Exposure は AUC のみならず，抗菌薬の殺菌作用の性質である時間依存性，濃度依存性を考慮した，例えば AUC/MIC のみならず %T>MIC や C_{peak}/MIC であってもかまいません。特に微生物のように PD が変化するような場合は，Exposure に PD の情報まで含めておいた方が，臨床上のフレキシブルな投与設計に活かされるでしょう。

E-R 解析は医薬品開発における臨床試験を効率よく進めるために取り入れられつつあります。流れとしては，PK/PD 解析によってある程度の必要投与量，AUC が規定されるかを把握し（Exposure），その Exposure を実際に臨床試験にすると，どのようなアウトカムが得られるか（Response）というイメージでしょうか。

【参考文献】
1) Overgaard RV, et al.：Establishing Good Practices for Exposure-Response Analysis of Clinical Endpoints in Drug Development. CPT Pharmacometrics Syst Pharmacol, 4（10）：565-575, 2015

4. 抗菌薬の ADME の巻

　抗菌薬の適正使用は，まず ADME の理解からじゃ

　抗菌薬の ADME ですか？　ややこしいことをいわないでください！

　ここでは，内服と注射の使い分けを理解してほしいのじゃ

 まず，薬の ADME を考えよう

　薬を口から服用すると，その薬は腸から吸収され（静脈注射の場合，この過程はない），血液に入り体内循環し，血液中の薬物濃度は上昇します．その後，薬は代謝・排泄によって徐々に血液中から消失します．つまり，薬は Absorption（吸収）→ Distribution（分布）→ Metabolism（代謝）→ Excretion（排泄）という過程を必ず経ることになります．この過程が薬によって違うということが理解できれば完璧です．

① Absorption（吸収）
　口から薬を服用した場合，その薬の多くは腸から吸収されます．そのため，薬物動態では「腸からどのように薬が吸収されていくか」という過程が重要になります．たとえ試験管レベルで作用が強いとしても，薬が吸収されなければ作用は発揮できません．

② Distribution（分布）
　薬が吸収されて体内に入っても，その薬が期待通りの効果を示すかどうかはわかりません．薬が効果を発揮するためには，吸収後，その薬が目的とする臓器に到達して作用する必要があります．特に抗菌薬は，感染臓器に到達しないと意味がありませんが，血中でアルブミンなどの蛋白と結合する場合もあります．

③ Metabolism（代謝）

　私たちの体には毒物を解毒する機能が備わっており，薬も体内では異物とみなされ効力をなくすために代謝を受けます。そして，体内で多くの薬が代謝を受ける際，主に肝臓にあるシトクロム P450 という酵素が関与しています。つまり，代謝を考える時に「肝臓」と「シトクロム P450」の役割を理解できれば問題ないことがわかります。

④ Excretion（排泄）

　薬物は最終的に体の外へ排泄されます。肺から排泄される麻酔薬などもありますが，排泄機構は主に糞中排泄と尿中排泄です。「糞中排泄」は，肝臓などで薬の代謝を受け消化管へ排泄される場合と，消化管から吸収されずに未変化体のまま排泄される場合があります。「尿中排泄」は，肝臓などによって薬が代謝された物質と代謝されていない未変化体の薬の両方を尿として排泄します。特に頻繁に使用される多くの抗菌薬は，未変化体として排泄されます。

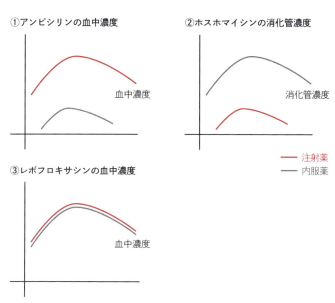

①主にβ-ラクタム系薬の血中濃度は，内服薬の吸収に影響されるためにはるかに注射薬の方が高くなります。②消化管濃度は，注射薬に比べて内服薬の方が高くなります。③フルオロキノロン系薬は内服薬の吸収が良好なため注射薬と同等の血中濃度が期待できます。

図 1　内服薬と注射薬

内服薬と注射薬どっちがいいの？

　内服した場合や静脈注射した場合など投与経路の違いで，同じ成分でも血中濃度や組織濃度が異なります（図1）。感染臓器を考えた選択も必要です。

　感染臓器や患者背景や診療背景によって抗菌薬の選択は大きく影響されます。特に外来で注射薬治療が必要な場合は，ガイドラインで第1選択薬に推奨されていたとしても頻回投与より投与回数の少ない（半減期が長い）注射薬の方が望まれます。さらに，注射薬から内服薬に切り替える場合，注射薬と同成分の内服薬があったとしても移行性やバイオアベイラビリティから別の内服薬が選択されることが多々あります。このように，抗菌薬の特性を理解しておかないと，適切な抗菌薬の提案につながりません。

A
一．バイオアベイラビリティを考えるべし（鉄剤や制酸剤の相互作用は大丈夫？）
一．患者の病態から，内服薬を使用できる状態なのかを考えるべし

D
一．抗菌薬は標的臓器にきちんと移行するかを考えるべし
一．患者の栄養状態（アルブミンの低下など）を考えるべし

M
一．投与された薬は，肝臓で代謝されるかどうか確認するべし
一．薬物相互作用を考えるべし

E
一．投与された薬の排泄経路を知るべし
一．患者の腎機能を知るべし

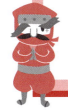

其の参　TDMを理解する

5. 抗菌薬のPK/PDの巻

　薬剤師ならば，PK/PD理論の理解なくして抗菌薬（医薬品）の適正使用なしなのじゃ！

　何という名言！　その通りですね！　PK/PDの目標値を頑張って覚えます

　目標値だけではなく，その概念を理解すると応用がきくようになるぞ

 PK（pharmacokinetics：薬物動態学）は薬剤師の基本

　薬物動態とは，薬物がどのように体内を巡っているかのことですが，それはADMEを1つ1つ丁寧に解釈することで理解が深まります。その動態を速度論で考えることこそPKといえます。つまり，薬物がどのような速度で吸収・分布・代謝・排泄されるかを考えることで，いつまで体内に薬が残存しているのか，どのような濃度推移をいつ得られるのか，という時間的な推移を明らかにすることができます。一般的には投与量と血中濃度は比例関係にありますが，薬剤師ならば，さらにいつ目的の血中濃度が得られるのかなどの時間的な概念についても理解しなければなりません。

 抗菌薬のPD（pharmacodynamics：薬力学）を理論的に押さえる

　薬力学とは，医薬品の標的物質（蛋白質など）にどのように結合し阻害しているのか，それは可逆的なのか，などを明らかにする学問です。つまり，薬がヒトへ投与される前に明らかになっておくべきものですね。ということは，PKとは全く違う概念です。
　抗菌薬に置き換えてみれば，標的物質は微生物です。特に抗菌薬によって標的蛋白質等は異なってきますが，臨床的には，標的蛋白質との作用様式というよりも，標的

表1 抗菌薬の薬力学（PD）

抗菌薬の系統	標的物質	作用
β-ラクタム系薬	ペニシリン結合蛋白	細胞壁合成阻害
フルオロキノロン系薬	DNAジャイレース	DNA合成阻害
アミノグリコシド系薬	リボソーム	蛋白合成阻害
グリコペプチド系薬	D-ala D-ala 配列	細胞壁合成阻害

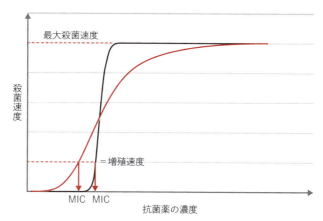

図1 抗菌薬の濃度（横軸）と殺菌速度（縦軸）

蛋白質との作用の結果，得られた標的微生物との作用様式，つまり発育阻止を考えることになります（表1）。

　抗菌薬の標的微生物との作用様式とは，どの程度の濃度があれば，どの程度微生物の発育を抑えることができるか，ということです。ここで得られる重要な概念が，最小発育阻止濃度（minimum inhibitory concentration：MIC）です。微生物はある一定の増殖速度を持っていますが〔例えば，黄色ブドウ球菌の世代時間（2個に細胞分裂する時間）は27〜30min[1)]〕，抗菌薬は濃度によって殺菌速度が異なるわけです。理論的には，その増殖速度と殺菌速度が同じになる抗菌薬の濃度がMICといえます（図1）。大きく分けて，時間依存性の効果を示す抗菌薬と，濃度依存性の効果を示す抗菌薬がありますが，それは図1のように理論的に説明されます。

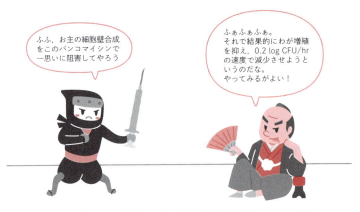

菌（悪代官）のどこに作用し，どのような殺菌速度が得られるのかが PD

PK/PD を組み合わせるということは当然のこと

　ここまで示してきたように，抗菌薬が効果を示す濃度がわかったうえでその濃度が体内で実際に得ることができるか否か，臨床薬理を考慮していくことが PK/PD といえます。PK/PD は単なる目標値ではなく，抗菌薬適正使用の根幹なのです。そしていかにして最大の殺菌速度を稼ぐことができるか，持続することができるか，ということを考えることが PK/PD です。

　例えば図 1 の黒の曲線のように，MIC を超えるとすぐに最大殺菌速度が得られるような抗菌薬は，いかに MIC 以上の濃度を保つことができるかがカギとなります。1 回にまとめて投与するよりも，複数回に分けて投与する方が効果的であるといえます（図 2）。一方，図 1 の赤の曲線のように，MIC を何倍も超えることでより大きな殺菌速度が得られるような抗菌薬は，いかに最大殺菌速度に近づけることができるかが大きなカギとなります。よって，理論的にはその最大殺菌速度が得られる濃度をキープすることが，最も効果を得ることができるわけです。その濃度は，あくまで血中全濃度ではなく，組織における遊離体濃度を意識する必要があります。実際の作用部位では低い濃度となっている可能性があるために，見かけの血中濃度よりも高い濃度を意識する必要があります。

　しかし，それに体が耐えられるかどうかに関しては，PD が微生物ではなく生体内の蛋白質になりますので，同時に別の PK/PD を考慮しなければなりません。

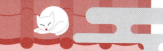

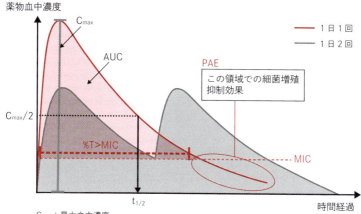

C_{max}：最大血中濃度
AUC：Area under the curve，血中濃度下面積
%T>MIC：Time above MIC，MIC を超えている時間の割合
$t_{1/2}$：半減期
PAE：Post antibiotic effect

図2 治療効果の指標となる PK/PD パラメータ

 ## 安全性を踏まえた投与設計が必須

　濃度依存性の抗菌薬で代表的なものとして，アミノグリコシド系薬があります。最大殺菌速度は MIC の 9〜20 倍の濃度で得られるとされていますが，高い濃度を持続させることは，腎臓へ蓄積し障害を起こすという結果となります。これを回避するためには，1日の中での最低血中濃度（トラフ値）は 1μg/mL 未満が推奨されるために，1回投与量を増やし分割を避けることで理想的な投与設計につながります（図2）。この検討の結果，表2 のような目標値ができ上がります。

 ## PK/PD を意識した投与設計は，投与量調整時こそ極めて重要

　添付文書や各種ガイドラインを参考にすると，基本的な投与方法は記載されています。例えばアミノグリコシド系薬は 5mg/kg を 24 時間おき，セファロスポリン系薬は 2g を 8 時間おきといった記載を見かけることでしょう。基本的な投与は特に問題はないはずです。しかし，その主たる排泄臓器の排泄能が低下した際には投与量調

表2 抗菌薬のPK/PD目標値の例

抗菌薬の系統	作用様式	目標
ペニシリン系薬	時間依存性	%T＞MICが50%
セファロスポリン系薬	時間依存性	%T＞MICが60〜70%
カルバペネム系薬	時間依存性	%T＞MICが40%
アミノグリコシド系薬	濃度依存性	C_{max}/MICが9〜20

節，つまり減量を考えなければなりません。また，分布容積などに応じて増量を考えなければならない場面もあるでしょう。生理的条件，つまりは薬物動態の変化に基づいて投与量調節を意識しなければなりません。その際，どのように調節するかにPK/PDの意識が必要です。例えば濃度依存性の抗菌薬では，最大殺菌速度を落とさないためにも，1回用量を減少させるのではなく，投与間隔を延長させることが理想です。時間依存性の抗菌薬では，投与間隔はそのままで，1回用量を減量させることが理想です。

また，医薬品の投与量はAUCの変化，すなわちクリアランスの変化に応じて投与量を増減させることが大原則です。しかし，アミノグリコシド系薬はさらに分布容積に応じて投与量を設定しなければならないという特徴があります。表2からわかるようにアミノグリコシド系薬は濃度依存性の殺菌作用を示し，最大血中濃度を得ることが重要です。したがって，主な排泄臓器である腎機能に障害が出た場合は，5mg/kgはそのままに，投与間隔を48時間などに延長させる必要があります。さらに，分布容積が増大した場合は，最大血中濃度が低下しますので，殺菌作用が低下します。よって，増量が必要となります。とはいえ，クリアランスが不変で分布容積が増大すれば，半減期は延長しますので，投与間隔にも影響するかもしれないことを押さえておきましょう。

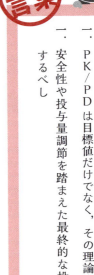

まとめの言葉

一、PK/PDは目標値だけでなく，その理論を理解するべし
一、安全性や投与量調節を踏まえた最終的な投与設計を実践するべし

【参考文献】
1) Pommerville JC : Fundamentals of Microbiology: Body Systems Edition. third edition, p.145, Jones & Bartlett Learning, 2014

忍法補足の術

増殖速度定数と世代時間

1個の菌はある一定時間をおいて細胞分裂し，2個に分かれ増殖します。それと同じ時間を経ることでさらに細胞分裂し，4個になります。1回の細胞分裂に必要な時間を世代時間（generation time）といいます。今，世代時間をtと表せば，実は薬の半減期における消失速度定数と同様の考え方で，菌が倍に増殖する速度定数，いわば増殖速度定数を表すことができます。つまり，薬の半減期をTとするなら，その消失速度定数はln（2）/Tであるように，菌の増殖速度定数は，世代時間tを利用してln（2）/tと表せるのです。

例えば，黄色ブドウ球菌のように世代時間が30分ならば，増殖速度定数はln（2）/0.5=1.39/hrとなります。この値は，縦軸を対数変換した際の，菌の減少曲線（直線になる）の傾きになりますので，つまり1時間当たり，1.39 logの増殖を示すということです。

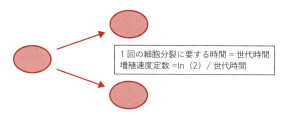

1回の細胞分裂に要する時間＝世代時間
増殖速度定数＝ln（2）/世代時間

CFUとは

Colony forming unit（コロニー形成単位）といいます。正確な菌を集計することは極めて困難ですが，培地上に形成されたコロ

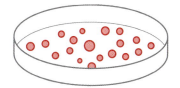

（次頁に続く）

其の参 TDMを理解する
5. 抗菌薬の PK/PD の巻

> 忍法補足の術

ニーを数えることできますので,そのコロニー数から計算される菌量を示しています。

殺菌速度をもう少し速度論的に理解しよう

抗菌薬を投与することで殺菌が得られますが,その殺菌速度は,通常 CFU の減少速度で客観的に評価されます。抗菌薬の接触後,6 log CFU($=10^6$ CFU)の菌が,24 時間後に 3 log CFU 未満になるような殺菌速度を見せれば殺菌作用,そこまで達しなければ静菌作用とされます。つまり,1 時間当たりでいえば 0.125 log CFU/hr の低下があれば殺菌作用といえるわけです。ということは,黄色ブドウ球菌の増殖速度定数が 1.39 log CFU/hr であれば,抗菌薬の殺菌速度が 1.39+0.125=1.515 log CFU/hr 以上であれば,殺菌作用を示すといえます。

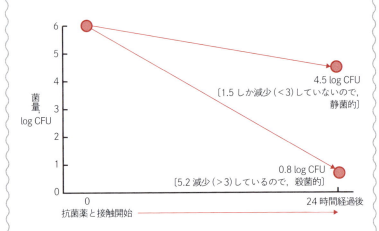

其の参　TDMを理解する

6. 抗菌薬の移行性 の巻

「4. 抗菌薬のADMEの巻」でおさらいしたと思うんじゃが，抗菌薬が感染臓器へ到達するためには抗菌薬の移行性も押さえておかなければならないのう

各種抗菌薬のカバーするスペクトルだけじゃなく，移行性もですか？

移行性を理解しておけばその抗菌薬を選択する基準にもなるし，どのくらいの量を投与すればよいかを判断する材料にもなるのじゃ

抗菌薬の種類によって得意とする臓器は決まっている

　感染症治療においては，その原因菌に対する抗菌薬の第1選択薬は原則決まっています。ただし，感染巣が第1選択薬の移行しにくい部位にあると，抗菌薬の選択の仕方も変わってきます。したがって，抗菌薬の選択を行っていくためには移行性についても理解しておく必要があります。

　ただ，各抗菌薬の移行性を勉強していくのは至難のわざですので，まずは感染臓器別に移行しやすい代表的な抗菌薬名を押さえておくとよいでしょう（表1）。表1にないからといって，その組織に絶対に移行しないということではありません。あくまでも目安として押さえておきましょう。

　基本的には炎症があると血管透過性が亢進していることが多く，抗菌薬は *in vitro* でのデータよりも多く移行している場合があります。ただし，押さえておきたいのはアミノグリコシド系薬，第1・2世代セフェム系薬，クリンダマイシンなどは，髄膜に炎症があっても全く移行しないので，投与選択しないようにしましょう。膿瘍など酸性条件下のような部位ではアミノグリコシド系薬は効果が得られませんので，基本的には選択しません。

表 1　感染臓器別に移行しやすい抗菌薬

感染臓器	移行性がある薬剤
肺	フルオロキノロン系薬，マクロライド系薬，オキサゾリジノン系薬
胆道系	ピペラシリン，セフトリアキソン，マクロライド系薬，フルオロキノロン系薬
腎臓・尿路	ペニシリン系薬，セフェム系薬，カルバペネム系薬，グリコペプチド系薬，アミノグリコシド系薬，フルオロキノロン系薬
髄液（炎症時）	ペニシリン系薬，セフトリアキソン，セフタジジム，カルバペネム系薬，フルオロキノロン系薬
髄膜に炎症がなくても移行するもの	メトロニダゾール，リファンピシン，ST合剤，クロラムフェニコール
細胞内，組織内まで移行するもの	マクロライド系薬，フルオロキノロン系薬，テトラサイクリン系薬
前立腺への移行がよいもの	ST合剤，キノロン系薬，ミノサイクリン，アジスロマイシンなど

 水溶性抗菌薬，脂溶性抗菌薬によって移行性は異なってくる

　薬物そのものの特性（水溶性抗菌薬, 脂溶性抗菌薬）によっても移行性は異なります。水溶性抗菌薬は細胞外液に分布するのに対し，脂溶性抗菌薬では組織の細胞膜を通過して細胞内まで移行します。マクロライドやクロラムフェニコール，テトラサイクリンなどは脂溶性が高いため好中球やマクロファージなどにも移行しやすく，細胞内寄生菌にも有効です。つまり，逆に水溶性抗菌薬であるアミノグリコシド系薬やβ-ラクタム系薬は細胞内寄生菌へは効果がないということが理解できますね。また髄液への移行に関しても，血液脳関門（BBB）は脂質膜としての挙動を示しますので，脂溶性抗菌薬の方が移行しやすいということになります。水溶性，脂溶性について理解しておくと，組織への移行性，つまり分布容積の大きさについて理解が深まると思います。水溶性抗菌薬，脂溶性抗菌薬で分布容積が異なることを理解しておけば，脂肪組織の多い肥満患者や，皮下組織へ水分が溜まる浮腫のある患者等における投与設計についても理解ができるようになるはずです。

 病態の変化も，移行性に影響を与えることがある

　組織への移行性を考慮し，目標とする血中濃度を決め，いざ投与を開始したとして

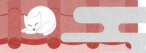

表2 水溶性抗菌薬と脂溶性抗菌薬の比較

	水溶性抗菌薬	脂溶性抗菌薬
主な抗菌薬	β-ラクタム系薬，アミノグリコシド系薬，グリコペプチド系薬など	フルオロキノロン系薬，マクロライド系薬，メトロニダゾールなど
通常時	分布容積は小さい	分布容積は大きい
重症時	分布容積が増大する	分布容積は変わらない，あるいは減少する

(Roberts JA et al.：Pharmacokinetic issues for antibiotics in the critically ill patient. Crit Care Med, 37(3)：840-851, 2009 をもとに作成)

も，感染症の病態によって血中濃度が変化することがあります。感染症の急性期においては，その患者の薬物動態（PK）は一定しておらず刻一刻と変化するのです。

例えば感染症発症初期では，細菌が産生するエンドトキシンはさまざまな内因性メディエーターの産生を刺激し，そのメディエーターが血管内皮に作用することで血管が収縮したり，拡張したりします。すると，血流の分布異常や血管透過性亢進が起き始めます。その結果，血管内水分が間質（サードスペース）へと移動し分布容積（Vd）が増大してしまうことがあるのです。

水溶性抗菌薬は通常量の投与量を行っていても，実はこの分布容積の増大によって血中薬物濃度が低下してしまうため，有効血中濃度を得られない危険性があります（表2）。心疾患，浮腫，熱傷，低アルブミン血症などの病態があっても，分布容積の増大や体液の消失などにより血中濃度が大きく変化する可能性が出てくるのです。

一方で，脂溶性抗菌薬はもともと脂肪組織に広がるものなので，サードスペースが増えても脂溶性抗菌薬の分布容積はさして増大しないということになります。むしろ，肝機能の変化による脂質異化作用が脂溶性抗菌薬の分布を減少させてしまう可能性があります。

まとめの言葉

一．抗菌薬の移行性を考える際は，得意・不得意とする臓器を押さえるべし

一．水溶性か脂溶性か理解しておくことで，重症の病態におけるPK/PDの変化にも対応できることを心得るべし

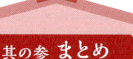

其の参 まとめ

　さて，薬剤師は何よりも抗菌薬そのものに関して，詳しくなくてはいけないでしょう．そのためにも，抗菌薬の ADME や PK/PD の基本を押さえていることは重要となります．最近では PK/PD の概念をさらに拡大した Exposure-Response モデルの考え方も登場してきました．さらに，それぞれの抗菌薬が肝代謝 or 腎代謝メインなのか，1 回投与量 or 回数キープ重視なのか，はたまた移行性からいうと，得意とする（もしくは不得意な）臓器はどこなのかを確認していくことが近道となるかもしれません．これらの知識をもとに，薬剤師にとって最も花形となりうる診療業務（TDM 解析での治療チーム参加）ができればいいですね．

　血中濃度の測定法も奥深いですし，その点を確認するだけでも，例えば施設間での微妙な差を理解するヒントになりえます．「TDM ガイドライン」のノモグラムの具体的な使用法，そしてシミュレーションソフトとの使い分けも重要です．シミュレーションソフトもうまく利用すると，より多くの情報を得ることができますし，うまくいかない時の投与間隔の変更なども自信が持てるかもしれません．高用量での初期投与設計や初回ローディングも一般的になりつつあります．腎機能などに応じた，よりきめ細かい提案がさらに進化しそうで，楽しみです．

　近年は腎機能障害や透析のみならず，敗血症や熱傷，血行動態不安定，そして新生児〜小児，高齢者，妊婦などの特殊な患者背景群別の投与方法も研究が進んでいます．もちろん 1 人ひとりの体質にも左右されるので，抗菌薬の血中濃度測定そのものも大切で，測定法やキットのことなども勉強していくと意外に奥深いことに気づいていただけたと思います．

　バンコマイシンなどの投与設計は，感染症診療には欠かせない業務です．ほかにもテイコプラニンもありますし，アルベカシンなどでの一連のアミノグリコシド系薬，そしてボリコナゾールなど TDM 対象となる重要な抗菌薬ばかりです．今後は ICU などでの一般抗菌薬，例えばメロペネムやタゾバクタム / ピペラシリンなどの投与設計や TDM も求められるようになるかもしれません．新しい知見がどんどん出てきていますので，ぜひみんなで勉強していきましょう．

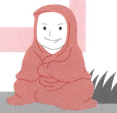

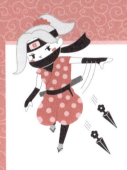

其の四

処方の ここに注目！

1. 患者背景を理解する の巻 ……………………………… 148
2. 患者重症度を理解する の巻 ……………………………… 151
   忍法補足の術：アンチバイオグラム　156
3. 患者の訴えにも注目 の巻 ………………………………… 157
   忍法補足の術：ROSで全身をスキャンする？　160
4. 抗菌薬感受性結果が判明した！ の巻 …………………… 164
5. 初期治療から最適治療への流れ の巻 …………………… 167
6. 現場での処方確認 の巻 …………………………………… 172
7. 意外に高い？　抗菌薬 の巻 ……………………………… 175
8. 医師から見た薬剤師 の巻 ………………………………… 179
9. 薬剤師から見た医師の思考回路 の巻 …………………… 181
10. 薬剤師の思考回路 の巻 …………………………………… 184
11. 腎機能低下患者の場合 の巻 ……………………………… 187
12. 透析患者の場合 の巻 ……………………………………… 192
    まとめ …………………………………………………………… 199

其の四　処方のここに注目！

1. 患者背景を理解する の巻

　適切な抗菌薬を処方するためには，患者背景について理解しなければならん

　原因菌や感染臓器以外にも何かがあるんですか？

　うむ。患者背景を理解することで，原因菌や感染臓器の推定，特定が可能になるのじゃ

 患者背景を理解する

　感染症を考えるうえで重要な3つの要素として①原因菌（微生物），②感染臓器，③抗菌薬があります。つまり，原因菌と感染臓器を考慮して抗菌薬を選ぶということですね。しかし，この3つの要素は，患者背景によって大きく影響を受けます。
　例えば年齢を考えてみましょう。感染症として市中発症の細菌性髄膜炎が疑われる患者を考えた時，想定すべき原因菌はどうなるでしょうか。仮に患者の年齢が40歳であれば，肺炎球菌がまず考えられるでしょう。一方，患者の年齢が1歳であった場合はどうでしょうか。肺炎球菌はもちろん，インフルエンザ菌も主な原因菌として挙げられます。さらに新生児ではどうかというと，大腸菌やB群溶連菌など母親の腸管に存在する菌が主な原因となってきます。年齢1つ取ってみても，このように想定すべき原因菌が大きく異なります[1]。
　また，髄膜炎が市中ではなく医療関連感染（入院後48時間以降に発症した感染症）であった場合ではどうなるでしょう。具体的には脳神経外科術後に発症した髄膜炎では，ブドウ球菌（表皮ブドウ球菌，黄色ブドウ球菌）や緑膿菌などの好気性グラム陰性桿菌を主な原因菌として考えなければなりません。
　一方，患者の免疫機能に注目してみましょう。特に免疫力が低下するといわれている状態，すなわち糖尿病，腎不全，肝不全，悪性疾患，脾臓摘出，HIV感染症などや，

ステロイドや抗がん薬，免疫抑制薬による薬剤性の免疫不全の場合は，当然のことながら日和見感染を考慮しなければなりません。

　また，糖尿病や腎不全により免疫力は低下するといわれており，特に透析患者の場合では血流感染のリスクが高いことはよく知られるところです。悪性腫瘍（特に血液疾患）やHIV感染症，薬剤による免疫不全などでは，肺炎を例にとってみると，真菌ならアスペルギルス，クリプトコックス，ニューモシスチス・イロベチ，ウイルスならサイトメガロウイルス，そのほかにもノカルジアや肺結核なども考えなければなりません。

　このように患者背景により，想定すべき原因菌，感染症が大きく異なってきます。上記に示した例以外にも，現病歴や既往歴（手術歴や輸血なども），職業や出身地，喫煙やアルコールなどの嗜好品，曝露歴（インフルエンザ，結核，海外旅行，ペットなど），性的活動など確認すべき事項はさまざまあります。患者背景は，適切な抗菌薬を選択するうえで欠かすことのできない項目の1つなのです。

 ## 薬剤師なら薬剤に関わる患者背景はしっかりと確認しよう

　薬剤師が特に関わる患者背景といえば，持参薬を含む薬剤服用歴や薬剤アレルギー・副作用歴でしょう。薬剤服用歴は原因菌を考えるうえで非常に重要です。また，抗菌薬を選択するうえで，過去のアレルギー・副作用歴や現在服用中の薬剤との相互作用などを考慮しなければなりません。ここでは，薬剤服用歴とアレルギーの聞き取りポイントについて紹介します。

薬剤服用歴聞き取りのポイント

　先に述べたように，ステロイドや免疫抑制薬の使用は想定すべき原因菌に大きく影響を与えるなど重要な項目といえるでしょう。そして，抗菌薬の使用歴も重要です。例えば，過去90日以内の経静脈的抗菌薬の使用歴は，耐性菌のリスク因子であるため，緑膿菌などの耐性菌を考慮した抗菌薬選択をする必要があります（**表1**）。

　また，抗菌薬の使用は，細菌検査の結果に大きく影響を与えてしまいます。通常，細菌検査は抗菌薬を使用する前に実施するのが原則ですが，検査前に抗菌薬が投与されている場合もあり，その時は感度が落ちてしまうことに注意が必要です。したがって，直近の抗菌薬の使用歴については，細菌検査結果を解釈するうえで重要なポイントになります。持参薬に抗菌薬がない場合でも，注射での投与がなかったか，飲んでいた

其の四　処方のここに注目！
1. 患者背景を理解する　の巻

が今は飲んでいない状態なのかを確認する必要があります。

アレルギー歴聞き取りのポイント

抗菌薬による副作用歴や薬剤アレルギー，特にアナフィラキシーを回避するためには，抗菌薬使用前の聞き取りが重要です（特にペニシリンなどのβ-ラクタム系薬）。しかし，薬剤アレルギーの聞き取りについては，「アレルギーはありますか？」と聞くだけでは，正確な情報は得られません。薬剤アレルギーの経験があっても，「アレルギーはない」と言われることがあります。

このようなケースでは，抗菌薬という具体的なキーワードを出すことにより，「そういえば近くの医院でペニシリンアレルギーだと言われましたね」と情報をうまく引き出すことが重要です。また，「私，アレルギーはないけど，昔ペニシリンでふらふらになって倒れたことがあるみたい」と，その経験自体をアレルギーと認識していない場合などがあります。正確に聞き取りを行うためには，「薬剤アレルギー」の認識を患者と同じにする必要があります。そのために，具体的な症状で確認すること（じんましん，咳・くしゃみ，唇が腫れる，息苦しい，ふらふらするなど），「抗菌薬」や「ペニシリン」など具体的な名称を使いながら聞き取りをするとよいでしょう。

表1　耐性菌のリスク因子

1. 過去90日以内の経静脈的抗菌薬の使用歴
2. 過去90日以内に2日以上の入院歴
3. 免疫抑制状態
4. 活動性の低下：PS≧3，バーセル指数*＜50，歩行不能，経管栄養または中心静脈栄養法

→　2項目以上で耐性菌の高リスク群

＊：バーセル指数：1. 食事，2. 移動，3. 整容，4. トイレ動作，5. 入浴，6. 歩行，7. 階段昇降，8. 着替え，9. 排便，10. 排尿について各々0～15点で評価し，0～100点でスコアリングする
（日本呼吸器学会成人肺炎診療ガイドライン2017作成委員会　編：成人肺炎診療ガイドライン2017，p.41，日本呼吸器学会，2017）

まとめの言葉

一．適切な抗菌薬選択のために，患者背景を理解すべし
一．薬剤師であれば薬剤に関わる患者背景は具体的に確認すべし

【参考文献】
1) 日本神経学会，日本神経治療学会，日本神経感染症学会　監，「細菌性髄膜炎診療ガイドライン」作成委員会　編：細菌性髄膜炎診療ガイドライン2014，南江堂，2015
2) 日本呼吸器学会成人肺炎診療ガイドライン2017作成委員会　編：成人肺炎診療ガイドライン2017，日本呼吸器学会，2017

其の四　処方のここに注目！

2. 患者重症度を理解する の巻

適切な抗菌薬を処方するためには，患者重症度を理解しなければならん

患者重症度も重要なのですか？

その通り！　患者重症度を理解することは，適切かつ迅速な抗菌薬治療に必要なのじゃ

患者重症度を理解する

　患者重症度も患者背景と同様，処方を決めるための重要な要因の1つです．重症度が高ければ，治療の遅れや失敗により死亡率が高くなるなどの重篤な結果につながってしまいます．
　例えば重症の代名詞ともいえる敗血症ショックの状態では，ショックになってから適切な抗菌薬の開始時間が長くなるほど生存率が低くなることが報告されています（図1）．したがって，重症度が高ければ，「適切」な抗菌薬を「迅速」に投与しなければならないのです．ここでいう適切な抗菌薬とは，原因感染症を推定し，その感染症で疫学的に頻度の高い原因菌を十分カバーできる広域抗菌薬のことを意味します．また，後述する敗血症では，診断後1時間以内に適切な抗菌薬を開始することが推奨されています．

敗血症を理解する

　前述の通り，敗血症（sepsis）では適切な抗菌薬を迅速に開始（診断後1時間以内の投与）することが患者の予後と関連するといわれています．したがって，適切か

其の四 処方のここに注目！
2. 患者重症度を理解する の巻

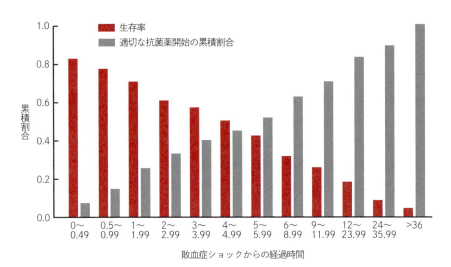

[Kumar A, et al.: Duration of hypotension before initiation of effective antimicrobial therapy is the critical determinant of survival in human septic shock. Critl Care Med, 34 (6): 1589-1596, 2006 をもとに作成]

図1 敗血症ショックから適切な抗菌薬の開始時間と生存率の関係

表1 SIRS項目

①体温＞38℃または＜36℃
②心拍数＞90/min
③呼吸数＞20/min　または $PaCO_2$ ＜ 32Torr
④末梢白血球数＞12,000/μL または 4,000/μL，あるいは未熟型白血球＞10％

つ迅速な抗菌薬治療を実践するために敗血症について理解することは重要であるといえるでしょう。しかし，その概念は少しずつ変わってきており，2016年2月に行われた第45回米国集中治療医学会において，現在の敗血症新基準が発表されました。ここでは敗血症旧基準（Sepsis-1, Sepsis-2）をおさらいするとともに，現在の敗血症基準（Sepsis-3）について紹介していきます。

敗血症は，古くは血液中の菌体の存在が強調されてきましたが，1992年に「感染によって発症した全身性炎症反応症候群（systemic inflammatory response syndrome：SIRS）」と定義され（Sepsis-1），感染の存在に加えて，以下に示す4項目のうち2項目以上が該当する場合を敗血症とし，必ずしも血液培養陽性を必要

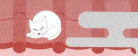

としなくなりました（**表1**）。

　さらに敗血症の重症型として，敗血症に臓器不全を生じたものを重症敗血症，適切な輸液負荷にもかかわらず低血圧を伴うものを敗血症性ショックと定義されてきました。しかしながら，SIRS項目（**表1**）は炎症に過度に重きを置いている点や，軽症患者も幅広く拾い上げてしまうなどさまざまな問題があり，2001年に新たな敗血症基準が定義されました（Sepsis-2）。この敗血症基準（Sepsis-2）では「感染に起因する全身症状を伴った症候」と定義され，詳細は省略しますが，全身所見，炎症所見，循環所見，臓器障害所見，組織灌流所見について評価するという診断基準となりました。しかし，この敗血症基準（Sepsis-2）は全24項目と確認項目が多く，カットオフ値が設定されていないなどの問題がありました。それゆえ，実際には簡便なSepsis-1の敗血症基準が臨床現場で用いられてきましたが，2016年2月に現在の敗血症基準（Sepsis-3）が発表されることとなったのです。

表2 SOFAスコア

パラメータ	スコア				
	0	1	2	3	4
呼吸 PaO_2/FiO_2 (mmHg)	≧ 400	< 400	< 300	< 200 補助呼吸あり	< 100 補助呼吸あり
凝固血小板数 ($\times 10^3/\mu L$)	≧ 150	< 150	< 100	< 50	< 20
肝臓ビリルビン (mg/dL)	< 1.2	1.2 - 1.9	2.0 - 5.9	6.0 - 11.9	> 12
心血管系	MAP ≧ 70 mmHg	MAP < 70 mmHg	ドパミン<5* または ドブタミン 使用	ドパミン 5.1-15* または エピネフリン≦0.1* または ノルエピネフリン ≦ 0.1*	ドパミン> 15* または エピネフリン> 0.1* または ノルエピネフリン > 0.1*
中枢神経系 GCS	15	13 - 14	10 - 12	6 - 9	< 6
腎臓クレアチニン (mg/dL)	< 1.2	1.2 - 1.9	2.0 - 3.4	3.4 - 4.9 尿量 < 500mL/日	> 5.0 尿量 < 250mL/日

PaO_2：動脈血酸素分圧，FiO_2：吸入中酸素濃度，MAP：平均血圧，GCS：Glasgow Coma Scale
＊：少なくとも1時間以上投与．投与量の単位は µg/kg/min

〔Vincent JL, et al.：Working Group on Sepsis-Related Problems of the European Society of Intensive Care Medicine. The SOFA (Sepsis-related Organ Failure Assessment) score to describe organ dysfunction/failure. Intensive Care Med, 22（7）：707-710, 1996 をもとに作成〕

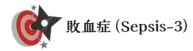

敗血症（Sepsis-3）

　敗血症（Sepsis-3）では「感染に対する生体反応の調節不全で，生命を脅かす臓器障害が生じた状態」と定義されます。「炎症反応」から，「臓器障害」に重きを置いた考え方にシフトしました。前述のSIRS項目が廃止され，重症敗血症という言葉がなくなり，敗血症と敗血症ショックの2つで定義されるようになりました。またSIRS項目に代わって，臓器障害を評価するためにSOFAスコア〔Sequential (Sepsis-related) Organ Failure Assessment〕が用いられるようになりました（表2）。一方SOFAスコアは，ICU以外で日常的に使うことは難しく，ICU以外の場面（院外，

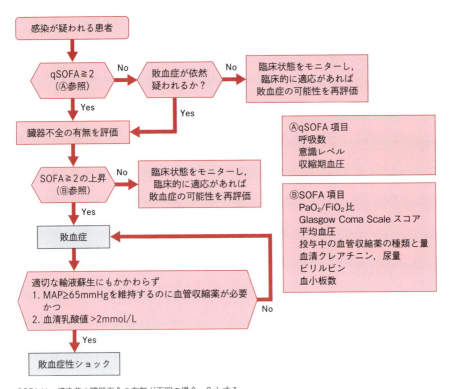

SOFAは，感染前の臓器不全の有無が不明の場合，0とする。
(Singer M, et al.: The Third International Consensus Definitions for Sepsis and Septic Shock (Sepsis-3). JAMA 2016；315：801-810 をもとに作成)

図2　敗血症と敗血症ショックの診断基準

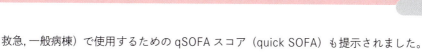

救急，一般病棟）で使用するためのqSOFAスコア（quick SOFA）も提示されました。以下に診断基準について示します。

■敗血症の診断
- ICU患者：感染症によってSOFAスコアで2点以上増加した場合（**表2**参照）
- ICU患者以外（一般病棟，外来）：感染症によってqSOFAで2項目以上認めた場合に敗血症を疑い，SOFAを確認する（図2）。
- qSOFAスコア
    ① 呼吸数 ≧ 22回/分
    ② 意識状態の変調
    ③ 収縮期血圧 ≦ 100 mmHg

■敗血症性ショックの診断（以下のすべてを満たす）
- 適切な輸液負荷後
- 平均血圧65 mmHg以上を維持するために昇圧薬が必要な低血圧
- 血清乳酸値 >2 mmol/L（18 mg/dL）を示す場合

特にqSOFAスコアは，SIRS基準にあった白血球数のような検査を必要とする項目がなくなり，ベッドサイドのみで判断できるようになりました。非常にシンプルな内容であるため，薬剤師でも簡単に覚えることができるはずです。ぜひ覚えて適切かつ迅速な抗菌薬使用に活かしてください。

最後に，重症度が高い場合，適切かつ迅速な抗菌薬治療が患者予後を左右します。適切な抗菌薬選択を考えるのはもちろんですが，薬剤が処方された時に疑義照会や調剤などで治療開始が遅れることのないように，重症度についてきちんと理解しておきましょう。

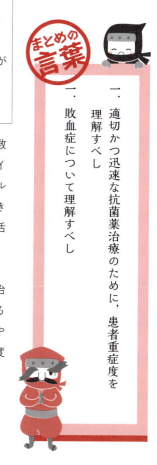

まとめの言葉
一、敗血症について理解すべし
一、適切かつ迅速な抗菌薬治療のために，患者重症度を理解すべし

其の四　処方のここに注目！
2. 患者重症度を理解する　の巻

忍法補足の術

アンチバイオグラム

　アンチバイオグラムとは，細菌ごとに抗菌薬感受性率を示した表のことをいいます。抗菌薬の感受性は国・地域・施設により異なることがあるため，国や地域もそうですが，特に自施設の菌の感受性パターンを知っておくことは適切な抗菌薬を選択するうえで重要となります。

　仮に表のようなデータがあった場合はどう考えるでしょうか。A病院ではメロペネムの感受性が95％とほとんど感受性があるのに対し，B病院では75％と4分の1の確率で緑膿菌をカバーできなくなっているという状況です。一方メロペネム以外の薬剤においては，B病院では第4世代セフェムであるセフェピムの感受性が94％と比較的良好です。具体的な疾患になぞらえて使い方を考えてみると，発熱性好中球減少症（febrile neutropenia：FN）の場合，抗緑膿菌活性のある薬剤を使用することが原則となります。このような場合，A病院ではどの薬剤も緑膿菌に対し比較的良好な感受性を示していますが，B病院ではメロペネムの感受性が低く，メロペネムの使用は不適切となる可能性が高いことを示しています。可能性の話だけをすると，B病院では緑膿菌をカバーするためにはセフェピムが最も妥当な選択ということになります。「FNなんだけど，緑膿菌をカバーする抗菌薬って何があったっけ？」といきなり質問された時に慌てないために，「見たことがない」，「知らない」という方は自施設のアンチバイオグラムを確認しておきましょう。

緑膿菌の感受性率

(％)	ペントシリン	モダシン	セフェピム	シプロフロキサシン	メロペネム
A病院	95	92	92	90	95
B病院	85	84	94	85	75

其の四　処方のここに注目！

3. 患者の訴えにも注目 の巻

 処方の決め手には患者背景，原因菌の理解が重要ですね

 おー，わかってきたのう．ほかには患者の訴えも注目しておくのじゃ

 患者の訴えって，それって医師が鑑別診断する時問診して終わりじゃないのですか？

 「医者には言えなかったけど，実は…」という患者は意外に多いのじゃよ

 鑑別診断のスタートは主訴をひもとくことから

　上記のやり取りから処方の決め手となるものに，患者背景の理解，重症度の理解が必要ということがわかりました．患者背景を考えるということはどんな免疫状態か，どんな原因菌が想定されるかという思考が生まれますし，重症度を理解することは患者の予後を理解し緊急性の有無の判断につながります．よって，処方の決め手としてとても重要です．そして，実は処方の決め手として，「患者の訴え」も決め手の1つになることがあります．

　感染症診断に限らず一般診療として診察する際，まずは「今日はどうしました？」という患者の訴えを聞くことから始まりますね．患者はだいたい「お腹が痛い」や「腰が痛い」というような話をしてくれます．例えば，感染症診断する際でも胆管炎を疑う所見にはCharcot3徴（発熱，黄疸，右季肋部痛），尿路感染症ではCVA叩打痛など特有の症状があったりしますが，患者は初めから「右季肋部痛があって…」や「CVA tendernessが…」などと話してはくれません．医師は「お腹が痛い」，「腰が痛い」という患者の漠然とした痛みの訴えから，いくつか鑑別診断（何の病気か予想する）を挙げ，その後「どのような痛みか？」，「どこが痛いか？」，「放散痛はないか？」，「随伴症状はないか？」，「どの程度痛いか？（0-10 scaleで尋ねる）」，「いつから痛い

か？／どのくらい続いているか？」というように質問を繰り返し，痛みという主訴を受けて鑑別診断のリストを絞っていくことを行っています。

患者が問題点と思っていない症状が，重要な情報であることがある

問診の流れとして，「今日はどうしました？」，「何か困っていることはありませんか？」というような質問（Open-ended Qustion）を行うと，患者は一番訴えたいこと，一番つらい症状のことは話してくれますが，それ以外のことは案外話してくれません。例えば，20代女性が「悪寒，発熱，嘔気」で来院したとします。この患者は実は尿路感染症がもとで「悪寒，発熱，嘔気」を引き起こしているとしましょう。尿路感染症と診断するには，膀胱炎症状（排尿痛，残尿感，頻尿など）やCVA叩打痛があり尿検査，血液検査，グラム染色，培養検査をもとに尿路感染症と診断していくのが基本的なアプローチになるのですが，患者が主訴として「排尿痛がある」，「排尿回数」が増えたとはなかなか言ってくれないものです。あくまでも患者が一番困っていることは「悪寒，発熱，嘔気」であって，頻尿やCVA叩打痛はこの時問題点とは思っていないのです。

患者の自発的な発言を促すOpen-ended Questionを行い，主訴を聞き取ったあと，今度は「排尿痛はありますか？」，「食欲はありますか？」など，こちらから限定的な質問（Closed Question）を行います。これは，患者が「はい」，「いいえ」で答えられる質問で，患者が問題点としていないこともスムーズに聞き出すことができます。この作業を行うことで，医師が患者の主訴から予想した鑑別診断の絞り込みに必要な情報を得やすくなるのです。

Review of systemsで全身をスキャンする

実は問診だけで疾患の7割は診断可能といわれます。しかし，どうしても診断が絞りきれない場合や，寝たきりの患者で問診ができない場合，ROS（review of systems）を用いると患者の訴えには含まれていなかった問題点や，鑑別のリストに挙げていなかった問題点を拾い上げることができます。このROSをくまなくチェックしていくことで，すべての臓器系統について，訴えや徴候の見落としがないかどうかを漏れなく「おさらい」していくのです。感染臓器の可能性が高いと疑ったら，今度はその臓器につ

表1 ROS

全身	全身倦怠感，食欲・体重減少，悪寒，寝汗など
皮膚	発疹，黄疸，出血傾向
頭部	耳痛，歯痛，咽頭痛，鼻水，咳，痰
頸部	頸部リンパ節腫脹，項部硬直
胸部	胸痛，呼吸苦
腹部	嘔吐，下痢，腹痛，血便
その他	排尿痛，排尿切迫感，腰痛，帯下，尿道分泌物，関節痛，光線過敏

表2 黄色ブドウ球菌菌血症の際，気をつけたい合併症

・感染性心内膜炎
・化膿性脊椎炎
・化膿性関節炎
・感染性大動脈瘤
・敗血症性肺塞栓症
・脾膿瘍
・腸腰筋膿瘍

いての ROS を立て鑑別診断を行っていきます（表1）。

　とはいえ，薬剤師が診断するわけではありませんので，「自分には無縁」と感じている方もいるかもしれません。しかし，「統合失調症で誤嚥性肺炎になり抗菌薬治療を行って患者さん，ずっと腰を痛がっていた。あれは尿路感染によって嘔吐し誤嚥を起こしていたんじゃないだろうか」，「がん治療中で，中心静脈カテーテルが留置されている患者さんが，最近，目がチカチカする，目がかすむんだよねといっていたな…。もしかして，カンジダ眼内炎を併発しているのじゃないか？」，「黄色ブドウ球菌菌血症で治療中の患者さんが，先生にはいってないんだけど，ずっと腰が痛かったんだよねーといってたな…」など，ベッドサイドに訪問して Open-ended Qustion を用いて患者と話をしていると，何気ないところから貴重な情報が得られることがあります。ドキッとしますよね（表2）。

　患者背景，原因菌を押さえてきたあなたなら合併症の存在，併発部位も理解できるようになります。少しでも気になることがあれば，次は Closed Question に切り替えてアタリをつけていくことも大事です。患者にとっては問題としていない（医師にいうほどではない）と思っていた症状が，感染症のマネジメントに重要な影響を与えることがありますので，ささいな情報も聞いてみて，他の医療スタッフと共有するように心がけましょう。

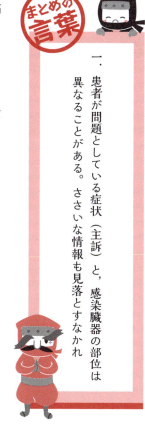

まとめの言葉

一．患者が問題としている症状（主訴）と，感染臓器の部位は異なることがある。ささいな情報も見落とすなかれ

其の四 処方のここに注目！
3. 患者の訴えにも注目 の巻

忍法補足の術

ROSで全身をスキャンする？

　Review of systems（ROS）を用いると，患者の訴えには含まれていなかった問題点や，鑑別のリストに挙げていなかった問題点を拾い上げることができます。このROSをくまなくチェックしていくことで，すべての臓器系統について，訴えや徴候の見落としがないかどうかを漏れなく"おさらい"していくのです。普段の問診では，患者自身が問題点と思っていない症状はなかなか言葉にしてくれることはありません。しかしながら，患者自身が問題点と思っていない症状こそが，時に非常に重要な情報であったりす

筆者の施設で使用しているチェックシート

全身状態	
	□ ADL（　　　　　）
	□ 食欲不振
	□ 全身倦怠感
	□ 体重の変化（　　kg増，減）
	□ 睡眠障害
	□ 寝汗
	□ 発熱

発熱があれば	
	□ 悪寒
	□ 頭痛
	□ 混迷
	□ 副鼻腔痛
	□ 耳痛
	□ 咽頭痛
	□ 咳
	□ 痰
	□ 胸痛
	□ 腹痛
	□ 背部痛
	□ 排尿時痛
	□ 頻尿
	□ 発疹
	□ 関節痛

耳・鼻	
	□ 聴力低下
	□ 耳鳴り
	□ 耳漏
	□ 嗅覚異常
	□ 鼻水
	□ 感染の既往

頸部	
	□ 疼痛
	□ 腫瘤（リンパ節，顎下腺，甲状腺）

乳房	
	□ 腫瘤
	□ 圧痛
	□ 腫脹
	□ 乳汁分泌

肺（呼吸系）	
	□ 咳
	□ 痰の量と色（　　　）
	□ 血痰
	□ 喘鳴
	□ 呼吸困難
	□ チアノーゼ

ることがあります。それらが疾患，合併症の診断につながることがあるので，ROSは必ず行うようにしましょう。

消化器系	□嚥下困難
	□心窩部痛
	□舌酸・胸やけ
	□悪心
	□嘔吐
	□吐血
	□黄疸
	□腹痛
	□鼓腸
	□便秘
	□下痢
	□排便習慣（　　　　）
	□便の異常（タール便，異常臭）

内分泌系	□多飲
	□寒冷または暑さに不耐
	□発汗過多または減少
	□顔貌の変化

筋・骨系	□関節痛
	□関節腫脹
	□関節可動域の制限
	□朝のこわばり（　　時間）
	□腰痛
	□筋肉痛
	□四肢・手指の変形

皮膚	□発疹
	□かゆみ
	□紫斑
	□爪の変化・変形
	□毛髪の変化
	□日光過敏
	□レイノー現象

頭	□眼鏡及びコンタクト使用
	□頭痛
	□外傷
	□めまい
	□眼
	□視力低下
	□複視
	□暗点
	□羞明
	□流涙
	□疼痛
	□乾燥感
	□白内障
	□緑内障

口（咽頭）	□歯肉出血
	□う歯
	□舌の疼痛
	□味覚異常
	□アフタ
	□嗄声
	□乾燥感
	□口臭の変化

（次頁に続く）

其の四　処方のここに注目！
3. 患者の訴えにも注目 の巻

忍法補足の術

心血管系	□胸痛
	□胸部圧迫感（部位，性状，放散痛）
	□起座呼吸
	□動悸
	□浮腫
	□失神
	□発作性夜間呼吸困難
	□間欠性跛行

婦人科系	□初潮または月経の年齢（　　歳）
	□期間の異常
	□最終月経（　　月　　日から　　日間）
	□月経困難
	□妊娠の可能性
	□妊娠　回
	□出産　回
	□中絶　回

泌尿・生殖器系	□頻尿
	□夜間尿（　　回）
	□排尿時痛
	□尿勢の変化
	□血尿
	□失禁
	□陰部潰瘍

神経精神系	□痙攣
	□振戦
	□感覚障害
	□筋力低下
	□構音障害
	□歩行障害
	□うつ
	□幻覚
	□妄想
	□意味不明の言動

　筆者の勤務先で使用しているチェックシートを例に挙げますので参考にしてください。

　ROSを拾い上げることができたら，今度は，ROSの中で自分が「大事だ」，「重要だ」と思う所見を抽出します。具体的には「重要な陽性所見（pertinent positive）」，「ないことが大事だ」という「重要な陰性所見（pertinent negative）」としてまとめておくとよいでしょう。

　そのほか，問診の中で聞いておきたいことは社会生活歴ですね。この様式例も紹介しておきます。このあたりも患者自身から話してくれるわけではないので積極的に質問していく必要があります。

社会生活歴	□職業歴（　　　　　）
	□特殊溶媒・粉塵曝露歴（　　　　）
	□家族構成
	□家屋
	□引っ越し
	□生もの摂取
	□輸血歴
	□旅行（場所　　　期間　　　）
	□動物曝露・ペット
	□サプリメント
	□性行為歴（パートナー　　　　）
	□肛門性交
	□同性愛

　薬剤師の業務でも，例えば副作用のモニタリングなどを行う際は，患者の訴えを待つのではなく，問診を進めながら服薬指導を行っていくと副作用の早期発見につながっていくのではないでしょうか？　例えば横紋筋融解症など副作用が出ている場合，患者の訴えとしては「筋肉痛」，「足がつる」，「肩こり・こわばり」であったりします。しかし，患者にとって日常茶飯事なことで問題と思っていないことであれば，話してはくれません。こちらから問診を進めることで，副作用の徴候を早期に見いだすことも可能になるかもしれません。

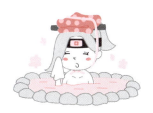

其の四　処方のここに注目！

4. 抗菌薬感受性結果が判明した！の巻

 A 医師から，「MSSA が血液培養から出たので抗菌薬どれにしましょうか」って相談されました

 それはそれは…信頼されてきたのう

 そうなんです。レボフロキサシンは広域なので，MIC 値を見てクリンダマイシンにしました

 それは違うぞ。すぐに A 医師にセファゾリンに変更するよう電話をするのじゃ！

 師匠，なぜですか…？

 薬剤感受性試験って何のために行うの？

　薬剤感受性試験は，同定された菌がどの抗菌薬に効果があるかを確認するために実施します。薬剤感受性試験にはさまざまな基準や測定法があり，代表的な基準として米国の CLSI，欧州の EUCAST，日本化学療法学会があります。日本では CLSI が多くの施設で用いられています。測定法には希釈法とディスク拡散法があり，希釈法としては微量液体希釈法，寒天平板希釈法，試験管希釈法が，ディスク拡散法としては，Kirby-Bauer 法（KB 法），E-test があります。注意として，E-test での MIC 値は微量液体希釈法に比べて高くなる可能性がありますので，多くの施設では，微量液体希釈法が用いられます。

　感受性結果は，菌ごとに設定されたブレイクポイントをもとに判断されます。S（感性），I（中間），R（耐性）と，最小発育阻止濃度（MIC）が記載されます。

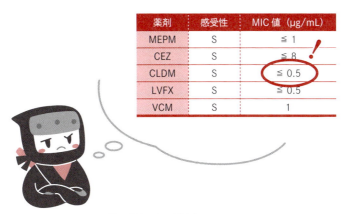

MIC 値で考えると，最適なのは CLDM ？

培養結果が返ってきたら？

ここで注意しておきたい点がいくつかあります。

1つ目は，結果に出てくる MIC 値は，ブレイクポイント前後の濃度のみを測定しているため，「S」で MIC ≦ 1μg/mL であっても，MIC = 1μg/mL なのか MIC=0.5μg/mL なのか判断できません。このように通常量を投与した時抗菌薬の効果が期待できる濃度をブレイクポイント MIC と呼びます。また，各抗菌薬により 1 回投与量や組織移行性なども違うため，MIC 値が低いからといって，MIC 値が低い抗菌薬の方が効果が高いということではありません。

2つ目は，CLSI のブレイクポイントは国際標準で，菌種別に基準がありますが，感染症の病態別ではありません。さらに米国で使用可能な抗菌薬の投与量と投与方法を基準としていることにも注意が必要です。これに対し，日本化学療法学会のブレイクポイントは，菌種が異なっても同じ MIC 値であれば同様の効果があると仮定し，感染症の病態別（感染部位別）にブレイクポイント MIC が設定されているため，MIC 値より対象の抗菌薬が臨床上有効であるかが推測できます。

この2点を知っておくと，感受性結果が「S」の抗菌薬が多くあった場合，MIC 値の低いものを選ぶことはなくなると思います。今回疑った感染症に対して，通常の第1選択薬が，効くかどうかを判断しましょう。

其の四 処方のここに注目！
4. 抗菌薬感受性結果が判明した！の巻

 感染臓器や重症度，耐性菌誘導にも注意

　感受性試験で「S」がいくつか出ても，感染臓器や臓器への移行性を考慮して選択する必要があります。例えば，肺炎に対してダプトマイシンを選択すると，肺サーファクタント（肺界面活性物質）により抗菌活性が失われますし，前立腺炎にはセフェム系よりニューキノロン系の方が移行しやすいのです（アンチバイオグラムでニューキノロン系に耐性がある場合はセフェム系を選択します）。殺菌性に関しても，重症な敗血症に対してクリンダマイシンなどの静菌的抗菌薬を選ぶべきではありません。さらに，βラクタマーゼの1つである染色体型AmpCは，感受性があっても抗菌薬（特に第3セフェム系）に曝されている間に耐性が誘導される誘導性染色体型AmpCであり，SPACE（*Serratia* spp., *Pseudomonas aeruginosa*, *Acinectbacter*, *Citrobacter freundii*, *Enterobacter* spp.）はこれを持ちます。このため，特に誘導されやすいといわれている *Citrobacter freundii*, *Enterobacter* spp. が起炎菌の重症感染症などではペニシリン系や第1，第2，第3セフェム系は避けるべきです。

　今回の場合，血液培養からMSSAが同定されていますので，セファゾリンを第1選択とするのが一般的です。しかし，血液培養からグラム陽性球菌が見られ，エンピリックにバンコマイシンを投与している患者の原因菌がMSSAと同定されてもバンコマイシンを使い続けているケースがまれに見受けられます。MSSAに対しては，バンコマイシンよりセファゾリンの方が治療効果に優れることを覚えておき，ぜひ変更の提案をしてください[1]。しかし，MSSAが髄液から検出された場合，セファゾリンは髄液への移行は悪いため，セフトリアキソンやセフェピム，メロペネムなどを提案しましょう。

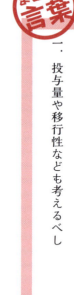

まとめの言葉

一．感受性結果にあるブレイクポイントMIC値を，異なる抗菌薬で比較すべきではない

一．投与量や移行性なども考えるべし

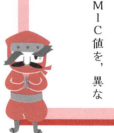

【参考文献】
1) Stryjewski ME, et al. : Use of vancomycin or first-generation cephalosporins for the treatment of hemodialysis-dependent patients with methicillin-susceptible Staphylococcus aureus bacteremia. Clin Infect Dis, 44 (2) : 190-196, 2007

其の四　処方のここに注目！

5. 初期治療から最適治療への流れ の巻

　初期治療と最適治療の違いは何だかわかるかな？

　もちろんです！　初期治療から de-escalation して最適治療に結びつけるのです！

　なかなか筋がよいが，それも1つじゃな。目的が全く異なることを理解するのじゃ

 初期治療の意義は，重篤化を防ぎ患者を救命すること

　薬剤師が調剤中，もしくは病棟業務中に「メロペネム 1g 8時間おき」という処方を見た時の思考回路はどのようなものでしょうか？　きっと「広域スペクトラムをいきなり開始したな」とまず思うかもしれません。では，なぜ医師は広域スペクトラム薬を処方したのでしょうか。

　メロペネムはいわずと知れた広域スペクトラムを持つカルバペネム系薬ですね。処方という結果だけを見る薬剤師は「いきなり」と見ることが多いと思いますが，医師は多くの診断の中からメロペネムを選択したわけですのでその意味合いはだいぶ違います。

　そこで，なぜ医師は広域スペクトラムを持つ抗菌薬を最初に使い始めたかをよく考えてみましょう。スペクトラムが広いわけですから，そこには多くの原因微生物の具体的な名前が挙がっていることが重要です。そうでない場合（つまり具体的でなく，多くもない場合）には，介入が必要であるといえます。ただ，ここで批判的に見てみれば，「最初から全部の微生物をカバーしなくてもいいんじゃないか。毒性の強いものだけカバーして，追加していく形でもいいんじゃないか」という意見があってもおかしくありません。

　やや回りくどい説明をしましたが，ここに真理があるのです。その批判を抑え込む

決定的な事象が「重症度」なのです。つまり，最初に挙げた具体的な微生物をカバーしなければ，ものの数時間で患者が亡くなってしまうようなリスクが存在する場合に，多くの微生物をカバーしなくてはならなくなるのです。

このように，患者の重篤化を防ぎ，救命するために開始する治療を「初期治療」といいます（厳密には，初期治療とは必ずしも広域スペクトラムを持つ抗菌薬のみを指しませんが，ここではこの意で話を進めます）。

 ## カテーテル関連血流感染症と尿路性敗血症で初期治療はまるで違う

初期治療の場合，どのような原因微生物を考慮するかで，どの抗菌薬を使うかが全く異なります。例えば表題のように，カテーテル関連血流感染症の場合，どのような原因微生物を思い浮かべるでしょうか。

カテーテル関連血流感染症の場合，必ずカバーしなければならない原因微生物は，黄色ブドウ球菌です[1]。毒性も高く，皮膚からの混入が起きやすいためです。グラム陰性桿菌の関与もありますが，頻度は黄色ブドウ球菌ほどではありません。むしろ，カンジダなど真菌の関与を積極的に疑わなければなりませんので，β-D-グルカンなどの真菌検査が勧められます。そして，施設の耐性度に準じて投与する抗菌薬を決定するわけですが，基本的にはMRSAをカバーする抗菌薬が望ましいとされています。グラム陰性桿菌は患者の免疫状態やこれまでの保菌歴，抗菌薬投与歴を勘案して必要に応じてカバーします。セファゾリンを抗MRSA薬に加えて投与しておくことで，MSSAにも効果を示し，大腸菌などにも効果を得ることができます。

では，尿路性敗血症についてはどうでしょうか。黄色ブドウ球菌の関与はあまりありません（若い女性で *Staphylococcus saprophyticus* を考慮することはありますが，例外です）。それよりもむしろ，大腸菌をはじめとしたグラム陰性桿菌の関与を第一に考えなければなりません。では，大腸菌をカバーするためにどの抗菌薬を使えばよいでしょうか。通常感受性のよい大腸菌であれば，セファゾリンが第1選択薬になります。フルオロキノロン系薬もよく使われますが，近年大腸菌のフルオロキノロン系薬耐性が増えてきていますので，尿路感染症ではフルオロキノロン系薬は使いづらくなっています[2]。一方，さらに耐性化が問題となっている昨今，市中において基質拡張型β-ラクタマーゼ（ESBL）を産生する大腸菌が増えつつあります。ESBL産生大腸菌に感受性のある抗菌薬は，カルバペネム系薬が最も推奨されますが，オキサセ

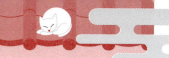

フェム系薬，セファマイシン系薬なども効果があるとされています[3]。

「其の壱　3. 感染臓器って？　の巻」で学んだと思いますが，「どのような感染症がどの臓器にあるか」という推定を行うことで，初期治療薬は適切に選択されます。

 最適治療とは，絞り込んだ診断・原因微生物にのみ効果のある治療を行う

初期治療によってまず救命された患者に対する次の選択肢は，治療の最適化です。抗菌薬治療に置き換えてみれば，それは確定，推定された原因微生物，臓器に対して効果のある抗菌薬を十分量投与することです。さて，確定・推定された原因微生物とはどのようなものを指すのでしょうか。

例えば，重症の誤嚥性肺炎に対してカルバペネム系薬で初期治療を開始した場合，その後の喀痰培養で有意な菌として *Klebsiella pneumoniae* が検出されたとします。*Klebsiella pneumoniae* といえば，大葉性肺炎を起こすことでも有名ですので，重症肺炎の起因菌としては妥当です。では，まだ感受性が判明していない場合，どのように最適化されるでしょうか。

Klebsiella pneumoniae は ESBL を産生する株がいることが知られています。そこで，この患者の ESBL 産生のリスクを考慮し，リスクがあると判断されれば，感受性が不明な時点での最適化は待つべきでしょう。翌日に，ESBL 産生でないことが確認され，セファゾリンに感受性があることがわかりました。そこでセファゾリンへ変更…と考えますが，ちょっと待ってください。この患者のそもそもの診断は誤嚥性肺炎です。そして，なぜカルバペネム系薬を選択していたのでしょうか。

誤嚥性肺炎による具体的な想定菌としては，*prevotella* を含む，嫌気性口腔内常在菌も含まれていたはずです。通常の嫌気性口腔内常在菌は，ペニシリン系薬など多くの抗菌薬に感受性があるのですが，実は *prevotella* はそうではありません。セファゾリンにも耐性なのです。しかも，喀痰，気管内採痰は通常嫌気培養はなされません。つまり，*prevotella* が関与していた可能性は常に否定できないのです。ただし，グラム染色でグラム陰性桿菌の存在がなければ，*prevotella* の可能性はぐっと低くなります。ですから，初期のグラム染色結果は，培養結果と合わせて参照することで，最適治療時にも大変参考になります。

其の四　処方のここに注目！
5. 初期治療から最適治療への流れ　の巻

 ## de-escalation は常に慎重に

　ここまで思考を広げたうえで，最適治療はなされることになります。初期治療で広域スペクトラムを持つ抗菌薬を使用した後に，判明した原因微生物に対して十分に効果を示し，最も狭域スペクトラムを持つ抗菌薬へ変更することを de-escalation と呼びます（図1）。上述した通り，de-escalation を行う際は，必ずその疾患の背景，治療経過を意識しなければなりません。

　一般的には，誤嚥性肺炎の最適治療としてはスルバクタム／アンピシリンが用いられることが多いようです[1]。その理由は，やはり *prevotella* をはじめとした嫌気性菌を意識しているためです。もちろんセファゾリンを使う場面がないとはいえません

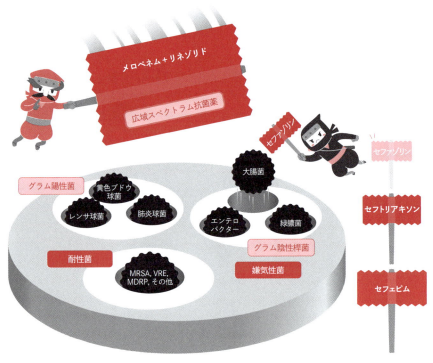

図1　de-escalation

が，使う場合は例えばメトロニダゾールを併用するなどもよい選択肢となります。

de-escalation する場合は，必ず具体的な菌を挙げてから行うように心がけましょう。

この点は，初期治療にも通じますし，抗菌薬適正使用の根幹です。「せっかく効いている抗菌薬を変えるのはいかがなものか」などの声もありますが，その真理は，そもそも広域スペクトラム抗菌薬を使い始める際に de-escalation を意識していないこと，つまり，初期治療や最適治療の流れを無視しているといってもよい点にあります。そのような場合に薬剤師が医師を説得するのは簡単ではありません。そもそも de-escalation を意識しなければならない理由は，目の前の感染症の治癒というよりも，高額な医薬品（広域スペクトラム抗菌薬は軒並み高い）の使用を減らし，耐性菌の出現，選択を防ぐことにあります。治癒率は不変であれば de-escalation は成功といえるのです。

一方，主治医は目の前の患者を治癒させることが最も大きな目的です。目的を達成しさえすれば，de-escalation したかどうかは興味の対象としては外れていることがあるのです。しかし，ICT や AST（抗菌薬適正使用支援チーム）は耐性菌から患者を救うことのみならず，施設を守ることも第一使命として掲げています。その両者の意見が食い違うのはむしろ当然のことといえます。もちろん，「最適治療に移行したいけれども，どのようにしたらいいのかわからない」という医師がいれば，労を惜しまずにサポートする姿勢が望ましいでしょう。

de-escalation は簡単ではないために，専門家の介入が不可欠です。その介入方法は"指導する"という意識ではうまくいかず，主たる意思決定者である主治医の診療を"支援する"という意識で，チームとして行動することが，成功するための秘訣といえます。

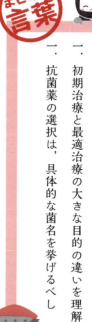

まとめの言葉

一．初期治療と最適治療の大きな目的の違いを理解するべし

一．抗菌薬の選択は，具体的な菌名を挙げるべし

【参考文献】
1) JAID/JSC 感染症治療ガイド・ガイドライン作成委員会 編：JAID/JSC 感染症治療ガイド 2014，日本感染症学会・日本化学療法学会，2014
2) 松本哲朗，他：尿路感染症主要原因菌の各種抗菌薬に対する感受性．日本化学療法学会雑誌，58（4）：466-482，2010
3) Doi A, et al.: The efficacy of cefmetazole against pyelonephritis caused by extended-spectrum beta-lactamase-producing Enterobacteriaceae. Int J infect Dis, 17（3）：e159-163, 2013

其の四 処方のここに注目！

6. 現場での処方確認 の巻

抗菌薬のおさらいも佳境にきているぞ。次は，せっかく薬剤師がいい提案をしていても，現場ではうまくいかないこともあるのだ，という話じゃ

どういう場面でしょうか？　それは困りました

提案しっぱなしは，非常に危険ということを今回は勉強しよう

「バンコマイシン 750mg」ってどうやって投与する？

　バンコマイシンやテイコプラニンなどのTDM業務をしていると，担当している患者にとって一番いいトラフ値が出てくる時に，しばしば1回当たりの用量が半端になることがあります。以下の例を見てみましょう。

TDM担当薬剤師の頭の中
（シミュレーションソフトから算出された推奨用量は，12時間ごとにバンコマイシン投与する時は，1回750mgか。トラフ値もちょうどいいところに収まりそうだし，これで提案しよう）

TDM担当薬剤師：トラフ値15μg/mLを目指すと，バンコマイシン1回750mgの1日2回を提案します。
担当医：わかりました。750mgですね。

（病棟での会話）
病棟担当薬剤師：今日からPさんにバンコマイシンが始まりましたね。

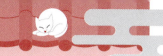

Pさんの受け持ち看護師：そうなんですよ．薬局の控えに，「バンコマイシン1.5本」と書いているけど，2本入っていますよ．どうやって投与しますか？

病棟担当薬剤師：バンコマイシン1本を溶かして，そこから適当に溶解液としてシリンジに吸って，もう1本のバンコマイシンのバイアルに入れてください．そして，半分だけ吸います．

Pさんの受け持ち看護師：ありがとうございました．

表1　TDM対象抗菌薬の市販されている規格（例）

薬品名	規格
バンコマイシン（VCM）	500mg，1.0g（1.0gは後発品のみ）
テイコプラニン（TEIC）	200mg，400mg（400mgは後発品のみ）
アルベカシン（ABK）	25mg，75mg，100mg，200mg

さて，果たして，これでよかったのでしょうか？　本来であれば，医師がオーダーする際にコメントとして，例えば「溶解液として生理食塩液6mLで溶解して，3mL抜く」とあればいいのですが，なかなかそこまで丁寧な医師は少ないです．その場合，薬剤師から提案する際に，溶解方法まで担当医師へ指示するか，病棟薬剤師を通じて受け持ち看護師へ直接溶解方法を伝える必要があります．

このように，院内採用規格でない用量で提案する場合は，溶解方法まで必ず伝えることが重要です．表1に主なTDM対象抗菌薬の市販されている規格をまとめました．

 「バンコマイシンを2時間かけて投与」ってどうする？

また，バンコマイシンの1回用量が多くなる場合は，点滴時間をゆっくりすることでレッドネック症候群のような，急速投与でも紅潮や体温上昇，気分不良の出現などを防ぐことができるといわれています．「バンコマイシン0.5gにつき，30分以上かけてゆっくりと点滴すること」が推奨されています．解析ソフトを使用していると，クリアランスがいい患者の場合，1回用量が2gと高用量になることもあります．その場合は，2時間以上かけて投与しますが，現場ではどのように投与されているか知っ

ていますか？

　よほど優遇されている病院でない限り，急速滴下することが危険な薬剤（例：1,000 mLの輸液や高カロリー輸液，昇圧薬など）はシリンジポンプを使いますが，抗菌薬投与時は，新生児以外は使用しないでしょう。なかなか病棟薬剤師が看護師に張りついて滴下速度の確認をすることは難しいですが，2時間など通常よりも時間をかけて投与する場合は，受け持ち看護師へ急速滴下しないことを情報提供することが大切になります。

 きちんと提案内容の再確認を！

　日常調剤していて，「おかしいな」と思った場合は，すぐに病棟薬剤師とも連携して処方内容の再確認をすることが大切です。また，TDM担当薬剤師も注射調剤をする薬剤師へ連絡し，調剤する薬剤師が処方医に疑義照会することがないよう，患者情報を共有しておくことも大事です。

　そのほかに注意することとしては，返答した内容を診療録に記載する段階で誤記してしまったり，担当医師のオーダーミスであったり，まだまだ注意が必要です。対策としては，TDM対象症例を毎日先輩とチェックするとか，次回の薬物血中濃度測定日を確認するなどして，薬剤師の提案内容の再確認をします。せっかく，提案した内容も実施される段階で誤ってしまっていたら，患者のためになりません。なかなか時間内にこれらの業務を行うことは難しいですが，きちんと提案後のフォローも行っていきたいですね。

一，用量を提案する際は，端数に注意すべし
一，点滴時間は侮るべからず
一，提案後の実施状況も必ず確認すべし

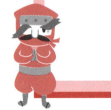

其の四　処方のここに注目！

7. 意外に高い？　抗菌薬 の巻

　抗菌薬は結構コストがかかっているのを知っておるか？

　コスト？　あまり考えたことがなかったです

　コストを意識することも，抗菌薬の適正使用には大事なことなのじゃ

 抗菌薬のコスト

　抗菌薬のコストについて考えたことはありますか？　実は抗菌薬は意外にもコストがかかっているのです．図1に代表的な抗菌薬の1日薬価について示します．例えば，医療・介護関連肺炎で入院した患者を考えてみましょう．少し極端な例ですがカルバペネム系薬であるメロペン，それに加えてフルオロキノロン系薬であるシプロキサン，そして抗MRSA薬としてザイボックスを併用したとします．仮に10日間投与を行った場合，薬価ベースでメロペンの金額は55,740円，これにシプロキサンの金額が44,120円となります．さらにザイボックスが280,840円となり，合計380,700円になります（2018年8月時点）．ものすごい金額だと思いませんか？　このように，抗菌薬は実はコストが結構かかり，特に広域抗菌薬などは高額です．

 抗菌薬適正使用による医療費の削減

　ではこの例で，原因菌がペニシリン感受性の肺炎球菌と判明し，臨床症状も改善したとします．投与3日目からde-escalationし，ビクシリンに変更できた場合はどうなるでしょう？　最初の2日間は初期治療が行われているため76,140円ですが，残りの8

其の四 処方のここに注目！
7. 意外に高い？ 抗菌薬 の巻

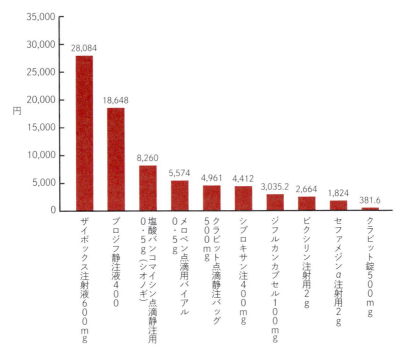

図1 抗菌薬の1日薬価（例）

日間はビクシリンのみで21,312円となり，10日間の金額としては97,452円となります。初期治療を継続していた場合に比べると，de-escalationを行うことで約28万円もの金額が抑えられているということがわかります。もちろん，これらの薬剤は後発医薬品に変えることでさらに金額を抑えることができます。

実際にはここまで極端な例が数多くあるかどうかはわかりませんが，症例数が増すごとに金額の差がどんどん膨れ上がってしまいます。こうした差額は，出来高制であれば患者負担となり，診断群分類包括評価（DPC）であれば病院の損ということになります。患者は良質な医療の提供を望んでいますが，金額に糸目をつけないわけではありません。一方，病院側も支出の増大は新規事業への投資減少，人材投資の減少など，医療の質の低下につながりかねないため，無駄な出費は避けたいわけです。そして，出来高制でもDPCでも社会全体への医療費の負担には変わりなく，最終的には税金を支払っている国民にその負担がのしかかってくるわけです。また，実際の感

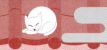

染症治療においては，抗菌薬だけでなく，入院費用，各種検査，人的要因などさまざまなコストがかかります．当然，治療が難渋するほど入院日数も増え，治療期間の延長，追加検査などコストは増えていきます．

最近では Antimicrobial stewardship（AS）の考え方に基づき，抗菌薬適正使用支援が行われている施設が増えてきています．こういった取り組みを行うことで，医療費削減につながるという報告もあり，医療費の面からみても，抗菌薬適正使用は重要であるといえるでしょう[1]．

 経口抗菌薬へのスイッチ療法

通常，入院患者においては，抗菌薬は経静脈的に投与されることがほとんどです．

表 1　スイッチ療法導入の具体的な目安

①循環動態の安定，②臨床症状の改善，③経口摂取が可能，④消化管機能が健全	
<具体例 1>	<具体例 2>
①呼吸症状の改善（咳，呼吸困難など） ② CRP < 15mg/dL ③経口摂取の十分な改善 ④体温が少なくとも 12 時間以上 38℃未満	①咳および呼吸状態の改善 ② CRP < 10mg/dL（初診時が 10 mg/dL 未満の場合には CRP の減少を確認） ③白血球 10,000/μL 未満 ④体温が 16 時間以上 37℃未満

（日本呼吸器学会成人肺炎診療ガイドライン 2017 作成委員会　編：成人肺炎診療ガイドライン 2017，日本呼吸器学会, 2017, 柳原克紀　他　編：市中肺炎に対するスイッチ治療の有用性．日本化学療法学会雑誌, 57（5）：423-429, 2009, 内山伸　他　編：本邦における市中肺炎入院例での Switch Therapy の有効性．日本呼吸器学会誌, 41（4）：261-267, 2003 をもとに作成）

表 2　生体利用率が高い主な経口抗菌薬

アモキシシリン
ドキシサイクリン，ミノサイクリン
クラリスロマイシン，アジスロマイシン
レボフロキサシン
クリンダマイシン
ST 合剤
リファンピシン
メトロニダゾール
リネゾリド

（青木眞：レジデントのための感染症診療マニュアル第 3 版, p.51, 医学書院, 2015 をもとに作成）

其の四 処方のここに注目！
7. 意外に高い？ 抗菌薬 の巻

しかし，近年では医療費の削減などを目的に，一部の感染症においては注射用抗菌薬から経口抗菌薬に切り替えるスイッチ療法が推奨されています[1]。図1を見てわかるように，例えばクラビットの注射から経口，プロジフからジフルカン（経口）への変更など経口抗菌薬にすることで，コストが抑えられることがわかります。また，スイッチ療法は入院期間の短縮，不必要なルート削減による感染症リスクの低減など，抗菌薬のコスト以外にも効果があると考えられます。ただし，スイッチ療法を安全に行うためには臨床症状が改善していることが条件で，そのほかにもいくつか考慮すべき事項があり，抗菌薬の生体利用率も考慮しなければなりません（表1，2）。特に，薬学的な背景からは消化管内での相互作用（例：フルオロキノロン系薬とアルミニウム，鉄剤などの同時投与で吸収の低下など）や経管投与時の注意点（薬剤粉砕の可否，安定性など），吸収率を考慮した薬剤選択など薬学的な視点で考えるところが多数あります。また，患者の服薬コンプライアンスも影響するため，薬剤師による服薬指導はスイッチ療法において非常に重要といえるでしょう。

ここでは，抗菌薬のコストについて紹介しました。普段あまりコストを意識する機会はないと思いますので，ここで1度コストについてもおさらいしておいてください。また，広域抗菌薬の使用は耐性菌リスクにも関連するといわれており，耐性菌の出現はさらなるコスト増を生み出します。こういった面からみても，やはり抗菌薬適正使用は重要なのです。

まとめの言葉

一．抗菌薬適正使用を行ううえで，コストについても意識すべし

一．注射用抗菌薬から経口抗菌薬へ，スイッチ療法について理解すべし

【参考文献】
1) Ohl CA et al.：Antimicrobial stewardship programs in community hospitals：the evidence base and case studies. Clin Infect Dis, 53 Suppl 1：S23-28, 2011

其の四　処方のここに注目！

8. 医師から見た薬剤師 の巻

薬剤師が医師の手や目の届かないところに気づいてくれるとありがたいな…

例えば，薬の選択や投与設計ですか？

ほかにも，相互作用を教えてくれたり，服薬指導やお薬手帳も大いに助かるのう

　薬剤師って？　〜病棟で

　最近では病棟薬剤師に配置加算がつき，以前に比べると病棟で薬剤師を見かけることがずいぶん多くなりました．大きな病院に勤める薬剤師は研究も好きで，頑張り屋さんのイメージですね．

　薬剤師は，医師が普段しない（できない？）患者への服薬説明などを丁寧にこなし，副作用に気をつけながら，安全な処方提案をわれわれ医師にフィードバックしてくれます．特に入院時には，多くの内服薬を複数の科や他施設で処方されている患者も多く，持参薬を一覧にしてくれるだけでも助かりますし，薬の相互作用が実は発熱やアレルギー，白血球減少などの原因になっていた，などということが発見できることもあり，ひそかに（？）ファインプレーしてくれていることも多いのです．

　また何と言っても，TDMに代表されるように特別な薬剤の投与設計を行い，最適な投与量や投与時間などを医師にきちんと教えてくれるのは薬剤師です．抗菌薬だけでもこれだけ初期投与設計が必要な薬，ローディングが推奨されている薬が増えてくると，医師から見た薬剤師は極めてありがたいサポーターと言えるでしょう．

　時には，感染対策チーム（ICT），そして抗菌薬適正支援チーム（AST）の一員として環境ラウンドや患者ラウンドに同行し，看護師や臨床検査技師とも違う視点で，医師に参考意見をくれます．ICTラウンドでは薬や消毒薬の使用期限，ASTラウンドで

其の四 処方のここに注目！
8. 医師から見た薬剤師 の巻

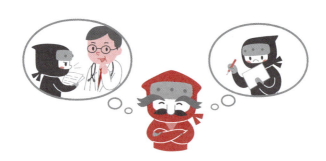

は，まさに投与量や投与期間の最終チェックをしてくれる頼もしい仲間です。最近では，微生物学的な検査法にも精通して，臨床検査技師顔負けの診断知識を持っている薬剤師もいて，びっくりさせられます。

 薬剤師って？　〜街中で

保険薬局やドラッグストアでも，もちろん多くの薬剤師を見かけます。いわゆる門前薬局の薬剤師からは，さっき処方したばかりの院外処方箋に関する疑義照会の電話をたくさんもらうこともあり，時に冷や汗をかきながら，医師のうっかり処方や気づかなかった処方の穴を教えてもらうことも多く，とても助かります。

保険薬局こそ，医師が知らない，あるいは気づかなかったほかの病院などからの処方箋に目を通す機会があって，別々の病院から処方されている相互作用のある薬剤の組み合わせを連絡してくれることも多々あります。実務実習中の学生やパートの人も，決して侮れない存在ですね。

何よりも，薬剤師による服薬（特に吸入）指導，お薬手帳の作成は，多くの外来患者を診て時間に追われる医師にはとても助かっています。

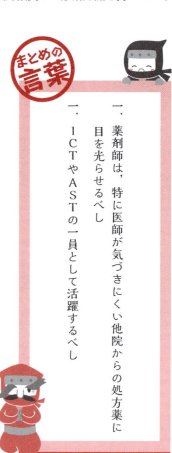

まとめの言葉

一．薬剤師は，特に医師が気づきにくい他院からの処方薬に目を光らせるべし

一．ICTやASTの一員として活躍するべし

其の四　処方のここに注目！

9. 薬剤師から見た医師の思考回路 の巻

医師の思考回路を理解することは，薬剤師が情報提供するうえで役に立つのじゃ

えっ!?　医師の思考回路を理解する？　問い合わせに対応するだけではいけないのですか？

薬剤師は医師の思考回路，特にピットフォールを知ることで，より精度の高い適切な情報提供が可能となるのじゃ

 医師の思考回路の基本

　診療とは，文字通り，「診断をしたうえで治療を行う」という意味です。つまり，"正しい診断"ができていなければ，"適切な治療"につながりません。恐らく医師は，診療の多くを診断に使っているはずです。さらに，診断後の多くの治療は，ガイドラインやエビデンスをもとに実施されているのではないでしょうか。

　ここでは，薬剤師から見た一般的な「正しい診断」を実施するための医師の思考回路を理解したうえで，感染症治療における「正しい診断」と「適切な治療」を行うための医師の思考回路を考えたいと思います。そして，感染症の診断および治療においてのピットフォールを知っておくことは，感染症治療に関わる薬剤師にとって非常に役立つ情報となります。

 「正しい診断」をするために薬剤師から見た医師の思考回路

　医師が正確な診断をするためには，①患者側からの正確で具体的な情報の入手，②身体所見（バイタルサインなど），③鑑別疾患の列挙，④必要な検体検査，生理検査，画像検査，病理検査の実施，⑤すべての結果を踏まえて診断——という一般的な流れ

其の四　処方のここに注目！
9. 薬剤師から見た医師の思考回路 の巻

表1　6つのバイタルサイン（おおよその正常値）

①血圧（130/80mmHg 未満，ショック時の血圧は収縮期血圧が 90～80mmHg 以下）
②心拍数（60～80回／分）
③尿量
④呼吸状態（呼吸回数 15～20回／分）
⑤意識状態（覚醒状態）
⑥体温（36.5℃±0.5℃）

表2　感染症治療における医師の診断の流れ

・患者情報（病歴など）を知る
年齢，既往歴，入院歴，投薬歴などを知ることで，耐性菌をカバーする必要性が理解できる
・身体所見（バイタルサインなど）を知る
例えば市中肺炎患者の場合，成人市中肺炎診療ガイドラインの重症度分類（年齢，BUN または脱水，呼吸状態，意識障害，血圧）に当てはめることで，その患者が外来治療となるのか，それとも入院治療なのかが理解できる
・検査所見を知る
グラム染色，細菌培養，CRP，画像検査から感染臓器，原因微生物が推定できる

があります。

　つまり，患者の情報，身体所見，検査所見を上手に活用することが正確な診断につながるということです。特にバイタルサインの確認は，誰にでも簡単に測定できる必要不可欠な情報です（表1）。

感染症を疑った患者に「正しい診断」と「適正な治療」を実施するための医師の思考回路

　感染症の診療を進める場合，緊急性や重篤度の評価，感染臓器の特定，原因微生物の想起などが必要となります。多くの医師の感染症診療については，表2に示すような患者情報，身体所見，検査所見を評価して判断する流れになるのではないでしょうか。

　「正しい診断」がついた時点で，「適切な治療」が開始されます。特に抗菌薬療法においては，抗菌薬の選択，内服または注射，投与量，投与方法，投与期間については，患者の状態は当然のこと，感染部位への移行性や原因微生物の違いなどによっても異なってきます。

　原因微生物が特定できない場合は，まずエンピリック治療として，想定した原因微生物をカバーできる抗菌薬の投与となります。そして，検査結果などにより原因微生物が特定できた時点でできるだけ狭域スペクトラムな抗菌薬へ変更（de-escalation）した標的治療へと変更されます。投与期間については，一定の目安をもとに患者の状態を評価したうえで決定されます。

表3 薬剤師が想像する医師が落ちてしまいそうな主な感染症診療のピットフォール

- 正しい診断をするための必要な検査を行っていないかも
- 検体を採取するタイミングが違うかも
- 原因微生物の推定ができていないかも（とりあえずカルバペネム系薬？）
- 培養結果を参考にしない抗菌薬の選択をしているかも
- 抗菌薬の特徴が活かされていない投与方法（投与量・投与間隔）になっているかも
- 血中濃度測定（TDM）が必要なのに行っていないかも
- CRPを指標とした経過観察を行い，漫然と抗菌薬を使用しているかも
- 抗菌薬以外の治療を考えていないかも

しかし…。ちょっと待った‼ 実際はすべてがこのように進んでいくわけではありません。

 医師の思考回路は，医師の数だけ存在する

日本の医療現場には，感染症治療における専門医が少ないという現実があります。しかし，感染症治療は特定の診療科でしか起こらない疾患ではないのです。

感染症における「適切な治療」を実施するにあたり，エビデンスを重視する医師もいれば，経験による治療を優先する医師もいます。そこで，医師が落ちてしまいそうなピットフォールを知って，その支援を行うことは，薬剤師にとって大切だと思います（表3）。

一、医師もピットフォールに落ちることを知っておくべし

一、抗菌薬治療は，医師，薬剤師，細菌検査技師の三位一体で原因微生物に立ち向かうべし

其の四　処方のここに注目！

10. 薬剤師の思考回路 の巻

　薬剤師の思考回路とはどんなものか答えてみよ

　えっ！？　薬剤師の思考回路ですか？　さっきは医師の思考回路を学びました。TDM…とかですか？

　ん？　何？　聞こえんぞ。わしも耳が遠くなったもんじゃのう

　薬剤師が医師から感染症診療の相談があった場合，どのように考えているでしょうか？　2つのケースで考えてみましょう。

【ケース1　抗菌薬の勉強をこれから始める薬剤師の場合】（図1）
担当医：Aさんが今朝から熱があって，食事もとれていません。肺炎で入院していてユナシンを点滴しても全くよくならないし…。抗菌薬を変えた方がいいですか？
薬剤師：そうですか。では，もっと切れ味のいい抗菌薬のカルバペネム系薬はどうでしょうか？

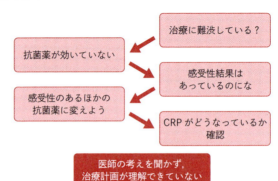

図1　抗菌薬の勉強をこれから始める薬剤師の思考回路

【ケース2　抗菌薬の勉強を積んできた薬剤師の場合】（図2）

担当医：Aさんが今朝から熱があって，食事もとれていません。肺炎で入院していてユナシンを点滴しても全くよくならないし…。抗菌薬を変えた方がいいですか？

薬剤師：先生，どのくらい抗菌薬は投与されてますか？　食事がとれていないのですね。何か化学療法中など免疫抑制がかかっていることはないですか？　また，ほかの施設に入院されたりはしていませんでしたか？

担当医：この患者は，1週間前にほかの病院から転院されてきて…。その時からユナシンを点滴しています。もともと肺がんで化学療法の既往があり，末梢の血管がとれにくかったため，中心静脈ポートを挿入中です。

薬剤師：ポートが入っているのですね。ポート挿入部の赤みとかはありませんか？　発赤がある場合は，ポート感染の可能性もあります。血液培養をとってもらって，MRSAの可能性も考えてバンコマイシンの追加も必要かもしれません。

担当医：そうか，「ポートの部分が赤かった」と看護師がいってました。肺炎が落ち着いたら化学療法再開の方針と聞いていましたが，いったんポートは抜きましょう。ありがとう！

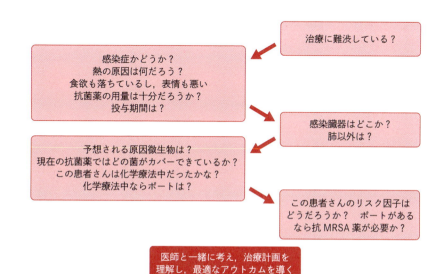

図2　抗菌薬の勉強を積んできた薬剤師の思考回路

其の四　処方のここに注目！
10. 薬剤師の思考回路 の巻

ICT や AST との協同で考える感染症ストラテジー

　図 1，2 の違いですが，いかがですか？　筆者も以前は図 1 の思考回路で，炎症反応などの数値と，菌の薬剤感受性のみで，「効いている」，「効いていない」などを担当医と検討し，医師の治療計画などは確認ができていませんでした。しかし，感染制御チーム（ICT）や抗菌薬適正使用支援チーム（AST）のメンバーや担当医，同僚とディスカッションを重ねるうちに，「この患者の治療計画はどうなっているのか」という方針の確認が検討されていることに気づき，図 2 の思考回路に変わってきました。このように，医師の思考回路を理解したうえで感染症治療の流れ（治療のストラテジー）と照らし合わせ，適正な診療に結びつくための不十分な情報を医師と確認する，この過程は薬剤師にも担うことができると考えます。

　「なかなか担当医と直接ディスカッションなんてできない」という場合，まずは ICT のメンバーとプレディスカッションをしてみましょう。そうすることで，自分自身が抜けている情報を指摘してもらうことができます。感染症に詳しい同僚，仲の良い医師に聞いてもらってもいいでしょう。さらにいい情報を得ることができ，患者のアウトカムに良い影響を与えることができるかもしれません。ここまでディスカッションという言葉がいくつも出てきていますが，薬剤師はもともと処方内容に疑義があると疑義照会するという義務があり，主に電話でやり取りすることが多い職種だと思います。しかし，なかなか電話だけではうまく伝わらないことはみなさんも経験しているでしょう。直接会ってディスカッションすることで，担当医やスタッフと一緒に患者経過を確認していくと，良い解決策が導かれるでしょう。ほんの少しの勇気で大きな一歩を踏み出すことが必ずできます。

一．誰もが陥りやすい思考回路を理解し，迷っている後輩の指導に役立てるべし

一．積極的に情報交換して，不足している情報を指摘してもらうべし

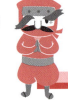

11. 腎機能低下患者の場合 の巻

腎機能に応じた投与設計ってホント難しいですよねー

うむ，薬剤師あるあるじゃな．有効性と安全性に気を配っている証拠じゃ

ま，とりあえずガイドラインとかにいっぱい腎機能別の投与量について書いてあるからいいんですけど…

こら！　確かにそうじゃが，なぜその投与量になっているのか考えていくことも大事なのじゃぞ！

　抗菌薬に限らず，腎機能低下時における薬物の投与設計については薬剤師にとって日々の業務の中で頭を悩ませるところだと思います．個々の薬物の具体的な投与量については，サンフォード感染症治療ガイドやCKDガイドなど成書を参照するとして，ここでは基本的な考え方をおさらいしてみましょう．

 ## 臨床現場で使いやすい Giusti-Hayton 法

　腎機能に応じた投与方法の調整は一般的に，投与間隔を変えずに1回投与量を調整する方法か，1回投与量を変えずに投与間隔を延長する方法があります．このGiusti-Hayton法を用いれば，腎機能に合わせて通常投与量の何％に投与量を減らせばよいか，あるいは投与間隔を何倍に延長すればよいか，おおよそ見積もることができます（表1）．ただし，この方法は尿中未変化体排泄率の正確な値を知っていないと算出できないこと，腎障害時に腎外クリアランスが増大する薬物だと計算できないことに注意しましょう．

其の四 処方のここに注目！
11. 腎機能低下患者の場合 の巻

表1 Giusti-Hayton法

・投与間隔を変えずに1回投与量を減量する方法
　投与量＝通常1回量×補正係数（R）

・1回投与量は変えずに投与間隔を延長する方法
　投与間隔＝通常の投与間隔÷補正係数（R）

補正係数（R）＝1－尿中未変化体排泄率（fu）×（1－腎不全患者のGFR/100）
正常腎機能のGFRを100mL/minとして，腎不全患者のGFR（糸球体濾過速度）を代入する（GFRにCcrを入れてもよい）
　fu＝尿中未変化体排泄量／（投与量×バイオアベイラビリティ）
尿中未変化体排泄率が **0.7以上**だと**腎排泄型薬物**，**0.3以下**だと**肝排泄型薬物**，それ以外だと肝腎排泄型薬物と呼ぶ。
（注）代謝物にも活性がある場合は，活性代謝物の割合を未変化体の割合に加える必要がある。例えば尿中排泄率が未変化体0.2，活性代謝物が0.4，バイオアベイラビリティが0.8だった場合，fu＝0.7/（1×0.8）＝0.75（≧0.7；腎排泄型）としてよい。

腎機能を評価するための推算式の弱点を理解する

　腎機能低下時における投与量を決めるうえで最も大事なことは，その腎機能をどこまで正確に見積もることができるかという点です。いくら投与量の計算がうまくできても，そもそもその腎機能の評価ができていないと予測誤差は大きくなってしまいます。推算式の種類とその問題点を表2，3にまとめておきます。

腎機能低下時における抗菌薬投与の注意点

　腎機能低下患者の薬物療法では一般的に1回投与量を減らすか，投与間隔を延長します。抗菌薬治療の際，そのどちらの方法を選択したらよいか判断するためには，それぞれの抗菌薬のPK/PD特性を理解しておくことが重要です。おおまかにいうと，時間依存性の薬剤は投与間隔を延長せず1回投与量を減らし，濃度依存性の薬剤では1回投与量は減らさず，投与間隔を延長した投与設計にしておくとよいでしょう。もちろん，パソコンやシミュレーションソフトなどで正確にTime above MIC値などの値が計算できる場合などでは，個々の症例に応じて1回投与量や投与間隔を調整した投与設計を行うとよいでしょう。

表2　腎機能を評価するための推算式

- 実測 Ccr（mL/min）＝尿量（通常は1日尿量）×尿中 Cr 濃度（mg/mL）／血清 Cr 濃度（mg/dL）
- Cockcroft-Gault 式
  男性：CLcr（mL/min）＝〔(140 − 年齢) × 体重〕÷（72 × Scr）
  女性：CLcr（mL/min）＝0.85 ×〔(140 − 年齢) × 体重〕÷（72 × Scr）
- 日本腎臓病学会作成の eGFR 式
  男性：eGFR（mL/min/1.73m^2）＝194 ×（年齢）$^{-0.287}$ ×（Scr）$^{-1.094}$
  女性：eGFR（mL/min/1.73m^2）＝0.739 × 194 ×（年齢）$^{-0.287}$ ×（Scr）$^{-1.094}$
- シスタチン C による eGFR 式
  男性：eGFRcys（mL/min/1.73m^2）＝（104 × Cys − C$^{-1.019}$ × 0.996^{年齢}）− 8
  女性：eGFRcys（mL/min/1.73m^2）＝（104 × Cys − C$^{-1.019}$ × 0.996^{年齢} × 0.929）− 8

表3　推算式の弱点と注意点

・1日蓄尿による実測 Ccr（mL/min）
正確な蓄尿ができていれば非常に有用だが，時間がかかる

・CG 式による推定 Ccr
年齢や体重の影響を受ける
血清 Cr 値は末期腎不全患者で精度が高いものの，低値の場合，筋肉量や運動，栄養状態の影響を受けるため解釈が難しい

・日本腎臓病学会作成の eGFR 式（mL/min/1.73m^2）
CKD の診断に用いる。投与設計には使用しない
投与設計に利用するなら DuBois 式による体表面積の補正が必要である
　　DuBois 式　　BSA（m^2）＝体重（kg）$^{0.425}$ × 身長（cm）$^{0.725}$ × 0.007184
ただし，補正した eGFR（mL/min）もやせている患者では過大評価になる

・血清シスタチン C による eGFRcys（mL/min/1.73m^2）
血清シスタチン C 値は筋肉量や食事，運動の影響を受けにくいため，血清 Cr 値による GFR 推算式では評価が困難な場合に有用。血清シスタチン C は腎機能低下の早い段階で上昇してくるので中等度腎不全を早期に判別できるかもしれないが，末期腎不全では血清シスタチン C 値が 5〜6mg/L で頭打ちになり，進行した腎不全ではその腎機能を正確に判別できない。HIV 感染や甲状腺機能障害，妊娠で影響を受けるので注意

腎機能低下時だから…でも，初回は正常腎機能と同じ最大量を投与する

　ここまできて，「え？」と思われるかもしれませんが，腎機能が低下した患者でも抗菌薬治療においては，初回量は正常腎機能患者と同じ最大量を投与します。

　抗菌薬を投与するということは，そこにいる病原菌を殺すことが目的ですので，速やかにその有効血中濃度域へ到達させる必要があります。「腎機能が低下している」というのは，あくまでも排泄機能が低下しているということであって，分布容積は関係ありません。次頁の①，②のような投与法ではいけません。

其の四 処方のここに注目！
11. 腎機能低下患者の場合 の巻

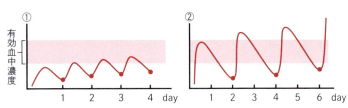

トラフ値が指標となる場合，初めから1回投与量を減じる，あるいは投与間隔を延長していては有効域に入るのに時間がかかる

初回量はあくまで分布している段階ですので，排泄，腎機能のことを考えなくてもよいので，初回量は最大量を投与し，その後の維持投与の段階で③，④のような腎機能に応じた適切な投与量，投与間隔の延長を行うように心がけましょう。

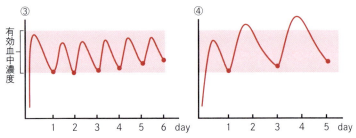

初回投与量は正常腎機能患者と同じ投与量で投与し，その後，1回投与量を減じるか，投与間隔を延長する

具体的な数字を交えて考えてみましょう。例えばアミカシンで考えてみると，アミカシンは C_{peak}/MIC で濃度依存性でしたね。1日1回投与法における有効血中濃度は，C_{peak} 値 56～64μg/mL 程度にする必要があります。また，アミカシンなどのアミノグリコシドの薬物動態の特徴は細胞外液に分布することが知られています。つまり，体重の 1/4，0.25L/kg 相当に分布するのです。では，このアミカシンを有効血中濃度 C_{peak} 値 56～64（平均 60）μg/mL まで上昇させるには，何 mg 投与しなければならないのでしょう？

```
40kg の体重の人で考えると…
  分布容積  40kg × 0.25L/kg = 10L
  濃度を 60μg/mL（= 60mg/L）にするので，
  投与量 mg は，60mg/L × 10L = 600mg
  体重当たりに換算すると 600mg ÷ 40kg = 15mg/kg
```

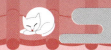

表4 アミノグリコシド系薬の投与量

	血中濃度目標値 （1日1回投与の場合）	クレアチニンクリアランス mL/分					
		>80	60〜80	40〜60	30〜40	20〜30	10〜20
アミカシン	ピーク値：56〜64μg/mL	15mg/kg	12mg/kg	7.5mg/kg	4mg/kg	7.5mg/kg （48時間ごと）	4mg/kg （48時間ごと）
	トラフ値：<1μg/mL						
ゲンタシン	ピーク値：16〜24μg/mL	5.1mg/kg	4mg/kg	3.5mg/kg	2.5mg/kg	4mg/kg （48時間ごと）	3mg/kg （48時間ごと）
	トラフ値：<1μg/mL						

〔Gilbert DN 他 編，菊池賢 他 監：日本語版サンフォード感染症治療ガイド2018（第48版），ライフサイエンス出版，2018をもとに作成〕

　この結果から，「サンフォード感染症治療ガイド」の正常腎機能の投与量となっているのがわかります（表4）。血中濃度の有効域まで到達させるには，アミカシンだと初回で15mg/kgの投与量が必要になるわけです。あとは，腎機能に合わせて投与間隔を延長するか，投与間隔が中途半端な間隔になるようなら少し1回投与量を減らしていくといったスケジュールになります。

　薬剤師として押さえておきたいポイントとして，「1L/kgの分布容積に1mg/kgの投与量を与えると，血中濃度は1μg/mL上昇する」ということを理解しておけば，投与計画を立てやすくなると思います。

　ただし，浮腫や腹水によって水溶性薬物の分布容積が増大している場合，投与量の計算を行う際，体重による分布容積と，浮腫・腹水分による分布容積を分けて考える必要があります。40kgの患者が浮腫・腹水を生じて45kg（+5kgの増加）であったとすると，必要な投与量は40kg × 15mg/kg = 600mgに加えて5Lの分布容積を60μg/mL上昇させる必要があるので5L × 60μg/mL = 300mgが必要であり，合計900mgが正しい投与量であって45kg × 15mg = 675mgではないことに注意しましょう。

まとめの言葉

一．腎機能の評価は，その推算式の弱点を理解したうえで評価すべし

一．投与設計は，1回投与量を減らすか，投与間隔を延長するか，どちらなのかをしっかり判断すべし

一．たとえ腎機能低下でも，初回量は通常量を投与するべし

其の四　処方のここに注目！

12. 透析患者の場合 の巻

透析時の投与量ってよく医師から質問を受けますが，書籍をもとに回答するのが精いっぱいです．腎排泄型抗菌薬の投与量調節って細かいし，難しいですね

腎排泄型抗菌薬の投与量調節が難しい理由は，腎機能の程度を評価することが難しいからじゃな．一方，腎機能の回復が見込めない患者ではどうじゃ？　実はロジックをしっかり理解すれば，むしろ透析患者での投与量設定は難しくないことが理解できるはずなのじゃ

 ### 血液透析療法は血液浄化療法の１つ

　一般的によく行われる透析とは，血液浄化療法の１つです．なぜ血液を浄化する必要があるかというと，代謝の過程で生じた老廃物を体の外に出せなくなる病態があるためです．老廃物を体外排泄する機能は腎臓が一端を担っています．腎機能が廃絶すれば，何らかの血液浄化療法が必要になります．慢性腎不全により血液浄化療法が必要となった場合，一般的には血液透析療法（透析），血液濾過療法，腹膜透析療法などが選択されますが，患者のライフスタイルによっても変わります．最も多く選択される療法が透析です．しかし，まず重要なことは，どの血液浄化療法を選んだとしても，自己の腎機能は変わらず廃絶しているという点です．つまり，腎機能に応じた細かい投与量調節は必要ないといえます．これは特に，一時的に投与されるような薬物，つまり抗菌薬に当てはまります．

 ### 自己腎機能に応じた投与量調節が必要ない理由

　ところで，腎機能は確かに廃絶していますが，必ずしもゼロであるとはいえません．

細かい話をすれば，患者間におけるばらつきがあります。透析導入してからどの程度経過しているかなども指標になることはありますが，決定的にその差を説明できるバイオマーカーはありません。では，なぜ抗菌薬では投与量調節はほぼ必要ないのでしょうか。

それは，一時的に投与される結果，その細かいクリアランスの差が顕著になる前に投与が終了になるためです。長期に投与される薬物の場合，この細かい差が顕著に出てくる可能性があることは覚えておくべきでしょう。よって，一時的に投与される抗菌薬では，患者間の腎機能に応じた投与量調節はあまり必要ありません。しかし，バンコマイシンのように血中濃度が狭い薬物は少し解釈が異なります。それは，クリアランスではなく，むしろ分布容積の変化を察知して投与量調節をしなければならないからです。

初期投与設計に与える分布容積の影響がより顕著

β-ラクタム系薬のような抗菌薬は，MICを十分に凌駕する投与量を投与しますので，クリアランスの変化のみを考えればいいのです。しかし，バンコマイシンのように，透析前濃度として10〜20μg/mLなど，狭い範囲に保ちたい場合，分布容積の影響が顕著になります。それは，体クリアランスで消失を受けないために，分布容積に応じて血中濃度が安定するからです。薬物をまず投与すれば，投与量/分布容積の式によって血中濃度が算出され，最大血中濃度として評価されます。健常人ではそこから排泄を受けるのですが，透析患者では排泄を受けないために，投与量/分布容積の式で得られた血中濃度が持続するのです。バンコマイシンの初期投与設計はよく行うと思いますが，半減期が長く，分布容積が大きい薬剤ほど初回負荷投与量が必須になりますね。透析患者では半減期が極めて長くなっているために，分布容積に基づいた初期投与設計を強く意識しなければなりません。

透析によって除去される薬物の持つ特徴

透析患者では，自己の腎機能による投与量調節が必要ないこと，分布容積に応じた初回負荷投与量が重要であることを学びました。次は透析時にどの程度薬が除去され

其の四　処方のここに注目！
12. 透析患者の場合 の巻

るかを理解しなければなりません。そのため，ある程度推測できる論理を押さえておくことが重要です。大事な2つの事項を覚えておきましょう。

①透析で除去される薬物は，その遊離体分率のみ

透析とは，濃度勾配による拡散現象を利用した血液浄化療法です。そして，拡散現象を受ける薬物は，低分子薬物です。なぜならば，使用される透析膜の孔径は，アルブミンのような巨大分子（分子量66,000程度）を通さないからです。バンコマイシンのような分子量の小さい薬物（分子量1,449）ならば拡散現象を受けますが，バンコマイシンがアルブミンと結合した形，いわゆる血漿蛋白結合体は拡散現象を受けません。よって，遊離体分率のみが透析で除去されるのです。ということは，遊離体分率が高い抗菌薬は，少なくとも透析器に入ってきた分は容易に除去されますね。一方，遊離体分率が低い抗菌薬の場合，ほんの少ししか除去されないことは容易に理解できると思います。

②透析は，あくまで血液（細胞外液）の浄化のみ

血液（細胞外液）の浄化のみを行うとはどういうことでしょうか。仮に，薬物が血液中にしか存在していないような薬物ではどうでしょうか。この薬物の場合，もしも遊離体分率が高ければ，容易に体から除去されることは理解できるでしょう。しかし，分布容積が極端に大きく，血中よりもむしろ骨組織，脂肪組織などに多く存在している薬物はどうでしょうか。たとえ血中遊離体分率が低くても，体の中でわずかしか存在していないであろう血中を除去したところで，体から多くの量が除去されるとはとても思えませんね。

分布容積が大きく，遊離体分率が高い薬物を透析した場合は，確かに透析直後の血中濃度は減少します。血液浄化療法を受けて遊離体が消失しますので当然です。しかし，その後ゆっくりと組織から血液側へ移行してくるため，再度徐々に血中濃度が上昇します。この現象をリバウンド現象（英語ではredistribution, 再分布）といいます。結果的には，透析前とほぼ変わらない血中濃度に戻ってしまいます。

そのほか，分布容積が大きく遊離体分率が低い薬物では，見かけ上も血中濃度の変化はほぼありません。分布容積が小さく遊離体分率が大きい場合は容易に透析で除去されますし，遊離体分率が小さい場合，分布容積がたとえ小さくても，大した除去は得られないことになるということを理解しましょう。

ハイパフォーマンス膜の席巻

　透析膜こそが溶質拡散をつかさどる中間に位置しているわけですから，薬物除去の効率に関与していないわけはありません。昔は再生セルロース膜という，いわゆる旧世代の透析膜を使っていました。この透析膜は，低分子薬物の中でも比較的分子量の大きいものは極端に除去性能が落ちており，バンコマイシン程度の分子量でも除去効率が悪かったのです。しかし，近年ハイパフォーマンス膜と呼ばれる透析膜が医療施設を席巻し，バンコマイシンの除去率の改善に貢献しています。いまや旧世代の透析膜の出番はほぼないと考えられるため，ハイパフォーマンス膜間の透析除去率の違いは考慮する必要はないとされています。

透析後の補充量は，どの程度除去されたかを想定した論理的設定で

　ここまでの論理をどのように透析後の補充量に活かせばよいのでしょうか。それは「分布容積による考慮→遊離体分率の考慮→最終的な投与量設定」の手順が最もシンプルではないかと思います。

①書籍等から分布容積情報を入手する

　細胞外液量は0.2L/kg程度です。ここで，分布容積が0.6L/kgの場合，仮に遊離体分率が100％ならば，理想的には体に存在しているその薬物量の，0.2/0.6＝33％ほどが除去されるはずと推算されます。そして，組織から常時血中へ戻ってきている薬物も除去を受けるために，少なくとも33％以上は除去されるだろうと考えておきます。

②遊離体分率を考慮する

　遊離体分率を考慮すると，遊離体分率50％ならば上記の値が半分になり除去率は16.5％ほど，遊離体分率10％ならば除去率は3.3％ほどと推算されます。文献的にはバンコマイシンは0.6L/kgの分布容積を持ち，70％ほどの遊離体分率を示します。上記の計算に基づくと23％が除去される計算になり，20〜40％ほどが除去されると文献的に明らかになっており，理屈と現象が一致することがわかると思います。

③投与前血中濃度（あれば）を参考に，補充量を決定する

　バンコマイシンを仮定すると，投与前血中濃度が20μg/mLであった場合，仮に分布容積が40Lとするならば，その時点では体全体で40×20＝800mg存在していること

になります。そこで，20〜40％除去されるということは，160〜320mgが除去されることになります。補充量はこのように決定します。そして，この補充量は（小さいながらも）体クリアランスに乗せた値であるべきですので，バンコマイシンの場合は通常透析後に500mgを投与，といった数値に落ち着くのです。しかし長期になる場合，小さな誤差が影響してきますので，再度血中濃度測定を行うなど注意が必要です。

透析で除去されるのは腎排泄型薬物だけではない

　透析は腎臓の肩代わりをする機器ですが，実態は腎排泄型抗菌薬だけを除去するわけではありません。溶質の拡散現象さえ起きれば除去されるのです。腎臓と透析器の最大の違いは，透析器では再吸収を受けないことです。

　腎臓での薬物の排泄機構は，①糸球体濾過，②尿細管分泌，③最後に再吸収――の3つの過程が存在します。特に①と②は消失する方に寄与し，③は血中に戻す機能なのですが，透析ではこの②と③の過程が欠落しています。①で糸球体濾過を受けるために必要な薬物の物性は，遊離体分率が高いことです。これは透析と同じです。つまり，遊離体分率が比較的高い低分子薬物はすべて，容易に糸球体濾過を受けます。遊離体分率の比較的高い肝排泄型薬物はフェノバルビタールなどいろいろあります。しかし，腎臓から排泄されない薬物は，③の過程でしっかりと再吸収を受けているのです。透析ではこの③の過程がありませんから，そのまま除去されることになります。つまり，遊離体分率の比較的高い肝排泄型薬物を使っている患者が透析療法を受ける場合，その遊離体分率の程度と分布容積の情報から，透析後の補充量をしっかり補充しなければ，投与量不足に陥ります（図1）。かえって，通常よりも増量しなければならないケースがあることを理解しておきましょう。

さまざまな血液浄化療法

　これまでに述べた以外にも血液浄化療法はあります。抗菌薬の投与方法で議論になるものとして，集中治療室での持続血液透析療法，血漿交換療法などが挙げられます。持続血液透析療法が行われる理由は，循環動態に与える影響が少ないためです。これまで述べた透析は間欠透析療法です。これはできるだけ短い時間で素早く老廃物を除

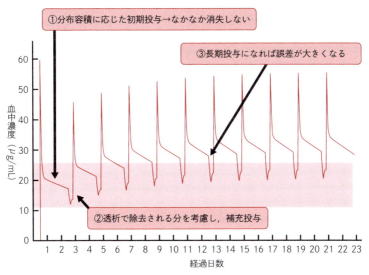

図1　透析患者での投与設計の考え方

去するという目的のため行われます。何度も患者に来院してもらうのを防ぐためです。

しかし，効率を高めた結果，循環に与える影響が大きくなってしまいます。それは，循環動態が不安定な患者では，間欠透析を行うための十分な血流（150mL/min以上）を確保できないために，間欠透析療法を適用できないからなのです。そこで，持続透析療法でマイルドに老廃物（水分）を除去します。血流は80 mL/min程度と間欠透析に比較して落ちますが，より決定的に異なる設定が透析液流量です。間欠透析での透析液流量は500mL/minですが，持続透析での透析液流量は600〜1,500mL/hr程度です。単位が全く違うことに注目してください。つまり，10倍以上の差があることを知っておきましょう。間欠透析では血漿流量の方が遅く，持続透析では透析液流量の方が遅いため，むしろ透析液流量を考慮して投与設計する必要があります。持続透析療法でのCcrは10〜30mL/minを考慮するとよくいわれますが，それは必ずしも正しくはありません。より正確には，持続透析療法で得られるCcrは，持続透析療法での濾液速度と同じ（600mL/hr = 10mL/min，1,500mL/hr = 25mL/min）であることを理解しておけば，細かい投与設計にきっと役立つでしょう。

血漿交換療法とは，血漿そのものをそっくりそのまま変更することです。血漿交換後の補充量の設定の考え方としては単純で，アルブミンも置換されますので，透析での考え方で遊離体分率をすべて100％として考えられる点です。また，分子量の大

小も関係ありません。ただ，交換する血漿の量に合わせて血漿流量を決定するのですが，透析では 150mL/min 程度の血漿流量がある一方で，血漿交換では 40mL/min 程度と効率は落ちることに注意が必要です。

応用編：持続透析では Ccr に応じた減量が当てはまらない実際例

　先ほど濾液速度が Ccr と同じであると示しましたが，そのまま投与設計に使えるわけではない場合があります。前に示したように再吸収過程が存在する場合もありますが，Ccr で表される生体腎機能は，ほかに尿細管分泌量もそれ相応に減少している，というメッセージを含んでいることも重要です。つまり，尿細管分泌による排泄が比較的大きく影響している場合に注意が必要です。

　例えば，ガンシクロビルはほぼ腎排泄を受けますが，そのクリアランスは糸球体濾過速度の 2 倍ほどです（200mL/min）。そのクリアランスは Ccr と直線性が示されていますので，腎機能が 1/4（Ccr が 120 → 30mL/min など）になれば，ガンシクロビルのクリアランスも 1/4 に，すなわち 50mL/min になります。この関係性に基づいて添付文書では投与量が定められています（5～10mg/kg/日 → 1.25～2.5mg/kg/日）。しかし，持続透析を施行して例えば濾液速度が 1,800mL/hr（30mL/min）の場合には，生体腎にあるような尿細管分泌がないために，ガンシクロビルのクリアランスは 30mL/min になるのです。これは Ccr としては，18mL/min 程度の投与量に該当しますので，さらに半減させなければなりません。

　この投与設計は薬剤師の専門性を発揮しなければならない，薬剤師以外には極めて困難な投与設計であるといえます。少なくとも集中治療に携わる薬剤師は理解しておいてください。

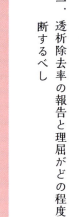
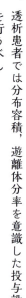

まとめの言葉

一、透析患者では分布容積，遊離体分率を意識した投与設計を行うべし

一、透析除去率の報告と理屈がどの程度適合しているかを判断するべし

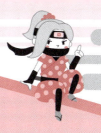

其の四 まとめ

　今度は，より臨床的な話題になってきました。今まで勉強した知識をもとにベッドサイドに行ってみましょう（もしくは電子カルテを開いてみましょう!?）。

　まずは，実際に処方対象となる患者のことを知りたいですね。年齢や性別，診断名からだけでも，原因菌は結構推定可能かもしれません。40歳の男性で細菌性髄膜炎なら，確かにほぼ肺炎球菌を念頭に抗菌薬を選択することになります。そして，免疫抑制薬の使用があれば，より重症化する可能性を考えた抗菌薬選択になりますし，アレルギー歴があれば，その抗菌薬は使いにくくなります。

　患者の重症度も判断しなければなりません。髄膜炎などはほとんどが重症＝入院となりますが，肺炎は軽症や中等症ならば，十分に外来治療も可能です。入院ならば点滴薬ですが，外来ならば経口薬となります。最も重篤な感染症の病態＝敗血症の定義も変更されました。重症度あるいは生命予後を予測する項目を，この際ぜひ疾患ごとに整理してみてください。

　実際に患者に会って，訴えを聞く機会もあればいいですね。医師や看護師に伝えていなかった患者のささいな訴えや兆候が，診断や治療の鍵になるかもしれません。ぜひ薬剤師の視点から患者を見つめ直してみて，感じたことをほかのスタッフに伝えることも，ICTやASTの一員としても重要な役割になるでしょう。

　さて，治療，つまり実際の抗菌薬投与となれば，救命と耐性菌抑制の両方を意識した処方スケジュールを提示するのが薬剤師として重要な役割の1つになります。つまり，広域抗菌薬を用いた初期治療と，その後のde-escalationによる最適治療への流れを計画しましょう。コストの削減にもつながりますし，現場での確認によって事故を防ぐこともできます。

　ただし，このためには医師や臨床検査技師，看護師，もちろん薬剤師らからの情報を総合して，時期を見極めることがポイントになります。そのためにも普段から，医師や薬剤師自身が陥りやすいピットフォールも自覚しつつ，患者の腎機能や持参薬などとの相互作用も考慮して，ベストの抗菌薬治療を提案していきましょう！

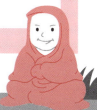

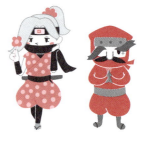

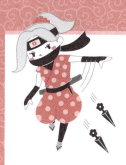

其の伍

投与後の ここに注目！

1. 投与後のモニタリング？ の巻 ……………………… 202
2. 副作用発生 の巻 ……………………………………… 205
　　　忍法補足の術：医薬品副作用被害救済制度　208
3. その結果，本当に大丈夫？ の巻 …………………… 209
4. その抗菌薬，いつまで投与するの？ の巻 ………… 212
5. 熱が下がって，白血球も下がってきた…時の恐ろしさの巻 ‥ 215
6. 感染症治療の新旧バイオマーカー の巻 …………… 220
7. ソースコントロールはできていますか？ の巻 …… 223
8. 効果があった！ その基準は？ の巻 ………………… 227
　まとめ …………………………………………………… 230

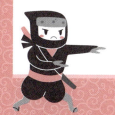

其の伍　投与後のここに注目！

1. 投与後のモニタリング？の巻

師匠，いよいよ抗菌薬が開始されました！
これで一件落着ですね

これこれ，感染症治療は始まったばっかりじゃ。この後の経過を見ておくことがとても重要なのじゃ

「其の壱 感染症を理解する」で感染症診療の原則は患者背景，原因菌，抗菌薬ということをおさらいしました。もう1つとても重要

表1　経過観察のポイント
①感染症ごとに自然経過が異なることを知っておく
②感染症ごとに抗菌薬治療期間が異なることを知っておく
③感染症ごとに観察する特有の指標があることを知っておく
④よくならなければ，ほかに理由がないか洗い出す

な原則があります。それは治療開始後の適切な経過観察を行うことです。
　感染症診療では抗菌薬の投与開始後，経過観察をするポイントとして表1の項目を念頭に置きながら経過を見ていくとよいでしょう。表1をしっかり理解しておくことで自然な経過と異常な経過を判断することができ，今後の計画を立てられるようになるのです。

副作用（アレルギー）を知る

　では，「抗菌薬を開始します」と聞いた時，投与後のモニタリングとして最初に考えるのは何でしょう？　「アレルギー反応は出ないかな？」，「アナフィラキシーショックは大丈夫かな？」，「腎障害を発現したりしないかな？」。薬剤師ならこのようなことをまず思いつくのではないでしょうか。
　アレルギー反応はアナフィラキシーショック以外にさまざまあり，投与開始後1～3週間の時期に起きることもあります。どんな副作用がどのような機序で起こりやすいか知っておくと，慌てず騒がず対処できるかもしれません（表2）。ほかにも，表1に「④よくならなければ，ほかに理由がないか洗い出す」とありますが，この時，

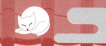

表2 抗菌薬のアレルギー反応と分類

押さえておきたい抗菌薬のアレルギー反応	
掻痒感,血管性浮腫,アナフィラキシー,多形紅斑,皮疹,水疱,血球減少,血管炎,Stevens-Johnson症候群(SJS),中毒性表皮壊死症(TEN),薬剤熱,倦怠感,関節痛,好酸球性肺浸潤症候群,溶血性貧血,血小板低下,間質性腎炎,肝障害など	
アレルギー反応の分類(Coombs & Gell分類)	反応までの時間
1型アレルギー(IgEを介した即時型):アナフィラキシー,じんましん	1時間以内
2型アレルギー(免疫グロブリンを介した免疫応答):溶血性貧血,血球減少	1時間以上(多くは48〜72時間以上)
3型アレルギー(免疫複合体の反応,遅発型)血管炎など	
4型アレルギー(細胞性免疫による反応,遅発型)紅斑丘疹様発疹など	

表3 薬剤熱の特徴

発生時期	・72時間後〜14日(薬剤中止後48〜72時間で解熱するのが一般的)
身体所見	・発熱があるにもかかわらず元気に見える ・発熱があるにもかかわらず比較的徐脈(ただし,βブロッカー,C拮抗薬,ペースメーカーを挿入している場合はあてにならない) ・皮疹(斑状丘疹状皮疹)。ただし,皮疹が出ないこともある
検査	・白血球数上昇,好酸球の上昇,肝酵素上昇などさまざまであり感染症との区別は困難
発生機序	・過敏反応(3型アレルギー反応が関与した免疫複合体の反応,最も頻度が高い) ・体温調節機能障害(甲状腺ホルモンによる基礎代謝の増加,交感神経刺激薬や抗コリン薬によるもの) ・投与部位における局所反応(インターフェロン投与によるIL-6の産生,アムホテリシンBやブレオマイシンなどの局所反応) ・薬剤の作用に伴う副次的反応(バンコマイシンによるレッドネック症候群,抗腫瘍薬投与による腫瘍細胞の破壊) ・特異体質反応(抗精神病薬による悪性症候群,抗うつ薬によるセロトニン症候群など)

「薬剤熱」も鑑別に挙げる必要があります。薬剤熱もまたアレルギー反応の1つです。抗菌薬開始後1〜2週間後に見られることもあり,これは感染症診療の治療の効果を見る時期と重なることもあるため鑑別が難しいところでもあります。

ただ,薬剤師としてこういったアレルギー反応が出る時期をきちんと理解しておくことで,患者の熱が下がらず困っている医師がいた場合に,「薬剤熱の可能性」をそっと示唆することもできるかもしれません(表3)。

 腎機能は改善しているかもしれない

薬剤師は抗菌薬投与後のモニタリングで,その抗菌薬によって副作用は発生してい

其の伍 投与後のここに注目！
1. 投与後のモニタリング？ の巻

ないか？ というところについ目がいってしまいがちです。しかし，もう1点大事なところをおさらいしておきましょう。腎機能です。腎機能の悪化？ いえいえ，逆です。改善しているかもしれないのです。

　患者が悪寒戦慄，高熱を来しており，血液培養からグラム陽性菌が見えたので，抗菌薬を投与するとなった時，あなたは腎機能に応じた抗菌薬の投与設計をするでしょう。その際，腎機能を示す血清クレアチニン値が高く抗菌薬の減量を提案しているのであれば，ぜひその後のモニタリングを行ってください。もしかすると，その患者は高熱が続いていたため，極端な脱水があったかもしれません。血清クレアチニン値の上昇は，それを反映していたのかもしれないのです。入院して適切な補液が開始され，腎障害を含む臓器障害は改善されているかもしれません。

　その際，「よかった，よかった」ではなくて，「腎機能の改善に伴って抗菌薬のクリアランスが上昇しているかもしれない」，または「有効血中濃度域を下回っているかもしれない」という思考を持つことがとても大事です。

　この発想は，なかなか医師にはできません。PK/PDをしっかり理解した薬剤師だけです。感染症診療では感染症の種類によって投与期間が決まっていますが，これはあくまで抗菌薬が間違いなく正しい量で投与されているということが前提になります。適切な期間投与したのに患者が良くならない，そうなった際，感染症のマネジメントは大きく変わることがあります。そうならないためにも，正しい投与量が適切な期間に投与されていることが大事なのです。もし，初回投与設計時に比べて患者さんの薬物動態が変化したかもしれないと感じたら，何度でも投与設計をやり直して，正しい投与量を提案していくよう心がけましょう。

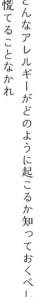

まとめの言葉

一．どんなアレルギーがどのように起こるか知っておくべし。

一．慌てることなかれ

一．感染症診療がうまくいくと各臓器の機能が改善し，抗菌薬の血中濃度は低下する。何度でも投与設計をやり直すべし

【参考文献】
1) 宮本昭正 監，牧野荘平 他 編：臨床アレルギー学 改訂第3版 アレルギー専門医・認定医研修のために，南江堂，2007

其の伍　投与後のここに注目！

2. 副作用発生 の巻

忍よ，薬剤師がだんだん病棟で活躍してくるといろんな相談があるのじゃ．例えば，副作用が出たらどうする？

確かに，副作用の出現時期に患者指導に行くこともありますしね．しっかり勉強します！

うんうん（忍くんが成長してきていることを実感している）

　皆さんは抗菌薬を患者に投与する時，現場でどのように副作用の確認をしているか知っていますか？　看護スタッフの場合，抗菌薬初回投与時に患者のアレルギー歴確認のほか，投与開始後の副作用やアレルギー症状の出現時は速やかに報告するよう義務づけられています．また，開始時，5分後，15分後，終了時とアレルギーなどの記録をつけることもあります．
　万が一の副作用にも対応できるように，日頃から予想される副作用に関しておさらいしておきましょう．

 肝機能が上がってきた！

　抗菌薬投与中によくある副作用として，肝機能障害があります．例えば，ある薬剤を投与していたところ，3，4日後に肝酵素が3ケタまで上昇してきて慌てて中止するといったことがあるのです．抗菌薬関連の肝機能異常はアレルギー性と考えられています．肝機能の異常が疑われる場合は，薬剤の中止あるいは変更を行いますが，化学構造式の異なる薬剤の選択を原則とします[1]．ただし，使用頻度の高いβ-ラクタム系薬はペニシリン系薬，セフェム系薬，モノバクタム系薬，カルバペネム系薬に分類され，いずれもβ-ラクタム環を有しています．このグループ内で交差反応が出現するとは限らないので，仮にペニシリン系薬が肝障害の原因薬剤の場合は，ほかの3系統の薬剤に変更し，慎重に投与してもよいとされています[2]．

其の伍 投与後のここに注目！
2. 副作用発生 の巻

表1 医薬品による血小板減少症の診断基準（米国）

1. 「疑われる医薬品」が血小板減少を来す以前に投与され，かつ医薬品の投与中止により血小板減少が完全に回復し，その状態を維持すること．
2. 「疑われる医薬品」が血小板減少を来す前に投与された唯一の医薬品であること，あるいは複数の医薬品が投与されている場合で「疑われる医薬品」を中止し，他の医薬品は継続投与にもかかわらず上記1を認めること．あるいは複数の医薬品が投与されている場合で「疑われる医薬品」を含めてすべて中止とした結果上記1を認め，その後「疑われる医薬品」以外再投与しても血小板減少を認めないこと．
3. 血小板減少を来す他の原因が除外されること．
4. 疑われる医薬品の再投与によって再び血小板減少を認めること．
   血小板減少と「疑われる医薬品」の因果関係
   　レベル I ： definitive-1,2,3,4, を認める
   　レベル II ： probable-1,2,3, を認める
   　レベル III ： possible-1, を認める
   　レベル IV ： unlikely- いずれも認めない

(George-JN, et al.：Drug-induced thrombocytopenia：a systematic review of published case reports. Ann Intern Med, 129(11)：887,1998 をもとに作成)

 血小板が下がってきた！

　抗菌薬投与中の危ない副作用として，血小板減少があります．厚生労働省の「重篤副作用疾患別対応マニュアル」（平成19年6月発行）にも記載があるように，投与医薬品そのものに起因する場合と，医薬品の代謝産物に起因する場合があります．筆者も何度か，バンコマイシン点滴中に起こる血小板減少を経験しています．これはバンコマイシン誘発性免疫性血小板減少症（Vancomycin-Induced Immune Thrombocytopenia：VIT）といわれており，2007年の「New England Journal of Medicine」に症例報告されています[3]．副作用の判別基準は国内では明らかにされていませんが，米国では表1の基準が作成されています．
　抗菌薬以外にも，プロトンポンプ阻害薬などの酸分泌抑制薬でも血小板が下がることがあります．炎症反応のモニタリングだけではなく，血小板にも注意していくことは重要です．

 クレアチニンが上昇してきた！

　クレアチニン上昇による腎機能悪化もしばしば経験します．薬剤師はどうしても投

表2 AKIN分類による48時間以内の急速な腎機能低下

ステージ	糸球体濾過量（GFR）	尿量
1	血清Cr値上昇≧0.3mg/dL または 血清Cr値上昇150〜200%（基礎値の1.5〜2倍）	6時間以上にわたって0.5mL/kg/時間以下
2	血清Cr上昇>200〜300%（基礎値の2〜3倍）	12時間以上にわたって0.5mL/kg/時間以下
3	血清Cr上昇>300%（基礎値の>3倍）または 血清Cr上昇0.5mg/dLを伴って血清Cr≧4mg/dL	24時間以上にわたって0.3mL/kg/時間以下 または12時間以上にわたって無尿

Renal replacement therapyを受けた場合はステージ3とする。

与開始した抗菌薬の影響と思いたくなりますが，もう少し視点を変えてみましょう。発熱の関係でNSAIDsを投与されていた，神経障害性疼痛によりプレガバリン（商品名：リリカカプセル）が他診療科で処方されていたなど，腎機能低下を招きやすい薬剤が処方されていることが多々あります。また腎機能低下には，48時間以内に急速に腎機能が低下する急性腎障害（Acute Kidney Injury：AKIN）という病態もあります（表2）。薬剤師が得意とする腎機能低下に関する薬剤の情報を担当医やICTと協議できるようになると，感染症診療において薬剤師の存在はさらになくてはならないものとなるでしょう。

なお，このような医薬品による副作用が発生した場合は，施設内の規定に則り副作用報告を行うとともに，「医薬品副作用被害救済制度」について情報提供することも大切です。

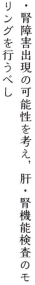

一、肝・腎障害出現の可能性を考え，肝・腎機能検査のモニタリングを行うべし

一、まれな副作用に関しても，アンテナを張って情報収集するべし

一、副作用を疑った場合は，患者に投与されている薬剤の把握に努めるべし

【参考文献】
1) 津川昌也　他：腎・肝機能障害時の抗菌薬適正使用．日本化学療法学会雑誌，49（7）：440-445，2001
2) 斧康雄：特集 抗菌化学療法―薬剤の変更・追加を考慮するとき　治療中に患者の肝機能が悪化した場合．臨床と薬物治療，15（109）：315-318，1996
3) Von Drygalski A et al.：Vancomycin-induced immune thrombocytopenia. N Engl J Med, 356（9）：904-910, 2007

其の伍 投与後のここに注目！
2. 副作用発生 の巻

忍法補足の術

医薬品副作用被害救済制度

「医薬品副作用被害救済制度」とは，病院・診療所で処方された医薬品，薬局などで購入した医薬品を適正に使用したにもかかわらず発生した副作用による，入院治療が必要な程度の疾病や日常生活が著しく制限される程度の障害などの健康被害について救済給付を行う制度です。独立行政法人医薬品医療機器総合機構（PMDA）が業務を担っています。詳細についてはホームページ（http://www.pmda.go.jp/kenkouhigai.html）を参照してください。

また，「医薬品・医療機器等安全性情報 No.296」（2012年11月）の「医薬品副作用被害救済制度の支給・不支給決定の状況と適正に使用されていない事例が多く見られる医薬品について」には，請求件数が増加している中，不支給決定されている割合が14％あると指摘されており，私たち医療従事者による医薬品適正使用の推進が求められています。

医薬品副作用被害救済制度の手続きの流れ

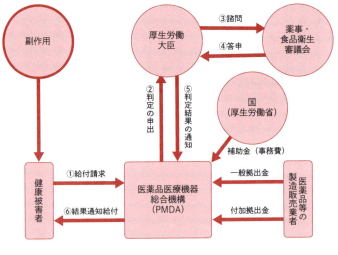

其の伍　投与後のここに注目！

3. その結果，本当に大丈夫？ の巻

 師匠，バンコマイシンのトラフ結果が40μg/mLです。どうしましょう？

 その値は本当にトラフかな？

 えっ，どういうことですか？

 最近の検査値であるか？　確認しよう！

　多くの病院が電子カルテとなり，いつでもどこでも診療記録や検査値などを確認できるようになりました。しかし，よく考えずに検査値を見て誤った解釈をすることもしばしば見受けられます。例えば，腎機能や体重の最新データを見たつもりでも実は去年のデータだったりすると，薬剤の投与量も大幅に変わってくることもあります。緊急入院となりバンコマイシンなどのシミュレーションを依頼され，電子カルテから体重データを見る時も，「いつのデータか？」，「病態は？」など気をつけながら行う必要があります。体重のデータがない時は医師に確認する必要もあるのです。

 バンコマイシンの検査データとしてのトラフ値

　バンコマイシンのトラフ値も同じで，よくありがちなのは，バンコマイシン初回投与前にシミュレーションをして予想では12μg/mL付近のはずが，検査データでは5μg/mL付近または40μg/mL付近！　この時，考えるべきことは次の3つです。

①シミュレーション時に，腎機能（血清クレアチニン）の補正などを行ったか？

其の伍 投与後のここに注目！
3. その結果，本当に大丈夫？の巻

②バンコマイシン投与何回目にトラフ値を測定しているか？
③トラフ値の測定時間は正しかったか？

①血清クレアチニンの補正

　クレアチニンクリアランス推算式（Cockcroft-Gault の式）を用いる血清クレアチニン値は，筋肉で作られる老廃物の1つであるため，筋肉量に依存します。高齢者は筋肉量が落ちていることが多く，血清クレアチニンが 0.4mg/dL と見かけ上よくなります。この見かけの腎機能で計算すると，倍近くの投与量になることもあり危険です。高齢者の場合で血清クレアチニンが 0.6mg/dL 未満の場合は，0.6mg/dL と補正して計算することが重要です。また，筋肉質な若者も見かけより腎機能が悪くならないように注意が必要です。

②バンコマイシン投与 4～5 回目以降にトラフ値測定

　通常，バンコマイシンが定常状態に達していると考えられている 4～5 回以上投与した後（3 日目以降）にトラフ値を測定するのが一般的です。しかし，3 日目以降にトラフを測定するものだと勘違いしていると，腎機能が低下している患者への投与は 1 日 1 回のこともあるため，3 日目では定常状態には達しておらずトラフ値が低めに出ます。さらに，血液透析患者である場合は，通常バンコマイシンを投与して 1 週間以内に測定することとなっています。出ているトラフ値がバンコマイシン投与後いつ測定したのかも重要です。

③トラフ値の測定時間

　バンコマイシンのトラフ値は，投与 30 分以内に測定することになっています。また，血液透析患者では，血液透析前に行うことになっています。しかし，医師が検査オーダーする際に指示を出し忘れると，ほかの血液検査と同時に採血を行うことがあり，トラフ値ではなく投与直後や投与 4 時間前などに測定してしまっていることがしばしば見受けられます。トラフ値が予想と大幅に違う場合，再度投与設計を行う前に必ず採血した看護師に採血時刻を確認してから行うことが重要です。さらに，トラフ値の採血オーダーをする時も必ず採血時間を指示してもらうよう，医師に働きかけることも大切です。

　このように，看護師や医師などにためらいなく確認をとるには，やはり日頃からのコミュニケーションを大切にすることが必要です。カンファレンスなどに参加するのも重要ですが，病棟の新年会や忘年会などにも参加するのも意外と大事かも…。

トラフ値の測定タイミングは，どの薬剤でも基本的には投与直前ですが，ピーク値は薬剤によって異なるのでさらに注意が必要です。ピーク値とは最高血中濃度とは違い，組織濃度が最も高くなっている時点での血中濃度のことです。そのため，薬剤によりピーク値になる時間は違い，バンコマイシンは点滴終了後1～2時間，アルベカシンは点滴開始1時間後となりますので注意しましょう。

バンコマイシンのトラフ値の測定は1週間に1回でよい？

　TDMにて投与量を変更した場合は，もちろん再度トラフ値を4～5回投与直前に測定する必要がありますが，バンコマイシンのトラフ値は適正であっても，血行動態が不安定な場合やバンコマイシンの1日投与量が3～4gになる場合は，再度トラフ値を測定する必要があります。また，腎機能が悪化している場合やNSAIDsの頓服使用時，造影剤使用後，心不全や腹水に対して利尿薬を使用している場合，下痢などで脱水を来している場合などは，短い期間で再度トラフ値を測り，評価する必要があります。

　通常TDMは定常状態で測定することが望ましいとされていますが，テイコプラニンは例外です。テイコプラニンは，半減期が長いため反復投与の14日目で定常状態の9割に達するとの報告があります。実臨床では14日も待って評価できないため，定常状態に達する前にTDMを実施せざるを得ない現状があります。そこで，テイコプラニンのTDMの測定は，4回目ではなく，4日目のトラフ値を測定する必要があり，前回投与から18時間以上経過してから行うこととされているので注意が必要です。

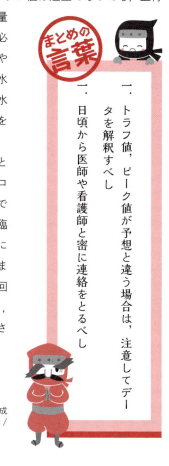

まとめの言葉

一．トラフ値，ピーク値が予想と違う場合は，注意してデータを解釈すべし
一．日頃から医師や看護師と密に連絡をとるべし

【参考文献】
1）日本化学療法学会／日本TDM学会 抗菌薬TDMガイドライン作成委員会　編：抗菌薬TDMガイドライン2016，日本化学療法学会／日本TDM学会，2016

其の伍　投与後のここに注目！

4. その抗菌薬，いつまで投与するの？の巻

　「抗菌薬の投与期間ってどうしたらよいですか？」ってよく聞かれるのですが，よくわかりません

　ふむ，標準的な治療期間については，前におさらいしたのを覚えておるかの？

　はい…

　あとは患者背景も考慮せねばならん。では少し，投与期間について考えてみるかのう

抗菌薬の投与期間

　「その抗菌薬っていつまで投与するの？」という質問は結構ありますよね。「熱もCRPも下がってるし，白血球数も正常化したからもういいんじゃない？」，「落ち着いてきたけど，怖いからもう少しだけ投与したい」という声も，現場にいるとよく聞こえてきます。

　では，抗菌薬の投与期間というのはどのように考えたらよいのでしょう？　抗菌薬の投与期間はある程度標準的な期間が決まっているわけですが，熱がだらだら続いていたり，CRPが下がらないからといっていつまでも抗菌薬投与を続けていると，副作用や耐性菌などの問題が出てきます。逆にCRPが正常化したという判断だけで抗菌薬を中止すると，再発のリスクが高くなる場合もあります（心内膜炎や骨髄炎，血流感染症など）。したがって，感染臓器，原因菌を考慮したうえで抗菌薬の投与期間を考えなければなりません。また，患者背景によっても影響を受けます。本稿では「投与期間」の背景について少し考えてみましょう。

抗菌薬の臓器移行性に注目

感染臓器から考えると，血行が悪いところ，すなわち抗菌薬の移行性が悪いところに関しては一般的に投与期間が長くなります．代表的なものには，骨髄炎がその例といえるでしょう．

では，デバイス感染だとどうでしょう？　例えば人工関節が入っていて感染を起こしてしまった場合，特にそれを取り除けない場合には，数カ月，数年，あるいは生涯にわたって薬を投与というケースも出てきます．デバイス感染では，バイオフィルムの影響により抗菌薬の移行性が格段に悪くなっているのです．また，深部膿瘍についても同じように考えることができます．したがって，これらの感染症ではソースコントロールの可否を含めて投与期間を考えなければならないのです．具体的に深部膿瘍のケースだと，通常は4〜6週間が目安となりますが，膿瘍の治療は原則膿瘍が消失するまでとなりますので，ソースコントロールが不十分であれば，さらなる治療が必要になるケースも出てくるということです．

患者背景や原因菌にも注目

尿路感染症を考えてみましょう．閉経前の女性の膀胱炎を考えた時，急性単純性膀胱炎では通常3日（〜7日）が標準的な治療期間です．ここでいう単純性というのは，合併症のない状態のことを意味します．では，複雑性膀胱炎ではどうでしょうか．複雑性というのは，尿路や全身に基礎疾患を有する場合のことをいいます．例えば前立腺肥大や膀胱がん，尿道狭窄などの解剖学的・機能的な尿路異常だけでなく，糖尿病やステロイドなどによる免疫低下の状態も含まれます．この場合，単純性膀胱炎に比べ治療期間は長くなり，通常7日（〜14日）となります．しかし，抗菌薬治療以外に重要なこととして適切な尿路管理が必要となり（尿路閉塞の解除など），場合によっては14日以上の治療期間を要する場合もしばしばあります．

では，原因菌についてはどうでしょうか．カテーテル関連血流感染症で考えてみると感染源を除去できる場合，免疫抑制がない場合は10〜14日と紹介しましたが（p026 表1参照），原因菌によって厳密には異なります．

表皮ブドウ球菌などのいわゆるCNS（*Coagulase-Negative Staphylococcus*）が原

其の伍　投与後のここに注目!
4. その抗菌薬, いつまで投与するの? の巻

因菌の場合, 抗菌薬の投与期間はカテーテル抜去後5〜7日になります。一方, 黄色ブドウ球菌が原因菌となると, CNSに比べてさらに延長され, 投与期間はカテーテル抜去後14日またはそれ以上になります。これは, 黄色ブドウ球菌とCNSの病原性の違いがその原因の1つといわれています。またここで, 投与期間が14日以上になる時はどのような場合かといいますと, 心内膜炎を合併している場合, 糖尿病, 免疫抑制状態 (好中球減少やステロイド, 免疫抑制剤使用など) などを指します[1]。やはり, ここでも投与期間を設定するために感染臓器や患者背景が影響してくるのです。

そのほかにも結核菌の治療では, リファンピシン, イソニアジド, エタンブトール (またはストレプトマイシン), ピラジナミドの4剤を2カ月間使用し, その後リファンピシンとイソニアジドを4カ月間使用する治療法が標準的ですが, 副作用などでピラジナミドが使用できない場合は, リファンピシン, イソニアジド, エタンブトール (またはストレプトマイシン) を2カ月間使用し, その後はリファンピシンとイソニアジドを7カ月間使用と, 標準的な治療法に比べて治療期間を延長させなければなりません[2]。患者に使用できる薬剤によって治療期間が異なってくる代表的な例といえるでしょう。

本稿では, 抗菌薬の投与期間について紹介しました。抗菌薬の投与期間は感染臓器, 原因菌に加え, 患者背景を考えることが重要となりますので覚えておきましょう。また, 投与期間の設定は, その感染症が改善していることが前提になります。

まとめの言葉

一、投与期間は, 発熱, 白血球, CRPだけで決まるものではないことを理解すべし

一、抗菌薬の投与期間は感染臓器, 原因菌, 患者背景を考慮して設定すべし

【参考文献】
1) Mermel LA, et al.: Clinical Practice Guideline for the Diagnosis and Management of Intravascular Catheter-Related Infection: 2009 Update by the Infectious Disease Society of America. Clin Infect Dis, 49 (1): 1-45, 2009
2) JAID/JSC 感染症治療ガイド・ガイドライン作成委員会　編: JAID/JSC 感染症治療ガイド 2014, 日本感染症学会・日本化学療法学会, 2014

其の伍　投与後のここに注目！

5. 熱が下がって，白血球も下がってきた …時の恐ろしさ の巻

 昨日病棟で抗菌薬の相談を受けて，バンコマイシンが開始になった患者の検査値を（電子カルテで）確認しているのですが，昨日 20,000 個 /mm³ もあった白血球が下がってもう正常値(4,500 個 /mm³)です。あ，発熱も陰性化していますし，一安心ですね！

 ほう…。それで血圧や脈拍はどうじゃ？

 血圧は収縮期で 79mmHg，脈拍は 120 回 / 分みたいですね。心房細動でもあるのでしょうか？

 今すぐ病棟に行って医師や看護師と情報交換し，詳細な情報を集めるのじゃ !!

 ### 最初に電子カルテから患者情報を得るのは正しいアプローチではない

　上記のやり取り，最初の忍くんのコメントはよく薬剤部内で聞かれます。しかし，珍しく師匠の方が慌てていますね。忍くんにいったいどんな問題があったのでしょうか。実は，この患者は意識レベルが低下し，敗血症性ショックが進行しており，まさに救命困難な状態にある可能性があったのです。

　病棟で薬剤師が最初に患者に対して介入する際，まず見るものは電子カルテです。電子カルテでできるだけ詳細に患者の情報を抽出して，服薬指導に向かいます。この流れは服薬指導を行う場合には，全くの正当なアプローチです。しかし，患者の治療に当たる場合には，必ずしも正しいアプローチとはいえません。

　医師にとってみれば，全く情報のない状態で患者が目の前に現れた時に，診療は始まります。そこで医師は患者とのやり取り，診察を介して，診断・治療に当たるのです。その時，「どんな検査をどのような目的で行うのか」という理由を持っているからこそ，得られる検査データに意味があるのです。一方，先に検査データを見た薬剤師が

どのように考えるかといえば、異常値を見つけて「このような疾患の患者なのか？」、もしくは正常値を見て「一安心」という、いわば先入観に近いものを覚えてしまうのです。

薬剤師は診断を行うわけではないので、必ずしも医師と同じアプローチをする必要はありません。しかし、「抗菌薬を選択する」という行為は、診断行為に近いものがあります。少なくとも治療に対するアプローチは、通常の薬剤師のアプローチと医師のアプローチは異なるという点、そして通常の薬剤師のアプローチには危険性が伴っている、ということは理解しておかなければなりません。

ある時点における白血球数の正常値は、意識レベルの低下を捉えるものではない

この患者の場合、恐らくは昨日からのイベントに伴い、注意深いモニタリングがなされており、意識レベルが変化したならば、いち早く看護師が察知し医師に報告していることでしょう。その際医師が考えることは、患者状態の悪化です。患者状態の悪化を示唆する客観的な所見を集めるために、血液検査オーダーを提出したり、バイタルサインをとったりします。その際考えておくべきことは、昨日 20,000 個/mm^3 もあった白血球は多少上がっていても大きな所見とはいえませんが、むしろ急激に下がっていれば、白血球の急激な消費を意味しているだろう、ということです。しかしより大事なことは、上下どちらに傾いていても、現在の患者に対するアプローチとして大きく変わることはないという点です。

意識レベルの低下は脳の異常による場合を含めてなど多岐にわたりますが、今回は細菌感染症の悪化によるものとして話を進めていきましょう。

患者を直接観察できない薬剤師は、バイタルサインの記録に目を向けるべき

患者を見ろ（観ろ、診ろ、視ろ、看ろ）とはよくいいますが、薬剤師は見てもよくわからないことが多いのです。そういう教育を受けていないから当たり前なのですが、ほかの医療従事者からなかなか理解されません。SpO$_2$ は何を見ているのかなど基本的な教育を受けていないために、臨床現場に出てから、数少ない経験をもとに少しずつ理解を進めていくわけです。しかも、毎日その経験が得られるわけではありません

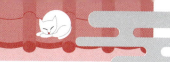

ので，患者を観察する経験値を稼ぐことは極めて困難であるといえます。

では，どうするべきなのでしょうか．薬剤師は通常病棟に1人程度しか配置されていませんし，1日中張りついて患者の状態観察を行うことは不可能です．よって，現実問題として，筆者も患者の状態を把握する時に，まず電子カルテを見ることがよくあります．上述した通り，まず電子カルテを見る行為は，患者の治療にあたる場合必ずしも正しいわけではありませんので，正しい流れに近づけるような工夫が望まれます．

例えば，まず見る事項は，バイタルサインの推移や看護師と患者のやり取り，細菌検査の提出やその確認などです．その中でも1つお勧めしたい項目が摂食状況です．

かぜをひいて体調が悪いと食欲がなくなりますよね？ 摂食状況は極めて重要な確認事項であり，特に「本日」という点で見るのではなく，「数日間の経過，推移」として捉えることが重要です．「こんな検査値を持っているかな」，「こんな検査データの推移をしているかな」という想定を行った後に，血液検査値を見ます．

最初のやり取りで，師匠は血圧や脈拍の確認をしています．「収縮期血圧79mmHg，脈拍120回/分」という値を見れば，より詳細な情報が必要であることはすぐにうかがうことができます．むしろ白血球や発熱の正常値という値はあってもなくても，より詳細な情報の必要性は変わりません．では，薬剤師が必要とする詳細な情報とは何でしょうか．

抗菌化学療法にあたる薬剤師に最も必要なのはPK/PD

抗菌化学療法に対する薬剤師への期待とは何でしょうか．何よりもまず原因菌に対して十分に効果のあるとされる抗菌薬を選択し，組織における抗菌薬の濃度を十分に保つための投与量，投与方法を"確約"することです．確約するために必要な理論こそ，PK/PDなのです．

今回のやり取りの中で，詳細な情報を集めるよう指示がありました．医師が理由（仮説）を持って検査オーダーを出すのと同様に，薬剤師も，仮説を持って詳細な情報を集めに行かなければなりません．その仮説は必ずPK/PDによるものを含んでいなければならないのです．

「病棟で質問を受けて選択したバンコマイシンが投与開始となり，その後状態が悪化した」という事実に対する重要なPK/PDに関する仮説とは何でしょうか．いくつ

か挙げてみましょう。

> ①原因菌の推定が間違っている。
> ②原因菌に対する効果がない。
> ③原因菌が抗菌薬の移行しないところにいる。
> ④投与量が不足している。

いろいろ思いつきますね。このような仮説を1つ1つ消していくことが重要であるといえます。特に，③，④の理由で患者状態が悪化した場合，薬剤師として最も求められている役割に応えられていないといえます。この役割をしっかりと請け負うことで信頼を得ることができますし，次へのアプローチに速やかに移行することができるのです。つまり，抗菌薬の選択を行う場合には，最初からこれらの仮説を立てなくてよいように考えておくと効率的ともいえます。

体温や白血球の情報を見る時は，総合的に判断を

勘違いしてはいけないのは，体温や白血球の情報があたかも不要であるかのような捉え方をすることです。それは誤解であり，うまく使うことで診療はしやすくなります。

今回のエピソードとして，白血球の低下を見る時に，同時にバイタルサインを見ていれば，白血球の低下が患者状態の悪化を示唆する1つの所見として捉えることができます。つまり，感染症を発症して抗菌薬が投与された次の日のバイタルサインが「収縮期血圧79mmHg，脈拍は120回/分」であれば，高い確率で悪化していると考えられるのです。

もちろん，忍くんの言う通り，頻脈性心房細動による一時的な血圧低下である可能性もあります。抗凝固薬などを飲んでいれば，より可能性が高まってしまいますね。しかし，そこに急激な白血球の低下という所見があればどうでしょうか。より細菌感染症による患者状態の悪化を示唆する所見として，意味のある情報になります。どちらにしてもその原因をしっかり考えなければなりませんが，何かを判断するための情報は，多ければ多いほど確実な状態把握に結びつきます。1つの情報のみならず，総合的に判断することが必要です。

治療が成功すれば，白血球は上昇する!?

　極度の炎症では白血球が減少します。その理由はそれほど多くの白血球を消費しなければならないからです。白血球の役割は，炎症性サイトカインを放出して多くの免疫系細胞を呼び寄せたり，自身が活性酸素を放出したりなど，多様な方法で殺菌を試みます。つまり，炎症が白血球を呼び，さらに炎症を呼ぶ，この状態をサイトカインストームともいい，極度の炎症状態になり白血球が枯渇し，低下していくのです。そこに抗菌薬の適切なサポートがあれば，白血球の仕事がぐっと楽になり，このストームに待ったをかけることができます。そこで適切な白血球数につながりますので，この後，白血球数は上昇します。つまり，白血球の上昇は，患者状態の改善につながっていることを示しているのです。

 ## チーム医療を展開することで，判断の誤りを最小限にできる

　少なくとも血液検査データの見方は，薬剤師独特なものであってはなりません。一方で，臨床現場的な目線，医師や看護師の目線を追うばかりに，診断や状態把握等を，看護師などを出し抜いて行おうとする発想につながる可能性があるのですが，それは完全に誤りです。

　感染症治療はチームで行わなければなりません。だからこそ近年，薬剤師に対する期待が増しているといえます。チームで行うということは，診断と治療方針の決定は医師，観察は看護師，細菌検査は細菌検査技師，そして抗菌薬の効果を最大化するのは薬剤師というように，専門性をまず発揮することが重要です。多少のカバーし合う点はあるべきですが，お互いの意見交換を大切にして尊重し合うようなチームを，患者はきっと望んでいるはずです。

まとめの言葉

一，1つの情報だけで患者状態の把握をしてはならないことを忘れるべからず

一，チーム医療をコンセプトに，情報共有を図っていくべし

其の伍　投与後のここに注目！

6. 感染症治療の新旧バイオマーカー の巻

　CRPやWBCを見る時の注意点はわかりました。ほかに何かもっとわかりやすいバイオマーカーってないものですか？

　むむ，新しいバイオマーカーも見いだされているのじゃが，まだまだ問題点は残されておる．大事なことはバイオマーカーの数字のみに左右されないということじゃ

 新しいバイオマーカー

プロカルシトニン（PCT）
・細菌感染症とそれ以外を判断できるかもしれない？
　PCTは，正常ではカルシトニンの前駆体として甲状腺C細胞で合成されています．健常人ではPCTのまま血中に遊離することはないのですが，細菌よる重篤な感染症においては，その菌体や毒素などの作用により産生されたTNF-αなどの炎症性サイトカインの刺激によって，PCTが肺・腎臓・肝臓・脂肪細胞・筋肉といった全身の臓器から産生され，これが血中に遊離されます．
　一方，真菌やウイルスの単独による感染症ではPCTは増加しにくいという報告もなされていて，このような特徴から，血清PCT測定は重症細菌感染症の鑑別に有用ではないかと注目を集めるようになっているのです．PCTはWBCなどの血球成分からは分泌されないので，ステロイドや抗がん薬（WBCに影響を与える薬剤）を服用している場合でも，PCTは影響を受けません．さらに，CRPに比べて早期に血液中に観測されるので，感染症の早期発見にも有用とされています．

・問題点
　残念ながら患者の状況によっては，偽陽性，偽陰性となる場合があります（**表1**）．重症外傷や外科的侵襲，化学性肺炎などではPCT値が比較的高値になるため，場合によっては偽陽性の可能性も否定できなくなります．逆に，感染の急性期，軽症例や局所の感染症などでは，PCT値の上昇を認めないことがあります．したがって，PCT

が低値であったとしても細菌性感染症を容易に否定することはできなくなります。特に基礎疾患を有する患者や小児・高齢者など感染が重篤化しやすい例では、PCT値のみで感染症の有無を判断することは、とても危険ということになります。

プレセプシン（P-SEP）

・もしかしたら敗血症診断に有用かもしれない

P-SEPは、敗血症患者の血中で高値を示すマーカーとして2002年にわが国で発見され、2012年には多施設での臨床研究が行われました[1]。その結果、現時点では次のことがわかってきています。

表1 偽陽性と偽陰性

偽陽性
・生後間もない新生児
・急性呼吸促迫症候群（ARDS）
・急性熱帯熱マラリア
・深在性真菌感染症（カンジダ、アスペルギルス）
・重症外傷・外科的侵襲
・重度熱傷
・熱中症
・化学性肺炎
・成人型スティル病
・ホルモン産生腫瘍（甲状腺髄様がん、肺小細胞がんなど）
・サイトカイン・ストーム状態

偽陰性
・感染の急性期
・軽症感染
・局所感染
・亜急性心内膜炎

〔Christ-Crain M, et al.：Procalcitonin in bacterial infections--hype, hope, more or less? Swiss Med Wkly, 135（31-32）：451-460, 2005をもとに作成〕

---

①敗血症の診断に際し、より早期に上昇する
②侵襲の大きい外傷・熱傷・外科手術などの影響を受けにくい
③臨床経過（重症度）をよりよく反映する

こういったことから、P-SEPは、敗血症の診断・治療・効果判定に有効かもしれないという点で期待されているバイオマーカーです（表2, 3）。

ただし、真菌感染症、ウイルス感染症などの臨床データがまだ少ない点、腎機能低下例でP-SEP値は高値を示したとの報告もあり慢性腎不全患者、特に血液透析患者では結果の解釈に注意を要する点、P-SEPは発熱性好中球減少症やステロイドの影響などでの報告例は少なく、偽陽性・偽陰性を示す疾患についての情報が少ない点など、まだまだ解明されるべき課題が残っています。

6. 感染症治療の新旧バイオマーカー の巻

表2 SIRS群47例と敗血症群103例に対する両検査の比較

	感度	特異度	全体一致率	陽性反応的中率	陰性反応的中率
P-SEP	94.2% (97/103)	68.1% (32/47)	86.0% (129/150)	86.6% (97/112)	84.2% (32/38)
PCT	88.3% (91/103)	72.3% (34/47)	83.3% (125/150)	87.5% (91/104)	73.9% (34/46)

表3 外傷症例におけるP-SEPとPCTの比較

	来院時の陽性率	来院翌日の陽性率
P-SEP	20.8% (5/24)	8.3% (2/24)
PCT	25.0% (6/24)	41.7% (10/24)

今後，将来にわたって研究が進み，すばらしいバイオマーカーが発見されてくるかもしれませんが，現在のところ1つのバイオマーカーだけで臨床現場で直面するさまざまな病態を説明できるものはありません．感染症治療でよく遭遇するケースでCRPが高いから抗菌薬，CRPが高いから抗菌薬が終了できないというCRP依存症が問題になりますが，今後，これらの新しいバイオマーカーが普及すると，今度はそれぞれのバイオマーカー依存症になってしまい，ついにはPCTやP-SEPが「CRP化」してしまう危険もあります．感染症治療にはこれから先さまざまなバイオマーカーが出てきたとしても，患者の全身状態，原因菌の培養結果をもとに複数のマーカーを補助的に用いて総合的に判断・評価していくことがとても重要なことなのです．

まとめの言葉

一、感染症診療では一つのバイオマーカーの数値だけで判断するべからず

一、患者の臨床症状と培養結果，複数のマーカーを使って総合的に判断・評価していくべし

【参考文献】
1) Endo S, et al.：Usefulness of presepsin in the diagnosis of sepsis in a multicenter prospective study．J Infect Chemother，18（6）：891-897，2012

7. ソースコントロールはできていますか? の巻

抗菌薬の効果が不十分な場合のアプローチとして,何を行うか答えよ!

不十分な場合ですか。やっぱり薬剤師としては投与量不足の可能性は避けたいですね

さよう。今回は少し視点を変えて,体のクリアランスの要因ではなく,原因菌側の要因で投与量不足になるのならば,物理的に除去できないかを考えるのじゃ!

 ### 感染症治療における抗菌薬の役割は,治療成功のための1要素に過ぎない

　感染症治療において抗菌薬は極めて重要な役割を果たすのは間違いありませんが,その重要性のみが先行することがあります。より重要なことを忘れがちなのです。例えば,子供が砂場で遊んできて泥だらけになった手を差し出してきた場合,あなたなら何をするでしょうか。きっと,洗面所などでせっけんを使って手を洗うよう諭すことでしょう。でもいきなり消毒用エタノールやオキシドールなどを使うことはありませんよね。感染症治療における抗菌薬の役割もこれと同様であるべきなのです。

　つまり,感染症の治療のためには,そもそも物理的な除去ができないかをまず考えなければなりません。感染症はどこかの臓器の感染巣(ソース)において菌が増殖してあふれ出し,体側の反応のみでは制御できなくなった状態ともいえます。そして,抗菌薬の役割は菌を殺菌することですが,ソースに存在する菌,およびあふれ出した菌に対する殺菌様式は異なることを理解する必要があります。あふれ出した菌の殺菌は,抗菌薬の得意とするところです。抗菌薬と菌が1対1の関係で結びつくからです。

　一方,ソースに存在する菌は,ソースがどのようなものかで大きく異なります。例えば,単純尿路感染症による逆行性の血流感染症を示している場合,ターゲットは血中へあふれ出した菌,そしてソースである尿路の菌といえます。尿路ならば多くの抗菌薬の排泄臓器でもあるために,血中よりも濃度が高く保たれます(透析患者ならば,

思ったほどの高い濃度を得られない可能性は，薬剤師なら理解しなければなりませんね）。よって，抗菌薬の効果はソースでも十分に発揮されることでしょう。

しかし，尿路に何かしらのデバイスが挿入されていれば話は全く別になります。デバイスとは膀胱内留置カテーテルや尿管ステントなど，いわゆる生体外のものを指します。

菌がバイオフィルムを形成し，抗菌薬が効きづらくなる

バイオフィルムとは強固な菌の集合体であり，多糖体を主成分とする glycocalyx などの細胞外マトリックスで構成されます。これは複数菌種を巻き込んで構成していることもあります。バイオフィルムは，体内の組織，臓器で作られることももちろんありますが，デバイスにおいてよく認められます。体内の組織，臓器は四方から免疫作用を受けますが，デバイスは表面しか免疫作用を受けられないためです。

このバイオフィルムという状態により，抗菌薬の効果は激減します。抗菌薬は菌と直接作用することによって殺菌作用を示しますが，バイオフィルム内への抗菌薬の移行が激減するために，その直接作用が極めて困難になるからです。その移行性は，1,000 分の 1 になるともいわれます[1]。ということは，抗菌薬の投与量は 1,000 倍にする必要があるということですが，副作用の問題などがあり，現実的に可能とはいえません。この事象が体の要因ではなく原因菌側の要因で，投与量不足が生じていることを指しています。そこで，物理的に除去しなければならない事実に直面します。しかし本質としては，先ほどの子供の手洗いに代表されるように，まずソースを物理的に除去すること，いわゆるソースコントロールの可能性を考えなければなりません。

ソースコントロールが簡単でない場合，抗菌薬だけで様子を見ることもある

上述した通り，デバイスをまず除去する可能性を考えますが，簡単ではない場合も往々にしてあります。一時的に留置されている中心静脈内留置カテーテル 1 つとっても，1 度抜去したならば再挿入が極めて困難なケースが想定される場合，カテーテルを抜去せずに何とかならないかと考えることがあるのです。

例えば血小板減少が進行しており，カテーテルの再挿入が出血のリスクを極めて増大させてしまう場合などがあります。よって，これらの侵襲的な介入は，常にリスク

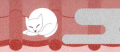

とベネフィットを考慮して行う必要があります。薬剤師としてソースコントロールを考え，中心静脈内留置カテーテルを抜去する必要があると判断した場合，「抜去してください」とむげにコメントしてもうまく伝わらないこともあります。再挿入する必要があるか，そして出血のリスクはどの程度あるのかなどをあらかじめ考えてアプローチすることで，建設的な意見交換が期待できます。しかし，ソースコントロールせずに抗菌薬だけで何とかしようとする選択肢は，ソースコントロールした場合よりも確実に治療期間が長くなり，治癒率が低下することは押さえておくべきでしょう。

デバイスだけでなく膿瘍や疣腫（ゆうしゅ），そして消化管穿孔なども

ほかにもソースコントロールが可能な疾患，そしてそれが困難になる可能性はいくつもあります。例えば深部膿瘍のケースです。膿瘍も菌の集合体であり，抗菌薬の移行が極めて難しくなっている状態です。肝膿瘍や脳膿瘍，腹腔内膿瘍，膿胸などさまざまなところで問題となります。膿瘍を治療しようとする場合，まず考えるべきは「膿瘍のソースコントロールありき」の抗菌薬投与です。膿瘍はよくカテーテルを用いたドレナージが行われ，その実施可能性を必ず模索する必要があります。難しい場合，例えば多発膿瘍の場合などは膿瘍へのアクセスが困難であることから，実施可能性は低くなります。腹腔内ならば開腹洗浄なども行われますが，手術に耐えることができる体なのかという点を議論する必要があります。

疣腫（vegetation）とは，感染性心内膜炎の場合によく議論になります。感染性心内膜炎とは，心内膜に疣腫と呼ばれる菌塊が付着している病態です。原因菌によっては急激に弁破壊を示すために，迅速な対応が必要です。手術による弁置換術が適応となり，特に10mm以上のサイズが認められる場合にはほぼ必須といえます[2]。小さい時には抗菌薬だけで様子を見ることもあります。しかし，感染性心内膜炎の場合のソースコントロールは，疣腫だけではありません。そもそも，どうやって心臓内に細菌が到達したのでしょうか。ほとんどの場合，血行性に感染していますので，どこから血管内に入り込んだのかという侵入門戸をシャットダウンする必要があります。例えば，腸腰筋膿瘍が合併していることで血行性感染につながっている場合には，そこもドレナージする必要がありますね。

そして，消化管穿孔に伴う腹腔内感染症の場合は，もちろん腹腔内洗浄などはソースコントロールとして行われますが，穿孔部位の同定処置を行わなければ，消化管か

ら腹腔内へ絶え間なく菌が流入することになります。このように菌のアクセスルートを遮断することも，ソースコントロールといえます。重度の熱傷の患者の場合，皮膚というバリアが破たんしていますので，そのソースコントロールとしては，デブリードマン，植皮などが挙げられるでしょう。

ソース探索のためには最大限の労力を

ソースコントロールは感染症治療ではまず考えなければならない，極めて必須のものですが，実施可能かどうか，うまくいくかどうかは症例ごとに異なります。何事も，うわべだけではなくその本質を理解する必要があるとはいいますが，感染症診療においてはその本質を理解したところでうまくいかない（ソースをコントロールできない）こともあるのです。ソースコントロールできない場合，どのようにすれば可能になるのかということも，治療過程の中で常に模索しなければなりません。また，ソースのもっともらしさは言えても，証明しがたい感染症の代表的なものとして，消化管粘膜の異常に基づくバクテリアルトランスロケーション（Bacterial translocation：BT）などもあります。BTを想定したソースコントロールは極めて困難ですが，少なくとも，その本質を理解しようとしたか，という姿勢は問われます。

> 一，ソースコントロールは抗菌薬開始と同時に必ず考慮するべし
> 一，抗菌薬の移行性が激減するようなソースの場合，投与量不足と同じことが生じており，投与量調整では解決できないことを理解するべし
> 一，ソースコントロールできない場合，できる場合に比べて治癒率は低くなることを理解するべし

【参考文献】
1) Bjarnsholt T, et al.: Applying insights from biofilm biology to drug development -can a new approach be developed? Nat Rev Drug Discov, 12(10): 791-808, 2013
2) 合同研究班（日本循環器学会，日本胸部外科学会，日本小児循環器学会，日本心臓病学会）：感染性心内膜炎の予防と治療に関するガイドライン（2008年改訂版），2008

其の伍　投与後のここに注目！

8. 効果があった！　その基準は？ の巻

抗菌薬の効果って，何を指標にすればよいでしょうか？

感染臓器によって視点が異なるのじゃ。すなわち，臓器特異的なパラメータとその感染症の自然経過について知っておくことが重要じゃのう

 抗菌薬の効果判定？

　抗菌薬の効果，すなわち治療効果の判定はどのようにしたらよいでしょうか？　発熱，CRP，白血球数などが実際の臨床現場ではよく使われている印象です。しかし，これらのパラメータは，必ずしも感染症に特異的なものではないため，このパラメータ"だけ"を使って効果判定することは非常に危険です。効果判定にはバイタルサインの評価はもちろん，臓器特異的なパラメータを併せて見る必要があり，さらにその感染症の自然経過についても知っておく必要があります。

 臓器特異的なパラメータを理解し，自然経過を知ろう

腎盂腎炎
　例えば腎盂腎炎の症状といえば，頻尿や排尿時痛，側腹部痛や有名なものとして肋骨脊柱角殴打痛（CVA殴打痛）があります。臨床効果を考える時には，これらの症状の改善を見なければなりません。そして尿所見から，膿尿の改善，菌の消失などを確認することも重要なパラメータとなります。また，通常腎盂腎炎は発熱を伴うのですが，解熱までに3日ほどかかります。したがって，この自然経過を知っておかないと，2日目に「熱が下がらないんです！」といって，バイタルやパラメータの改善にもかかわらず誤った抗菌薬の変更を誘導しかねません（特に広域スペクトルな抗菌

薬に…）。この場合は，自然経過を知ったうえで，臓器特異的なパラメータを見て評価する必要があります。

肺炎

次に，肺炎の場合はどうでしょうか。肺炎では呼吸状態を見ることがやはり重要です。呼吸数や，酸素化の指標である SpO_2 や P/F（PaO_2/FiO_2）比などの情報が効果判定には重要になってきます。これらの指標が改善していなければ，肺炎の状態はよくなっていないと考えられるわけです。そして，肺炎の悪化は胸部エックス線写真にすぐに反映されるといわれていますが，改善に関しては，よくなっているにもかかわらず胸部エックス線写真上の陰影はしばらく残ってしまうといわれています。腎盂腎炎同様にこれを知っておかないと，誤った評価をしてしまう可能性があります。きちんとした効果判定を行うためには，臓器特異的なパラメータや自然経過について理解しておくことが重要となります。

これらの臓器特異的なパラメータが改善しない場合や自然経過から逸脱する場合，例えば先ほどの腎盂腎炎で，3日経っても解熱しない場合などは別のことを考慮しなければなりません。例えば，尿路閉塞や膿瘍の存在などです。こうなると，閉塞の解除やドレナージが必要になってくるわけです。もちろんこの時，抗コリン作用を持つ薬剤など尿閉塞の原因となりそうな薬剤の確認を忘れないようにしておかなければなりません。

 発熱が続くのは感染症だけが原因？

一般的には適切な治療により各感染症の標準治療期間を満たし，かつ臓器特異的なパラメータが改善していれば抗菌薬の治療を終了することができると考えられます。しかし，それを満たしても，「熱が続いているし，抗菌薬がやめられないんだよね」というケースが時折見られます。もちろん，上記に述べたような膿瘍の存在や，想定していた臓器以外の感染症の可能性，抗菌薬の投与量不足や原因菌をカバーしていないということも考えなければなりません。

また，抗菌薬投与による菌交代現象の影響で，例えばクロストリディオイデス・ディフィシル（*Clostridioides difficile*）関連下痢症など新たな感染症を引き起こしていることも考えられます。しかし，発熱が続く原因は感染症だけなのでしょうか。先に述

べた通り，発熱は非特異的なパラメータであるため，実は感染症は改善しているにもかかわらず，発熱が続くというケースがいくつかあります。

　例えば，代表的なものに前述の薬剤熱があります。薬剤師であれば，やはり薬剤熱は常に考えておかないといけません。薬剤熱とは文字通り，薬剤により引き起こされる熱のことをいいますが，その原因はさまざまです。体温調節機能の変化（レボチロキシンなど），投与時反応（アムホテリシンBなど），薬理作用に起因した発熱（Jarisch-Herxheimer反応など），特異的な反応（吸入麻酔薬による悪性高熱など）が原因となりますが，最も多いものが過敏反応といわれています[1]。したがって，抗菌薬投与前のアレルギー歴の聞き取りはもちろん，投与期間中のアレルギー症状などの確認は重要です。そのほかには，腫瘍熱，偽痛風，血栓症，血腫吸収熱，甲状腺や副腎疾患などは院内の発熱の原因として代表的なものです。このあたりは薬剤師のみで判断するには少し難しいところですが，「よくならないな」と思った時に，その可能性について医師と話し合ってみることも重要ですので覚えておきましょう。

　ここでは抗菌薬の効果の指標について紹介しました。抗菌薬の効果を評価するためには，発熱やCRP，白血球数などのデータ"だけ"でなく，臓器特異的なパラメータや自然経過について理解しておくことが重要です。各感染症の臓器特異的なパラメータや自然経過の詳細については各種ガイドラインや成書[2]を参考にするとよいでしょう。ただし，そもそもどの臓器に感染しているかがわからなければ，それを考えることすらできません。「其の壱　3．感染臓器って？の巻」でおさらいしたように，感染臓器を考える習慣を身につけるようにしましょう。

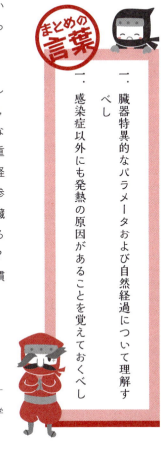

まとめの言葉

一．臓器特異的なパラメータおよび自然経過について理解すべし

一．感染症以外にも発熱の原因があることを覚えておくべし

【参考文献】
1) Patel RA, et al.：Drug Fever. Pharmacotherapy, 30 (1)：57-69, 2010
2) 青木眞：レジデントのための感染症診療マニュアル 第3版，医学書院，2015

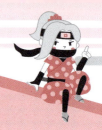

其の伍 まとめ

　さて，抗菌薬が投与開始となってから，実際に効いているかを確認する必要があります．明らかに効いていればいいのですが，効いていなさそうな時や副作用（？）が出現する時もあります．そんな時こそ，むしろ薬剤師が力を発揮できるチャンスと考えて，しっかりと症例に取り組んでみましょう．

　副作用は避けては通れないものです．各抗菌薬には特有の副作用がありますし，その機序や特徴を知っておいて，あらかじめ予測しておく，もしくはその抗菌薬を使わないという提案が前もってできていれば，一番いいでしょう．

　よく見られる副作用の1つに腎機能障害がありますが，病態そのものの経過でも刻々と変化しますので，しっかりと病態の改善も見極め，抗菌薬の投与量も適宜増量していいかもしれません．

　発熱も薬剤熱として副作用の1つになりえます．感染症が治っていないからなのか，副作用なのか，これもしっかりとした見極めが必要になります．患者のほかのデータや内服薬なども念頭に，総合的に判断しなければなりません．

　ほかにも，肝機能障害や血小板減少も見られますが，前者ではイスコチンやリファンピシンといった抗結核薬，後者はリネゾリドが有名です．これらはすべて特に出現しやすい系統の抗菌薬，あるいは出やすい組み合わせ（相互作用）がありますので，この際，しっかりと整理してみてもいいでしょう．もし，実際に出くわしたら，その程度（グレード）をきちんと把握して，抗菌薬の中止や減量を適切に進言できるようになっておきたいものです．

　あとは，効果判定に関して，1つ1つの検査値が正しいのか，どの時点のものか，患者の病勢を反映しているのかを確認する癖もつけましょう．最近はPCTのほか，プレセプシンなどのバイオマーカーも登場しています．β-dグルカンもカンジダなど真菌症で外せないマーカーです．一見よくなっていそうな患者のデータも，実際に患者のところに行ってみたら，ショック状態…ということもあります．患者の状態や抗菌薬の効果は，副作用同様，多角的に判断することを心がけたいですし，主治医やICT，ASTメンバーと情報を，常に共有しておくといいでしょう．

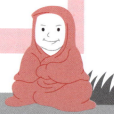

其の六

症例にチャレンジ！
症例でポイントを振り返ろう

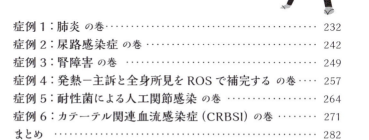

これまで学んできたことを6つの症例でおさらいしてみましょう。主人公は病院薬剤部勤務のAくんです。

症例1：肺炎 の巻 ････････････････････････････････ 232
症例2：尿路感染症 の巻 ････････････････････････････ 242
症例3：腎障害 の巻 ･･････････････････････････････ 249
症例4：発熱－主訴と全身所見をROSで補完する の巻 ････ 257
症例5：耐性菌による人工関節感染 の巻 ････････････････ 264
症例6：カテーテル関連血流感染症（CRBSI）の巻 ･･･････ 271
まとめ ･･ 282

其の六　症例にチャレンジ！　症例でポイントを振り返ろう

症例1：肺炎 の巻

　　ここはX大学医学部附属病院薬剤部。忙しかった調剤業務もある程度落ち着いたころ，入局2年目の薬剤師Aくんの声に，その場にいた先輩薬剤師のBくん，CくんとS部長が目を向けました。

処方
65歳　男性　170cm　60kg　呼吸器内科
セフトリアキソン注2g　1日1回　24時間ごと

　「呼吸器内科でセフトリアキソン」は肺炎での入院？

A あれ，ぼくの担当病棟の処方箋じゃないですか。Xさんが緊急入院？（電子カルテを開いて）まだ，カルテの記載情報が少なくて何の入院かよくわかりませんが，ちょっと病棟に行ってきていいですか？

S 慌てないで！　今は調剤業務の時間で病棟業務の時間じゃないでしょ。業務を乱すことは周りに迷惑をかけることになりますよ。まあ，処方箋を見て，なぜその処方が出ているのか考えることも大切だけど…。

A すみません。

B どれどれ…。呼吸器内科でセフトリアキソンということは，肺炎での入院ですか？

S 必ずしもそうとは限らないけれど，診療科と患者やその処方内容を見て患者の疾患を想像するということはものすごく大事なことです。Bくん成長したわね！

B ほ，本当ですか！

　肺炎としてその原因菌は？

S では，仮に肺炎としてその原因菌を何と考える？　感染臓器と原因菌，そして

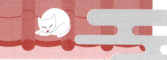

抗菌薬は3つの重要な要素であることはわかっているでしょう。

C　当然です。肺炎といえば肺炎球菌に決まってるじゃないですか。

S　そうね。肺炎の原因菌としては肺炎球菌が最も重要です。でもそれだけではないよね。そのほかには何が考えられる？

C　あとは…。

A　インフルエンザ菌とかマイコプラズマでしょうか？

S　それも重要な菌ですね。肺炎の原因菌として重要なのは「其の壱　3．感染臓器って？　の巻」でおさらいした通り。肺炎球菌，インフルエンザ菌，モラクセラ菌，マイコプラズマ，肺炎クラミジア，レジオネラが代表的な菌でした。ただしこれらは，あくまで「市中肺炎」の場合です。院内肺炎や医療・介護関連肺炎，免疫抑制がある場合の肺炎では原因菌が異なることに注意が必要ですよ。

B　医療関連感染だと緑膿菌などの可能性を考えなければいけないということを，「其の四　1．患者背景を理解するの巻」で勉強しました。

S　その通り。免疫抑制がある場合にはニューモシスチス肺炎やアスペルギルスなども考えないといけないと習いましたね。

A　では，セフトリアキソンを処方しているということは，市中発症の細菌性肺炎を想定しているということでしょうか？

S　処方だけを見るとその可能性が高そうですが，この処方だけの情報では肺炎ということも含めて正確にはわかりません。まあ，肺炎だと仮定して，セフトリアキソンがカバーできる菌を考えてみるとどうでしょう？

B　肺炎球菌とモラクセラ菌とインフルエンザ菌はカバーできます。でも，これだけではマイコプラズマや肺炎クラミジア，レジオネラはカバーできないし，緑膿菌もカバーできません。大丈夫なのでしょうか。

S　それを考えるには，患者背景と重症度を考慮しなければなりません。患者背景から可能性の高そうな原因菌を推定し，重症度を見てどこまでカバーするかを考えるのです。重症度が高ければ高いほど，可能性がありそうなものは原因菌がはっきりするまでカバーしておく必要がありますよ。

C　それならば，まずはカルバペネム系薬とフルオロキノロン系薬の併用が定石ではないですか？　何ならリネゾリドとST合剤とボリコナゾールも追加した方がよいのではないでしょうか？

S　まあまあCくん，落ち着いて。迅速な治療開始のためにはここで時間を食っていてはいけないわね。それでは，BくんとCくんは投与量などの処方内容を確

其の六 症例にチャレンジ！ 症例でポイントを振り返ろう
症例1：肺炎 の巻

認したうえで調剤を行ってください。それから A くん。調剤業務は私が何とかするから，今から病棟へ行って患者情報を確認してきてごらんなさい。もちろん，アレルギー歴と持参薬の情報確認を怠ってはだめよ。

A・B・C　はい！

感染臓器，原因菌，患者背景と重症度の確認

（病棟から A くんが戻ってきました）

A　確認したところやはり肺炎での入院でした。1 人暮らしの男性で 5 日ほど前から発熱や咳・痰が多くなるなどの症状があり，家で様子を見ていたそうです。昨日あたりから咳と痰が増え，熱も 38℃台になることもあって，本日呼吸苦を訴えて救急搬送という経緯でした。来院後の胸部エックス線写真では右中肺野に浸潤影ありとのことでした。既往歴やアレルギー歴は特にありません。そして，今まで特に病院にかかったこともなく，薬も飲んでいないそうです。飲酒，喫煙歴もほぼありません。

C　それならば，市中肺炎で決まりですね。

S　今の情報からはその可能性が高そうです。では，市中発症として細菌性肺炎と非定型肺炎，どちらの可能性が高いでしょうか？　ちなみに，非定型肺炎とはマイコプラズマや肺炎クラミジアなどによる肺炎のことですよ。

C　そんなもの，検査をやってみないことにはわからないのではないでしょうか。

S　そうかもしれませんが，実は細菌性肺炎と非定型肺炎の鑑別に用いる指標があるのです（表 1）。

B　当てはまる項目は，②の基礎疾患がない…くらいですか？　③も当てはまるかもしれませんね。

S　①〜⑤の項目のうち，1 か 2 項目といったところでしょうか。白血球数がまだわかりませんが，当てはまったとしても 6 項目中最大で 3 項目の合致ですから，このケースでは細菌性肺炎の可能性が高そうですね。

B　そのようです。

S　ただしこの鑑別基準では，非定型でもレジオネラ肺炎は含んでいませんから注意が必要ですよ。また，レジオネラは温泉旅行や循環式風呂の使用などがリスクとして挙がっています。A くん，そのあたりはどうですか？

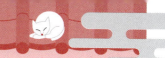

表 1　細菌性肺炎と非定型肺炎の鑑別

①年齢 60 歳未満
②基礎疾患がない，あるいは，軽微
③頑固な咳がある
④胸部聴診上所見が乏しい
⑤咳がない，あるいは，迅速診断法で原因菌が証明されない
⑥末梢白血球数が 10,000/mm^3 未満である

6 項目中 4 項目以上合致した場合を非定型肺炎疑いとし，感度 77.9％，特異度 93.0％とされる。

(日本呼吸器学会「呼吸器感染症に関するガイドライン」作成委員会：成人市中肺炎診療ガイドライン，p24，日本呼吸器学会，2007)

A　そこまでは確認できていません。

S　そうですか。このあたりは疑わないと聞けませんからね。あとでまた確認しておきましょう。

A　わかりました。

S　では，患者背景はある程度わかったとして，重症度はどのように考えますか？

B　バイタルサインはどうだった？

A　忘れてしまいました。

S　慣れていない時はこんなものです。少しずつ慣れましょうね。さて，そろそろカルテにも情報が更新されているんじゃないかな。A くん，もうすぐ病棟業務の時間です。今のうちにきちんとバイタルサインを確認してみましょう。それと，肺炎なのですから特に呼吸数と酸素化の指標も忘れずにね。

A　わかりました。えっと「其の四　9．薬剤師から見た医師の思考回路の巻」に出てきた，6 つのバイタルサインですね。来院時の体温が 38.3℃，心拍数は 107 回／分，呼吸数は 29 回／分，血圧は 110/55mmHg です。酸素化は…SpO$_2$ が 85％。あと，確か食事もあまりとれず，尿量も少なくなってきて脱水気味だと看護師から聞いています。

S　来院時には発熱があって呼吸数が増え，SpO$_2$ はかなり悪い（注：通常の人は 96％以上）。脱水気味の一方で血圧は安定。心拍数は増えているが，発熱の影響も考えないといけませんね。意識障害についてはどうでしょうか？

A　しんどそうでしたが，意思疎通は問題なくできました。

S　なるほど，意識障害はなしと考えてよさそうです。それと，「其の四　2．患者

其の六 症例にチャレンジ！ 症例でポイントを振り返ろう
症例1：肺炎 の巻

使用する指標
1. 男性 70 歳以上，女性 75 歳以上
2. BUN　21mg/dL 以上または脱水あり
3. SpO$_2$　90% 以下（PaO$_2$　60Torr 以下）
4. 意識障害
5. 血圧（収縮期）90mmHg 以下

重症度分類	
軽症	上記5つの項目の何れも満足しないもの
中等症	上記項目の1つまたは2つを有するもの
重症	上記項目の3つを有するもの
超重症	上記項目の4つまたは5つを有するもの ただしショックがあれば1項目のみでも超重症とする

重症度分類と治療の場の関係

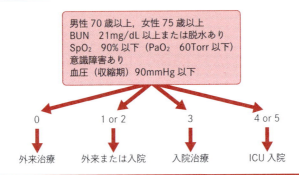

(日本呼吸器学会呼吸器感染症に関するガイドライン作成委員会　編：成人市中肺炎診療ガイドライン，日本呼吸器学会，2007)

図1　身体所見，年齢による肺炎の重症度分類（A-DROP システム）

　　　重症度を理解するの巻」で勉強した qSOFA ではどうなりますか？
- **A** えっと，qSOFA は，呼吸数が 22 回以上，収縮期血圧が 100mmHg 以下，意識状態の変調の3つですね。この方は，呼吸数のみ該当するので1点です。
- **S** そうですね。今のところはまだ敗血症の診断基準には該当していなさそうですが，臨床状態を注意深くモニタリングしていく必要はあると思います。
- **A** わかりました。
- **S** ところで，成人市中肺炎の重症度分類である A-DROP システムというのを知っていますか？（図1）
- **B** 確か，「成人市中肺炎診療ガイドライン」に載っていましたね（3人で内容を確認）。

表2　入院時の患者情報

患者	65歳　男性	身長・体重	170 cm，60kg
主訴	発熱，咳・痰，呼吸苦	血圧	110/55mmHg
入院時診断	肺炎	心拍数	107回/分
既往歴	なし	呼吸数	29回/分
持参薬	なし	SpO_2（室内気）	85％
アレルギー	なし	体温	38.3度
生活歴	飲酒：なし　喫煙：なし	胸部レントゲン	右肺野に浸潤影
意識状態	清明		

表3　検査値情報

入院時血液検査					
TP	6.8g/dL	Na	139mEq/L	St	14.0％
Alb	3.3g/dL	K	3.6mEq/L	Seg	76.0％
総ビリルビン	0.8mg/dL	Cl	98mEq/L	Mono	5.0％
AST	25U/L	BUN	27mg/dL	Eos	0.3％
ALT	23U/L	Scr	0.90mg/dL	Lympho	4.7％
LDH	322U/L	CRP	7.68mg/dL	Hb	14.0g/dL
γGTP	120U/L	Glc	134mg/dL	Ht	38.4％
CK	43U/L	WBC	11,720/μL	PLT	157,000/μL

S A-DROPに当てはめると，何項目が当てはまりますか？

A 2の脱水と3のSpO_2の2項目です．年齢と意識障害と血圧は該当しません．

S 一応，中等症に該当しそうですね．2項目の該当では，外来か入院治療かということですが…．

B 1人暮らしということもあり，入院の方がよいのでしょうか？

S よいところに気がつきましたね．あと，外来治療では内服薬の治療になるのですが，この場合，服薬コンプライアンスなども考慮しなければならないことに注意が必要です．恐らく総合的に見て入院の方がよいと判断されたのでしょう．ではAくん，1度ここで患者情報を整理してみましょう（表2，3）．その後は抗菌薬の選択について考えてみましょうか．

其の六 症例にチャレンジ！ 症例でポイントを振り返ろう
症例1：肺炎 の巻

表4　市中肺炎のエンピリック治療抗菌薬

外来患者群	一般病棟入院患者群	集中治療室入院患者群
内服薬 ・β-ラクタマーゼ阻害薬配合ペニシリン系薬[*1] ・マクロライド系薬[*2] ・レスピラトリーキノロン[*3, *4] 注射薬 ・セフトリアキソン ・レボフロキサシン[*4] ・アジスロマイシン	注射薬 ・スルバクタム・アンピシリン ・セフトリアキソン or セフォタキシム ・レボフロキサシン[*4] ＊非定型肺炎が疑われる場合 ・ミノサイクリン ・レボフロキサシン[*4] ・アジスロマイシン	注射薬 A法：カルバペネム系薬[*5] or タゾバクタム・ピペラシリン B法[†]：スルバクタム・アンピシリン or セフトリアキソン or セフォタキシム C法：AorB法＋アジスロマイシン D法：AorB法＋レボフロキサシン[*4, *6] E法：AorBorCorD法＋抗MRSA薬[*7]

＊1：細菌性肺炎が疑われる場合：スルタミシリン，アモキシシリン・クラブラン酸〔高用量が望ましく具体的な投与量は「成人肺炎診療ガイドライン2017」巻末の「参考資料：代表的な抗菌薬名と用法・用量」(p.170)を参照〕．
＊2：非定型肺炎が疑われる場合：クラリスロマイシン，アジスロマイシン
＊3：慢性の呼吸器疾患がある場合には第1選択薬：ガレノキサシン，モキシフロキサシン，レボフロキサシン，シタフロキサシン，トスフロキサシン
＊4：結核に対する抗菌力を有しており，使用に関しては結核の有無を慎重に判断する．
＊5：メロペネム，ドリペネム，ビアペネム・シラスタチン
＊6：代替案：シプロフロキサシン[*4] or パズフロキサシン[*4]
＊7：MRSA肺炎のリスクが高い患者で選択する：リネゾリド，バンコマイシン，テイコプラニン，アルベカシン
†緑膿菌を考慮しない場合
（日本呼吸器学会成人肺炎診療ガイドライン2017作成委員会　編：成人肺炎診療ガイドライン2017, p.18, 日本呼吸器学会）

抗菌薬はどのように考える？

S では，現在使われているセフトリアキソンはどうでしょうか．

A はい，非定型肺炎の可能性が低そうなことを考えると，セフトリアキソンでよさそうな気がします．現在のガイドラインでも推奨されてますし（表4）．

S Bくん，Cくんはどうですか？

B セフトリアキソンだけで大丈夫でしょうか…．細菌性肺炎の可能性が高いとはいえ，レジオネラの可能性はやはり残るのではないでしょうか？

C Bくんはなぜそんなに弱気なの？　ペニシリンの高用量で十分じゃない！

S ではここで，細菌検査の情報を確認してみましょうか．細菌検査は原因菌を考える時にものすごく有用な手段ですね．ではAくん，喀痰のグラム染色結果と肺炎球菌およびレジオネラの尿中迅速検査の結果はどうなっていますか？

A 確認します．（電子カルテを見て）グラム染色の結果ですが，「グラム陽性双球菌」と書いてあります（Miller & Jones分類：P2, Geckler分類：5群）．「貪食象あり」

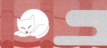

表5　肉眼的評価法（Miller & Jones の分類）

分類	核出痰の性状
M1	唾液，完全な粘性痰
M2	粘性痰の中に少量の膿性痰を含む
P1	膿性部分が全体の 1/3 以下の痰
P2	膿性部分が全体の 1/3 ～ 2/3 の痰
P3	膿性部分が全体の 2/3 以上の痰

表6　顕微鏡的評価法（Geckler 分類）

分類（群）	細胞数/1視野（100倍鏡検）	
	白血球	扁平上皮細胞
1	< 10	> 25
2	10 ～ 25	> 25
3	> 25	> 25
4	> 25	10 ～ 25
5	> 25	< 10
6	< 25	< 25

とも書いてありますね．尿中迅速検査の結果は「肺炎球菌は陽性」でレジオネラは陰性となっています．

S　そうですか，肺炎球菌の可能性が高そうですね．

C　やはり肺炎球菌！　だからペニシリンで十分じゃないのですか？

S　しかし，現行のレジオネラの尿中迅速検査は血清型1のものだけしか反応しないことに注意が必要ですよ．レジオネラ肺炎の約50％は血清型1が原因といわれていますが，すなわち残りの50％はこの検査では判断できないということです．したがって，陰性といってもその存在を否定することは難しいのです．

B　何だか難しいですね．つまり，レジオネラの可能性も疑ってマクロライド系薬やフルオロキノロン系薬も併用した方がよいということになるのでしょうか？

S　それはケースバイケースです．肺炎の中でも重症化という意味で特に押さえなければならない菌は肺炎球菌とレジオネラですね．重症度が高い場合は，レジオネラを疑ってカバーしないといけないこともあるし，重症度が低くて状態もある程度落ち着いており，細菌性肺炎が疑わしい場合はカバーしなくていいかもしれないのですよ．ただし，それは薬剤師の判断のみで，レジオネラのカバーはいらないなどと言っては絶対にいけません．

A・B・C　わかりました．

S　あとは，喀出痰の質についても見ておかないといけません．痰の質については，Miller & Jones 分類と Geckler 分類を用いて評価するのです（表5，6）．通常 Miller & Jones 分類は P2 以上，Geckler 分類は4群もしくは5群が良質な検体（白血病などは6群でも評価）です．この痰は良質な痰とできますね．

A　では，ペニシリン系薬とセフトリアキソンの選択はどうしたらよいでしょうか？

其の六 症例にチャレンジ！　症例でポイントを振り返ろう
症例1：肺炎 の巻

- S　カバーする菌をどこまで考えるかですが，ペニシリン系薬の場合，アンピシリンならばインフルエンザ菌のBLNARには効かないし，モラクセラ菌であればβ-ラクタマーゼを配合しているものでないといけませんね。一方，セフトリアキソンはどちらもカバーしています（「其の弐　4．ペニシリン系薬の巻，5．セフェム系薬の巻」）。
- B　では，セフトリアキソンがよいのでしょうか？
- S　今回のケースは細菌検査の結果から，かなり肺炎球菌が疑わしい。したがって，ペニシリン系薬の投与でもよさそうですが，安易に薬剤を選択することは非常に危険です。その背景には「患者さんを救命する」ということを常に意識しないと。
- A　わ，わかりました。
- S　すでにセフトリアキソンで治療が開始されていますしね。また，これは担当医からコンサルトを受けたわけではなく，あくまで薬剤部内のみで議論した意見です。まだまだわかっていない情報もあるし，少し様子を見てもよいかもしれません。
- A　わかりました。

臨床経過を確認する

（3日後。再び4人で夕方の調剤業務を行っていると…）

- S　Aくん，あの肺炎の患者さんはどうなりましたか？
- A　ものすごく元気になっていました。
- S　元気とは具体的にはどういう感じかな？
- A　えーっと，発熱も治まり頻呼吸であった呼吸数も19回/分まで改善，SpO_2も室内気で98％までになっていました。食事もきちんと食べているようで，尿量も改善しました。併せてCRPや白血球数も落ち着いていました。
- S　喀出痰の培養の結果はどうでしたか？
- A　入院時の喀痰培養からは，ペニシリン感受性肺炎球菌が出たそうです。また，昨日の喀出痰のグラム染色からはグラム陽性双球菌は消失していたとのことでした。
- S　臓器特異的なパラメータも改善しているし，バイタルも安定，食事もとれているしひとまずは安心といったところですね。

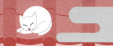

- **B** よかったですね．
- **C** 初めからこうなることはわかっていたよ．
- **A** では部長，そろそろセフトリアキソンをペニシリン系薬に，具体的にはペニシリンGかアンピシリンに変更を相談してもよさそうでしょうか？
- **S** そうですね，今ならその話をしてもよさそうです．ただし，薬剤を変更する時は特に注意が必要ですよ．アレルギーや相互作用の問題もあるし，セフトリアキソンからペニシリン系薬だと1日の投与回数も変わりますからね（「其の弐」参照）．投与回数が多ければ配合変化を考える機会も増えるし（「資料3　抗菌薬の配合変化と併用禁忌」参照），患者さんへの負担も考えなければなりません．そのあたりを考慮して相談しましょう．また，自分の提案で薬剤が変更された時は必ず責任を持ってフォローするのですよ．
- **A** はい！

> **おわりに**
>
> 　いかがでしたでしょうか．薬剤師が感染症や抗菌化学療法について考えるきっかけとしては，やはり処方箋からだと思います．感染症や抗菌化学療法をこれから学ぼうという方，学び始めたばかりの方であれば，いきなり医師とディスカッションするということはかなりハードルが高いですよね．仲良し3人組のように1枚の処方箋からいろいろ考えを巡らせてみて，いつか自分に直接相談が来た時のために，普段から"考える"という習慣を身につけておくことが重要だと思います．

其の六 症例にチャレンジ！ 症例でポイントを振り返ろう

症例2：尿路感染症 の巻

　ここはX大学医学部附属病院薬剤部。2年目薬剤師のAくんが喜んでいます。どうやら医師から抗菌薬の問い合わせを初めて受けて喜んでいるようですが…。またまた，先輩薬剤師Bくん，CくんとS部長に相談するようです。

 尿路感染症で熱発している場合の抗菌薬は？

A　部長！　ぼくにM先生から抗菌薬の問い合わせがありました！　もう興奮してほかの作業どころじゃないですね。

S　よかったわね。医師から信頼を得てきている証拠ですよ。

B　ところでどんな問い合わせだった？

A　はい。患者さんが尿路感染症で熱発しているらしく，抗菌薬の選択について意見を求められました。

C　尿路感染症!?　それなら大腸菌を意識しないといけないね！（p025 図1参照）

A　ということは，セファゾリンですか？　よし，すぐM先生に情報提供してきます！

B　ちょっと待って。本当にそれでいい？　「初期治療では最初は広域スペクトラム系抗菌薬を使う」のじゃなかった？（「其の四　5．初期治療から最適治療への流れの巻」参照）

A　あの項には敗血症のことが書いてありました。この患者さんは尿路感染症ということなので，セファゾリンでよいのではないでしょうか。

C　その通り。「広域スペクトラム系抗菌薬は厳に慎むべき」とカルバペネム系薬のところにも書いてあったね。セファゾリン以外に考えられないね。これだから，Bくんは慎重すぎるんだよ。

B　そうか。敗血症のことだったのか。ん？　この患者さんは敗血症ではないとなぜ言えるのでしょうか？

A・C　それは…。

敗血症なのかどうか，判断するのに必要な情報は？

S　みなさん，議論するのはいいことですね．でもまだ議論にさえ届いていないような…．
C　部長！　何をおっしゃるんですか．私たちは真摯に議論を展開しているんですよ！
B　ここはやはりカルバペネム系抗菌薬が必要だということなのですか？
S　そうは言いませんよ．というより現時点では全くわからないのでしょう？　ちなみに患者さんは何歳ですか？
A・B・C　えっ？
S　年齢は？　そして男性か女性か？　外来なのか入院しているのか？
A・B　そ，それは…．
C　そんな情報，いったい何の役に立つのですか？
S　……．議論にさえなっていないとはそういうことです．抗菌薬を決めるという行為は，診断行為に近いということを忘れてはいけませんよ（「其の伍　5．熱が下がって，白血球も下がってきた…時の恐ろしさの巻」参照）．まずは，基礎的な患者背景を押さえるのです．
B　敗血症かどうかを判断するのに，患者背景などが必要なのですか？
S　もちろんです．敗血症の診断基準を思い出してみましょう（「其の四　2．患者重症度を理解するの巻」参照）．qSOFAスコアがありましたね．そこに意識障害が出ていたでしょう？
A　意識障害？　患者背景とどのような関係があるのですか？
S　では，そもそも重度の認知症があったらどうですか？
A・B・C　!!
S　収縮期血圧などもそうです．もともと100mmHg以下の患者も時折いますよね．このように，患者背景を知ることは極めて重要なのです．そこをもう1度整理して，qSOFAスコアに合致するかどうか判断してみなきゃ．

 抗菌薬を選択するにはバイタル情報が必要

A　患者背景を電子カルテで調べました．80歳女性，体重42kg，身長148cm，

其の六 症例にチャレンジ！ 症例でポイントを振り返ろう
症例2：尿路感染症 の巻

22歳のころからネフローゼ症候群にてステロイドを長期内服している患者さんです．尿路感染症を繰り返しており，脳梗塞の既往もあるために年に1回は入院を繰り返しているようです．

S なかなか優秀ですね．Bくん，Cくん，ほかに聞きたいことはないかな？

B 抗菌薬のアレルギー歴は？

A 特にないようです．

C 抗菌薬の投与歴はあるのですか？

A えーっと，3日前からレボフロキサシン250mg/日で内服しているようです．

B すると，3日前から尿路感染症があって，レボフロキサシンを使用しているにもかかわらず効果がないということかな？

S qSOFAを忘れちゃいけませんよ．

C 意識障害はどうですか？

A 看護記録によると「今朝からやや傾眠傾向」と書いてありました！ これは意識障害があるといっていいですね．

B バイタルサインはどうですか？

A えーっと血圧は88/55mmHg，脈拍は98回/分，発熱は37.4℃，呼吸数は…何と34回/分とかなり早いです．

S この患者さんはステロイド内服中でしたね？ 発熱はステロイドでマスクされる可能性を考慮しておくことと，発熱は絶対値ではなく，平熱からの変化量で判断するようにするのです．たまに平熱が35℃台前半という患者さんもいますよ．

B qSOFAスコアが3点になるということですね．これは立派な敗血症といえるのではないでしょうか…．

S 敗血症かどうかの定義は，qSOFAではなくSOFAスコアで判断しなければいけません．しかし，ほぼ敗血症に該当すると考えて間違いないでしょう．ちなみに，ほかに知りたいことはありますか？

重症化リスクを持つ敗血症の場合，初期治療には広域スペクトラム系薬が推奨される

C 尿の培養結果はどうですか？

A 原尿のグラム染色でグラム陰性桿菌が検出されていますが，まだ菌種は同定されていないですね．あ！ 血液培養2セットからもグラム陰性桿菌が検出されています！

- C 何⁉ これはもうカルバペネム系薬を使うしかないよ。
- S ちなみに，尿路感染症を繰り返し起こしているとのことでしたが，過去の培養結果から何か情報はつかめませんか？
- A （電子カルテから）以前の情報を取得しました…。あ，通常の大腸菌や腸球菌やカンジダや ESBL 産生大腸菌も検出されています。2 カ月前です。感受性は，セファゾリンは耐性，セフメタゾールやフロモキセフは感受性，タゾバクタム／ピペラシリンやイミペネム／シラスタチン，メロペネムも感受性です。レボフロキサシンは耐性ですね…。
- B ならば，セフメタゾールも使えるのでは？ いや，「其の弐　6．カルバペネム系薬の巻」には，重症時はカルバペネム系の方が信頼性があると書いてありましたね。
- C では，やはりカルバペネム系薬ですね。最大量で開始したいところですが…。
- S ここで少しまとめてみましょう。患者さんは高齢の女性で，長期ステロイド内服患者がレボフロキサシンに不応の尿路感染症があり，以前には ESBL 産生菌も検出されている。qSOFA スコア 3 点で血液培養も陽性なので尿路性敗血症といえそうです。感染臓器を尿路～血液，グラム染色の形態や過去の情報から原因菌を ESBL 産生大腸菌疑いとして，カルバペネム系薬を選択するということです。そこで薬剤師ならば，投与量を検討しなければいけませんね。

 投与設計は薬剤師が責任を持って。腎機能の評価は常に注意を！

- A 血清クレアチニン値は 0.4mg/dL，eGFR は 109mL/min/1.73m^2 です。腎機能正常ということで，最大量投与できそうですね。
- C やはり最大量でなければ！
- B ちょっと待ってください。この患者さんはレボフロキサシンが 250mg/日投与されていました。当院の採用は 500mg/錠ですが，なぜ減量されていたのでしょうか？
- A あ，そうか，単位が mL/min/1.73m^2 ですね。体表面積を Dubois の式で算出して補正すると…。あれ，83.12mL/min です。減量の必要性が不明です。
- B Cockcroft-Gault の式ではどうですか？
- A 60mL/min です。これでもやっぱり減量には至りませんね。

其の六 症例にチャレンジ！ 症例でポイントを振り返ろう
症例2：尿路感染症 の巻

S みんな，この患者さんの体型を見てどう思う？

A・B・C とても小柄なおばあさんですね。

S そうですね。そして，腎機能の評価に必要なものをもう一度整理してみましょうか。

A 年齢と性別と体重と血清クレアチニン値と…。あ，体表面積には身長も使いましたね。

S 特に血清クレアチニン値が最も重要です。この値の大小で大きく結果が変わるのです。クレアチニンというのはそもそも何ですか？

C 筋肉の代謝産物です。

S そうです。筋肉から産生されて，腎臓から排泄されるのです。この関係は何かと似てはいませんか？

B 投薬に似ていますね。それも持続静注のような…。

S そうです。持続静注の濃度が決まるポイントは，当然どの程度の量を投薬して，どの程度のクリアランスがあるかです（定常状態血中薬物濃度＝単位時間当たりの投与量／クリアランス）。血清クレアチニン値も同じ関係なのですよ（定常状態血清クレアチニン濃度＝単位時間当たりの産生量／クリアランス）。

A そのように考えたのは初めてです。

S こうすることで，血清クレアチニン値というものが，産生量とクリアランスの両方に支配されていることがわかりますね。しかし，腎機能算出式というのはクリアランスの方にしか目を向けていません。したがって，産生量が落ちた場合，あたかもクリアランスが上昇したかのように見えるのです。

B ということは，この患者さんでは産生量に問題があるのですか？

S 80歳の小柄なおばあさんが，しかもステロイド長期内服で入院を繰り返している。問題がないと思えますか？

A・B・C いいえ！

S そこで，このように産生量に問題がありそうな患者の血清クレアチニン値の下限を決めようという発想につながったのです。現在では，下限値を0.6mg/dLにしようという試みが多いのですよ。

A とすると，あ，Cockcroft-Gaultの式による値が45mL/minになりました。だから，減量していたのですね。しかも，そこの病棟薬剤師がレボフロキサシンの投与量にコメントして減量となっています。

S このくらいの腎機能の低下ならば，カルバペネム系薬は最大量使うことが多いのですが，症例ごとに考慮します。最大量とはメロペネムならば1g×3ですが，

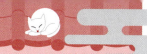

この患者さんの場合は減量して 0.5g × 3 としても許容されるでしょう。
- A やっと方針が決まりました。早速，M先生に伝えてきます。
- S これはあくまで薬剤部内での検討結果ですよ。M先生としっかり協議して，考えのずれがないかを確認しておくのです。

最適治療のための次のアクションは？

（提案通り，メロペネムが開始となってさらに2日が経ちました。おやおや？ 培養結果が出たみたいですよ）

- A 培養結果が出ました。予想通り，ESBL産生大腸菌が血液培養2セット，尿培養から検出されました。
- S では次に，どのようにアクションを起こしますか？
- C フロモキセフはどうでしょう？
- B いや，セフメタゾールはどうでしょうか？ こちらの方が安いです。いやしかし…，バイタルサインの推移はどうでしょう？
- S いいところに気づきましたね。
- A 血圧は 130/75mmHg，脈拍は 78 回/分と改善傾向です。発熱は相変わらず 37.4℃です。呼吸数は 21 回/分とこちらも改善傾向ですね。
- C ならば，セフメタゾールやフロモキセフのどちらでもよいのでは？
- S Cくん，どうしてそのように判断したのですか？
- C それは，患者の状態が改善傾向だからです。悪化していたら変更は恐ろしいですから。
- S 恐ろしいとは？
- C （ずいぶん突いてくるな…）そ，それは，ESBL感染症の第1選択薬がカルバペネム系薬であるのと，ほかにも原因があるかもしれないからです。
- S 悪くない答えですね。現在のESBL産生菌による感染症は，カルバペネム系薬以外，まだ完全にエビデンスがあるとはいえません。でも，経過がよければトライしてみる価値はあります。一方，目の前の感染症に対して抗菌薬の効果が不十分な場合，ほかの感染症の可能性や非感染症の可能性，ソースコントロールがしっかりできているかをきちんと考えるのです。例えばどこかに膿瘍を作っていて，持続的にESBL産生大腸菌を血液内に送り込んでいるとしたら，とても

其の六 症例にチャレンジ！ 症例でポイントを振り返ろう
症例2：尿路感染症 の巻

　　カルバペネム系薬を off にする気にはなれませんよね。
B　じゃあ今回トライするかどうかは悩ましいところですね。
S　はい。悩ましい理由は？
B　免疫状態が必ずしもよくないことです。
S　悪くない答えです。ステロイド長期内服の高齢患者ですから。よく再発しているという点もポイントです。カルバペネム系薬での十分な治療期間を設ける方が，この患者さんにとってはメリットがあるかもしれません。
A　具体的にはどの程度でしょうか。
S　合併症のない女性の尿路感染症を単純尿路感染症というのに対して，尿路に異常を抱えた患者による尿路感染症を複雑性尿路感染症と呼びます。この場合，2〜4週間といった治療期間が求められるのですよ。
B　では，最低2週間はカルバペネム系薬を投与しなければいけないということですね。何だか耐性菌が選択されそうですね。
S　その通りです。しかし，この患者さんの場合，すでにカルバペネム系薬を第1選択薬とする耐性菌（ESBL産生菌）を保菌していることが問題だったのです。そもそもESBL産生菌がいなければ，今回の長期投与にはつながらなかったはずです。制御するべきは，そもそもの保菌してしまった理由の方なのです。

おわりに

　いかがでしたでしょうか。実際に敗血症となれば，抗菌薬だけではなく輸液，昇圧剤，DIC治療薬，挿管すれば鎮静剤など，多岐にわたる薬剤を使用します。まずは，抗菌化学療法を論理的に進めることができるように，本書で基本をおさらいして，応用の利く考え方を身につけていただければと思います。

其の六 症例にチャレンジ！ 症例でポイントを振り返ろう

症例3：腎障害 の巻

ここはX大学医学部附属病院薬剤部．薬剤師のCくんが突然声を上げました．またもや問題発生でしょうか．さて，今回はこんな患者のようです．

> **症例**
> 脳梗塞後遺症で近隣の介護施設に入所中の患者．発熱，悪寒戦慄が持続していたため救急外来に搬送されてきた．
> 78歳　男性　身長166cm　体重51kg

C　何じゃこりゃ!?　血中濃度が6.8μg/mLじゃん！　有効血中濃度域に入っていないー！
B　先輩どうしたんですか？　あ，この患者さん，私がこの前当直業務していた時，救急外来経由で入院してきた方ですね．そういえば夜中に「バンコマイシンの投与量の計算してくれ」って依頼がありましたから，シミュレーションソフトを使って計算しておきましたよ．今日，TDMのために採血されていたんですね．あらー，濃度低いですね．
A　あらー，濃度低いですねー．B先輩，初回設計ヘタクソですね．
B　違うって！　この患者さん結構腎障害があったような…．だから難しかったんだって！
S　みんなどうしたの？　おや，バンコマイシンの初回投与設計の予測値に比べて，実測の血中濃度がずいぶん低いわね．
B　救急外来の当直医師から敗血症を疑っていて，血液培養のグラム染色をしたらグラム陽性菌が見えるので，念のためバンコマイシンを投与したいという連絡があったんです．で，その時の採血結果がこれです．

> **救急外来来院時の採血結果**
> Na 146mEq/L　K 3.5mEq/L　Cl 102mEq/L
> BUN 29mg/dL　Scr 1.3mg/dL

其の六 症例にチャレンジ！ 症例でポイントを振り返ろう
症例3：腎障害 の巻

A バンコマイシンの投与設計って「性別」と「体重」，「Scr値」をZ製薬が配布しているこのTDM解析ソフトに入力すれば簡単じゃないですか？ これでシミュレーションすると，1回750mgを24hrごとでの投与を行えば，定常状態時の予想トラフ値は12.8μg/mLとなりますよ。ちなみに，Cockcroft-Gault式によるCcr = 26.4mL/minですね。

B でしょ。初期投与設計における目標血中濃度は一般的に10〜15μg/mL（トラフ値）とされているので，維持量はこの投与法で問題ないと考えました。ただし，医師から敗血症と聞いたので，より早期に血中濃度を上昇させるべきか悩んだけど，Ccrが低いので負荷投与を行うと腎障害を来す恐れがあると思って，このまま1回750mgを24hrごとで投与していくことを提案したんですよ。定常状態に達していると思われる5日目あたりでTDMのための採血依頼を行ったんですよ。それが今日だったんですね。忘れてました。

S では改めて。今日の結果はどうだったのですか？

B これです。

本日（投与開始5日目）の採血結果
Na 138mEq/L K 3.6mEq/L Cl 106mEq/L BUN 21mg/dL
Scr 0.8mg/dL
バンコマイシン血中濃度
6.8μg/mL（トラフ値） 21μg/mL（ピーク値）

S なるほど。TDM解析ソフトを利用して初回投与設計をしたにもかかわらず，バンコマイシン濃度は予測濃度から大きく外れて期待する有効血中濃度に達していなかった症例というわけですね。では，予測濃度と実測濃度がこんなに乖離した理由を考えてみましょう。

 ## 初期投与設計と実測の血中濃度が乖離してしまった原因

TDM解析ソフトを利用した初回投与設計で，予測濃度と実測濃度が大きく乖離する原因として大まかに**表1**の2点があります。

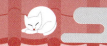

表1 予測濃度と実測濃度が乖離する原因
① 採血結果そのものの信ぴょう性の問題
② 患者の薬物動態と母集団薬物動態との相違

① 採血結果そのものの信ぴょう性の問題

まずは何といっても採血結果そのものの信ぴょう性の問題です。その結果が本当にトラフ濃度なのか，採血時刻，投与時刻は間違っていないのか確認することが重要です（「其の参　1．TDM を始める前に知っておきたいことの巻」，「其の伍　3．その結果，本当に大丈夫？ の巻」）。

② 患者の薬物動態と母集団薬物動態との相違

TDM 解析ソフトを利用した初回投与設計は，あくまでもそのソフトに収載されている母集団薬物動態パラメータをもとに設計されていることを忘れてはいけません。したがって，目の前の患者の薬物動態と母集団薬物動態パラメータが大きく異なっていれば当然予測濃度と実測濃度はずれていくわけです。A くんは「初回投与設計なんて，TDM 解析ソフトに値を入力すれば簡単にできる」と言っていますが，決してそういうわけではないのです。TDM 解析ソフトを用いた投与設計では，その母集団薬物動態パラメータと患者の薬物動態が大きく乖離していないかを見極める力が必要となります。

S　では，これから初回投与設計の際，患者の薬物動態と母集団薬物動態パラメータが大きく乖離していないか確認するコツを学んでいきましょう。

 初回投与設計を行う際のコツ

① 分布容積，クリアランス，バイオアベイラビリティの違いを想像する

TDM 解析ソフトを利用した投与設計では，その母集団薬物動態パラメータと患者の薬物動態が大きく乖離していないかについて吟味しなければなりませんが，実際には薬物が投与されていない患者の薬物動態パラメータを算出することは不可能ですので，臨床の現場としては，投与設計の基本となる「分布容積」，「クリアランス」，「バイオアベイラビリティ」とポイントを絞りながら投与設計を行うとよいでしょう。「分布容積」，「クリアランス」，「バイオアベイラビリティ」はさまざまな要因で変動していきます（図 1）。

其の六 症例にチャレンジ！　症例でポイントを振り返ろう
症例3：腎障害 の巻

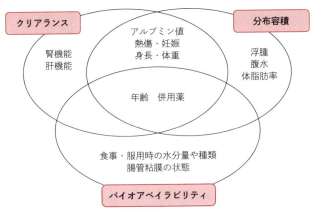

図1　体内薬物動態に影響を与える因子

　これら患者自身に起因する要因のほかにも，治療の過程においてメディエーター除去を目的にCHDF（持続的血液濾過）が導入されたりして「分布容積」，「クリアランス」が変動する要因が新たに加わることがあります。このような要因を初回投与設計時にあらかじめ患者情報から得られることができれば，目の前の患者の薬物動態は母集団薬物動態に比べて「分布容積は増大しているかもしれない」や「クリアランスは低下しているかもしれない」といった母集団薬物動態パラメータからのずれを想像しながら，投与設計を行うことができるようになります。そうすることで，医師へ投与量を提案する際にも，「もしかしたら，予測濃度より実測濃度は高めに出るかもしれないので，必ずTDMを行いましょう」という一言を添えることができます。

②病態そのものによって分布容積，クリアランスが変化している可能性を知っておく

　病態の進行で体内薬物動態が変動することもあります。全身性炎症反応症候群（systemic inflammatory response syndrome：SIRS）は，体内薬物動態の変化を理解する良い例です。

　SIRSは，各種の侵襲（外傷，手術，熱傷，膵炎など）によって引き起こされた全身性の急性炎症反応による症候で，致命的な多臓器不全状態へとつながる恐れがあり，非常に重要な概念です。実は敗血症も2016年2月以前は「感染によって引き起こされたSIRS」として定義されていました。初期で臓器障害がまだ起きていない場合，心拍出量の増大に伴って腎血流量，肝血流量が増大します。それにより薬物を投与したとしても薬物クリアランスが増大し，結果的に血中濃度が低下してしまうのです。

また，「其の参 6. 抗菌薬の移行性の巻」で解説したように，毛細血管から血清の漏出や蛋白結合率の変化は分布容積を増大させるため，これもまた薬物血中濃度を低下させてしまうのです[1]（図2）。

最近ではSIRS患者の病態において，ARC（Augmented Renal Clearance）が発現するといった報告もあります[2〜5]。これは炎症反応により薬物などの腎クリアランスが増大する現象で，例えば重症病態の時に使用されるカテコラミンなどの血管作動薬の投与や輸液の投与などによる心拍出量の増大によって腎血流量が増加することで，糸球体濾過が亢進されクリアランスが増大していると考えられています[6]。

病態が悪化し臓器障害が発生した場合，上述のように，水溶性抗菌薬の分布容積は増大しますが，腎障害などの臓器障害が起きてくると腎機能低下により腎排泄型（水溶性薬物）のクリアランスが低下するため,今度は血中濃度が上昇してしまうのです。ただし，腎機能障害が軽度であれば，腎血流量は輸液や血管作動薬の影響で増加しており，ARCの発現同様，腎排泄型（水溶性抗菌薬）のクリアランスが上昇している可能性があります（図3）。さらに病状が進行し，循環低下を起こしている場合には，薬物の組織移行性が低下しているため，PK/PDを考慮すると，より十分な投与量が必要となります。また，このような循環低下を起こしている時は，CHDFや血漿交換，人工心肺などが導入されていたりします。このような場合は，水溶性抗菌薬の分布容積が変動している可能性が出てきます[6]。特にCHDFは24時間持続で使用する予定であっても，実際の臨床現場では間欠的な使用になったりしてクリアランスが一定にならないこともあるため，注意しましょう。

初期投与設計におけるクリアランス計算の注意点

S　バンコマイシンに限らずですが，薬物を投与する時，腎障害，肝障害の程度を把握したうえで，投与量を決定する必要がありますね。実際どうしていますか？

C　もちろん，『サンフォード感染症治療ガイド』や『CKD診療ガイド』などCcrごとで用量の記載がある文献などを活用しています。

A　処方箋，注射箋でオーダーされている用量を見て，CG式でクレアチニンクリアランスを確認し，よければ監査印を押して出します。用量が多ければ疑義照会します。

S　では例えば，2年前からeGFRが25mL/min/1.73m^{2}の患者と，感染症の発症によって2日前から25mL/min/1.73m^{2}となった患者ではどうしていますか？

其の六 症例にチャレンジ！ 症例でポイントを振り返ろう
症例3：腎障害 の巻

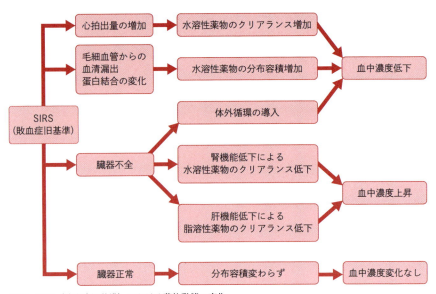

図2 SIRS（敗血症旧基準）における薬物動態の変化
(Roberts JA et al.：Pharmacokinetic issues for antibiotics in the critically ill patient. Crit Care Med, 37 (3)：843, 2009 をもとに作成)

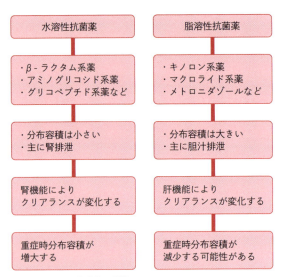

図3 重症時の薬物動態に影響する抗菌薬の特徴
(Roberts JA et al.：Pharmacokinetic issues for antibiotics in the critically ill patient. Crit Care Med, 37 (3)：842, 2009 をもとに作成)

A　え？　何か違いがあるんですか？
C　『サンフォード感染症治療ガイド』や『CKD診療ガイド』をそのまま使います。
B　わかりません。

表2　腎機能低下でもクリアランスが変わらない薬剤

アジスロマイシン	アムホテリシンB
クリンダマイシン	ミカファンギン
セフトリアキソン	ボリコナゾール
リネゾリド	など

〔Gilbert DN 他　編,菊池賢　他　監:日本語版サンフォード感染症治療ガイド2018（第48版），ライフサイエンス出版，p.349, 2018をもとに作成〕

表3　肝疾患時，注意が必要な薬剤

ピペラシリン	ガチフロキサシン	フルコナゾール
セフタジジム	エリスロマイシン	ボリコナゾール
セフトリアキソン	アジスロマイシン	メトロニダゾール
セフォペラゾン	テトラサイクリン	抗結核薬　など

(Amarapurkar DN : Prescribing medications in patients with decompensated liver cirrhosis. Int J Hepatol, 2011;2011:519526. doi: 10.4061/2011/519526. p.3,Epub 2011 Aug 22 をもとに作成)

　もともと慢性腎不全と診断されている患者への薬物の投与法は，Cくんが言うように『CKD診療ガイド』などの成書を参考に投与設計を行うとよいでしょう。しかし，感染症発症によって急速に腎機能検査が悪化した患者では，臓器障害の度合いの見積もり方は非常に難しいものです。なぜなら，急性期では今まさに臓器障害が起きている最中であるので，腎障害であれば血清クレアチニンがそのリアルタイムに腎臓の障害の程度を反映していないことがあるからです。逆に，急に血清クレアチニンが上昇したから臓器障害が進行しているのかというと，ただ単に感染症発症で発熱が持続したことによって脱水が生じ，一過性に血清クレアチニンが上昇していただけかもしれません。

　このように検査値が動いていて安定していない場合，投与前の検査データだけを見て投与量の設計を行ってはいけません。投与開始されてからその後の検査データの推移を確認していくことが重要なわけです。どうしても臓器障害の程度の判断がつかない時は，表2，3を参照し，その臓器に影響を受けにくい薬剤も選択肢に入れておくのもよいでしょう。

初回投与設計し医師に提案した後こそ，欠かさずモニタリングを

　初回投与設計を行う際，ただパソコンに値を入力するだけなら薬剤師でなくともできます。薬物動態を熟知した薬剤師が行うことに意味があるのです。どれだけ適切に初回投与設計を計算したとしても，あくまでもTDM解析ソフト収載の母集団薬物動態パラメータを利用しているものであり，患者の病態は変化しそれに伴って薬物動態も変化します。

其の六 症例にチャレンジ！ 症例でポイントを振り返ろう
症例3：腎障害 の巻

　したがって，個体内変動や個体間変動の影響により予測濃度から乖離することがあるのは仕方がないことなのです。「予測濃度から乖離する可能性」を意識することが大切です。その意識を持ちさえすれば，常に患者情報のモニタリングを欠かさないよう現場に足を向けるようになるでしょう。その際，併用薬や造影剤の使用など薬物動態に影響を及ぼす要因などを見つけたら，その都度投与設計をやり直し医師に提案していけばよいのです。薬物動態を熟知した薬剤師が常にベッドサイドに訪れて患者情報を収集し，科学的な目線で投与計画を立ててくれることはとても頼りがいがあります。そのようなことを継続していくことで医師との信頼関係も強固なものになり，感染症診療に対するさまざまな議論や提案もできるようになると思います。

> **おわりに**
>
> 　腎機能を評価し投与量を提案したら，そこで一段落，後はTDM解析日まで座して待つ，なんてことはあってはいけません。あなたが提案した投与量で抗菌薬が開始された日からTDM解析日のその日まで，PK/PDパラメータが変動する要因がないか今一度確認しましょう。その間をフォローすることがとても重要なのです。適切な処置が行われ，治療の経過とともに状態の改善がみられると，ついそのままの量を継続してしまいがちです。
>
> 　うまくいっていない時は，さまざまなワークアップを行いますが，うまくいっている時には余計なことはしたくないものです。でも実は，それに合わせて有効血中濃度が下回っているのではないかと疑問を投げかけることが重要で，これは薬剤師の目線でしか気づかないことだと思います。感染症治療では，抗菌薬が十分量投与されていることが前提としてマネジメントを行います。この前提を担保していくことも薬剤師の大事な役目なのです。

【参考文献】
1) Roberts JA et al.：Pharmacokinetic issues for antibiotics in the critically ill patient. Crit Care Med, 37(3)：840-851, 2009
2) Baptista JP et al. ：Augmented renal clearance in septic patients and implications for vancomycin optimisation．Int J Antimicrob Agents, 39 (5)：420-423, 2012
3) Roberts JA et al. ：Optimal doripenem dosing simulations in critically ill nosocomial pneumonia patients with obesity, augmented renal clearance, and decreased bacterial susceptibility. Crit Care Med, 41(2)：489-495, 2013
4) Udy AA et al. ：Subtherapeutic initial beta-lactam concentrations in select critically ill patients：association between augmented renal clearance and low trough drug concentrations．Chest, 142 (1)：30-39, 2012
5) Udy AA et al. ：ARC--augmented renal clearance. Curr Pharm Biotechnol, 12 (12)：2020-2029, 2011
6) 日本化学療法学会抗菌薬TDMガイドライン作成委員会，日本TDM学会TDMガイドライン策定委員会—抗菌薬領域—：抗菌薬TDMガイドライン2016. 日化療会誌, 64 (3)：387-477, 2016

其の六 症例にチャレンジ！ 症例でポイントを振り返ろう

症例4：発熱－主訴と全身所見をROSで補完する の巻

ここはX大学医学部附属病院薬剤部。入局2年目の薬剤師Aくんをはじめ，薬剤部内で何やら，発熱の患者について話しているようですよ。担当医のH医師の診断も交え，医師がどうやって診断をつけていくのかを学んでいきましょう。

高齢者の発熱をどう考える？

A B先輩，これまで勉強してきたおかげで，感染症診療の支援を行う時に，感染症の何を考えて行動しないといけないか，その思考がだいぶわかってきましたよ。

B おーすばらしい。じゃあさっき外来で発熱がわかって総合診療科に来られたあの患者さんどうする？

A えっ！ 発熱だけでまだどんな病気（感染症）なのかわからないじゃないですか。診断がついていないと僕もどう動いていいかわからないですよ。

S Aくん，これからH先生が診察するから，診察の様子を見るのも勉強になるわよ。医師がどうやって診断をつけているのかその流れを勉強してみましょう。

A わかりました！ どんな患者さんですか？

B あちらに座っている患者さんだよ。様子がおかしいということで息子さんが連れてきたそうなんだ。息子さんいわく，ずっと元気で1人で畑仕事をしていたけれど，最近ご飯を食べるとむせてしまってあまり食べなくなったし，つまずいたりすることが多くなった。ここ2, 3日は立ち上がるのもしんどそうで，歩くのも介助が必要な時があった。元気がなく，ぼーっとしていることが多い。年も年なので認知症を疑ってその検査にきたということなんだ。それで受け付けの時に体温を測ったら37.6℃あったので，急遽H先生の診察を受けることになったんだって。

A 認知症の検査を受けるつもりだった患者さんが，実は今朝から発熱していたということですね？ かぜですかね…。

其の六 症例にチャレンジ！ 症例でポイントを振り返ろう
症例4：発熱－主訴と全身所見をROSで補完する の巻

> **77歳　女性**
>
> 【現病歴】普段は元気で自立，畑仕事も1人でしている。2,3日前から急に食欲減退と倦怠感，歩行困難を来した。今朝から37.6℃の発熱を伴っている。
>
> 【既往歴】高血圧（5年ほど前に診断を受けている）
>
> 【内服歴】
>
> オルメサルタン 20mg（2年ほど前から服用，投与量は変化なし）
>
> アムロジピン 5mg（2年ほど前から服用，投与量は変化なし）
>
> フロセミド 10mg（1年ほど前から服用，投与量は変化なし）
>
> スボレキサント 10mg（2カ月前にゾルピデムから変更）
>
> 【入院歴】なし
>
> 【手術歴】なし
>
> 【ワクチン】インフルエンザワクチン，肺炎球菌ワクチン済み
>
> 【家族歴】父：胃がん，母：老衰，息子夫婦と同居
>
> 【生活歴】もともとADL自立，喫煙歴なし，飲酒歴：180mL（ビール）週1～2回。
>
> 【ペット】なし
>
> 【来院時　身体所見】
>
> 体温　37.6℃，血圧　110/62 mm Hg，脈拍　81回/分　呼吸数　16回/分，SpO_2 96%（room air）意識：GCS4-5-6
>
> general: ぐったりしているが四肢冷感湿潤なし

 ROSを使って考えていくと…

A （ふむふむ。高血圧がベースにある77歳の女性が，認知症を疑われ，熱を測ったら37.6℃だったというわけか。でも37.6℃って発熱としていいのかな？）H先生，37.6℃は微熱ではないのでしょうか？

H 高齢者は体温の調整機能が若年者より低下しているため，一般的に若年者より平熱は低くなっていることが多く，また熱が出にくくなる。感染症を発症している場合でさえ発熱が見られなかったケースもあるんだよ[1]。

B 確かに，35℃台の人にとって37.6℃は結構きついかもしれませんね。

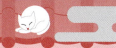

H　それではもう少し診察を続けていこう。

頭部：瞳孔（3+/3+）左右差なし，対光反射異常なし，眼球結膜黄疸なし，眼瞼結膜貧血なし，副鼻腔叩打痛なし，舌やや乾燥あり，咽頭発赤なし，扁桃腫大なし

頸部：頸部リンパ節腫脹なし，前頸部圧痛なし，甲状腺圧痛なし

胸部：呼吸音左右差なし，ラ音なし，coarse crackles なし，wheeze なし，心音は整，心雑音なし

腹部：平坦。軟，腸蠕動音正常，圧痛なし，肝叩打痛なし

背部：CVA 叩打痛あり（左右差，違和感あり），脊椎叩打痛なし

四肢：両膝関節の皮下出血打撲痕あり（擦過傷も混じる），圧痛腫脹なし，表在感覚異常なし，深部腱反射異常なし

皮膚：明らかな所見なし

H　主訴と現病歴，全身の所見（徴候）だけでは，疾患を絞り込むのはまだまだ難しいところだね。ここで ROS を使って見落としがないか，おさらいをしていくんだよ（ROS のチェックリストは p.160「忍法補足の術　ROS で全身をスキャンする？」を参照）。

Review of System のまとめ

＊発熱，食欲不振，全身倦怠感，歩行障害は現病歴参照

陽性（ある症状）：頻尿，尿失禁，残尿感，記憶障害

陰性（ない症状）：悪寒，頭痛，副鼻腔痛，咽頭痛，咳，痰，胸痛，腹痛，排尿時痛，呼吸困難，悪心，嘔吐，下痢，便の異常（タール便），筋肉痛，関節痛

H　このようにまとめてみると，発熱はあるものの呼吸器系，消化器系の症状が乏しく泌尿器系の症状が主に感じるね。さてここからは鑑別診断を行っていくのだが，もし網羅的に鑑別を挙げるとしたら Tierney's diagnostic process として有名な「VINDICATE!!! + P」というのがあるね。

A　ヴ？　ヴィンディケイト!!! プラス P ？

其の六 症例にチャレンジ！ 症例でポイントを振り返ろう
症例4：発熱－主訴と全身所見をROSで補完する の巻

VINDICATE!!! + P とは？

V：Vascular（血管性）
I：Infection（感染症）/inflammatory（炎症性）
N：Neoplasm（腫瘍）
D：Degenerative（変性）
I：Intoxication（中毒性）
C：Congenital（先天性）
A：Autoimmune（自己免疫性）
T：Trauma（外傷）
E：Endocrine（内分泌性）
！：Iatrogenic（医原性）
！：Idiopathic（特発性）
！：Inheritance（遺伝性）
P：Psychogenic（精神・心因性）

H これらの項目内で患者のプロブレムリストから想起される疾患を挙げていき，診断をつけていく．例えば発熱で想起されるものであれば，血管炎，感染症，悪性腫瘍，膠原病，甲状腺機能亢進症などの内分泌代謝異常，アレルギー疾患，薬剤熱などが挙げられるよね．もう1つ，鑑別診断を絞っていくその際には発症の時間経過も重要なヒントになるね．この患者さんは，ここ最近，急に倦怠感が生じ，食欲不振になり，つまずいたり歩行困難になってきたから，まずは急性期の疾患ではないかと考えていくべきだね．そして，ここでも必ず押さえていかないといけないのは，3Cの考え方に沿って，まずは「よくある病気」と「見逃すとまずい病気」の2つの軸に沿って考えることなんだ．

3C とは？

Common：よくある疾患→肺炎や尿路感染症など
Critical：見逃すと致死的な疾患→大動脈解離・心筋梗塞など
Curable：有効な治療法のある疾患→低血糖性昏睡に対するブドウ糖静注など，「Common」，「Critical」の部分と重複することが多い

H　ここまで臨床推論の考え方を進めていくと，この患者を何かの感染症と決めつけたがるけど，ちょっと待って．まずは感染症なのか非感染症なのか分けて考えてみようか．非感染症で見逃してはいけないのは何かわかるかな？　脳梗塞や心筋梗塞などは必ず押さえておきたいところだね．この患者さんの場合，尿失禁，歩行障害があるので，特発性正常圧水頭症なども挙がる．そのほか，脱水症や電解質異常も考えておきたい．そして感染症なら，まずはcommonな病気である肺炎，尿路感染症を鑑別に挙げるだろうね．呼吸器症状の異常は認められないから，尿路感染症，特に腎盂腎炎あたりを評価したいところだね．

B　この患者さん，2カ月前からゾルピデムをスボレキサントに変更してますけど，このせいで倦怠感やつまずき，歩行障害が生じたってことはないですか？　あるいは降圧薬や利尿薬が強く効き過ぎたってこともあるかも．

H　おお，確かにいい視点だね．薬剤の変更が2カ月前だし，この急性な症状に結びついているかは少し疑問があるけど，薬剤師なら常に医原性のことは念頭におくことは大事だね．

A　なるほど！

鑑別診断

＃1　腎盂腎炎
＃2　特発性正常圧水頭症
＃3　心筋梗塞
＃4　脳梗塞
＃5　脱水症，電解質異常
＃6　薬剤熱，降圧薬，利尿薬，睡眠薬の過剰反応

H　ここまで踏まえたらようやく検査で確認だ．検査をするなら，必ず目的を持って検査オーダーをすることが大事だよ．ただやみくもにオーダーをしても，それはただの医療資源の無駄遣いになる．検査を行う前にしっかりと鑑別診断を行い，事前確率を上げてから検査結果を見ることがとても重要なんだよ．さてこの患者さんでは，血液培養，尿培養，尿検査，グラム染色をまずは確認したいね．あとは血算，生化学の採血．これにトロポニンやCPK-MBなど心筋梗塞，心電図，頭部CTの確認で非感染症として鑑別に挙げた疾患を除外していきたいね．

A・B　はい！

症例4：発熱-主訴と全身所見をROSで補完する の巻

（患者の検査結果が出てきました）
【血液検査】

グルコース	114	69～109mg/dL	クレアチニン	1.18	0.4～1.10mg/dL
BNP	17.4	18.4＞pg/mL	ナトリウム	140	138～146mEq/L
アルブミン（血清）	2.9	4.0～5.0g/dL	カリウム	3.7	3.6～4.9mEq/L
総ビリルビン	0.5	0.3～1.2mg/dL	クロール	104	99～109mEq/L
AST（GOT）	21	13～33U/L	CRP定量	4.5	0.2＞mg/dL
ALT（GPT）	26	6～30U/L	トロポニンI	9	26＞pg/mL
ALP	277	115～359U/L	CPK-MB	0	5＞ng/mL
LDH	161	119～229U/L	白血球数	9.9	3.5～9.7×1,000/μL
γ-GTP	16	10～47U/L	ヘモグロビン	11	11.2～18.3g/dL
アミラーゼ	74	42～132U/L	血小板数	339	140～379×1,000/μL
CPK	78	45～287U/L	好中球	86%	40.0～80.0%
尿素窒素	26	8.0～22.0mg/dL			

【尿検査】

比重 1.02

潜血 1+

WBC 3+

亜硝酸塩 1+

【尿グラム染色像】：GNR多数，WBC 3+

【頭部CT】：脳梗塞等疑う所見なし

【心電図】：異常なし

 初期治療とその後

　これらの検査結果を踏まえ，腎盂腎炎として入院治療を開始することになりました。直近で入院歴も抗菌薬服用歴もないため，耐性菌のリスクは少ないとしてCTRX1g，24時間ごとが開始されました。内服薬はいったん中止し，血圧のモニターを続けることになり，スボレキサントもいったん中止し様子をみることとなりました。
（その後入院4日目）
【培養結果】
血液培養　陰性

尿培養　*E.coli*　LVFX に耐性，その他の薬剤感受性は良好

薬剤名	MIC	感受性	薬剤名	MIC	感受性
ABPC	< 8	S	CFPN-PI	< 0.25	S
PIPC	< 8	S	CMZ	< 8	S
CEZ	< 4	S	FMOX	< 8	S
CTM	< 8	S	GM	< 2	S
CTX	< 1	S	AMK	< 4	S
CTRX	< 1	S	MINO	< 2	S
CAZ	< 4	S	LVFX	> 4	R
CFPM	< 2	S	ST 合剤	< 4	S
CCL	< 8	S	FOM	< 4	S

【最適治療と経過】

　入院4日目に感受性良好の大腸菌が検出されました。そこで抗菌薬はABPCに変更されました。また，入院後は血清クレアチニン値が改善されてきたため，投与量は1回2g，6時間ごとに変更されました。10日目にはABPC500mg，8時間ごとの内服に変更し，Total14日間で抗菌薬治療を終了しました。入院後，降圧薬はオルメサルタン20mgのみでコントロールしていましたが，血圧がやや高くなってきたのでアムロジピン2.5mgを追加し，その後退院していきました。

> **おわりに**
>
> 　いかがでしたか。医師が患者の主訴から診断をつけるまでの一連のプロセスがわかりましたか？
>
> 　薬剤師もこの一連のプロセスを理解しておくと，医師と治療の方向性を同じにすることができるので，処方の提案もしやすくなります。仮に感染症診療がうまくいかない場合も，思考のプロセスを共有しておけば，失敗の原因を一緒に考えることができるはずです。医師にとっても後ろでフォローしてくれる薬剤師がいてくれるほど頼もしいことはないと思います。

【参考文献】
1）Norman DC：Fever in the Elderly．Clin Infect Dis，31（1）：148-151，2000

其の六 症例にチャレンジ！ 症例でポイントを振り返ろう

症例5：耐性菌による人工関節感染 の巻

ここはX大学医学部附属病院薬剤部。ASTに興味を持ち始めた薬剤師Aくんは，先輩薬剤師Bくんが担当する整形外科病棟の患者さんのことで相談を受けました。

過去にMRSAに感染した人工股間節置換術の患者

B この患者さん，右足の人工股間節置換術で手術予定なんだけど，過去に左膝の人工関節置換術の時に術後感染が起きて，培養からMRSAが出てきてたんだって。手術の時はバンコマイシン（VCM）を使ったらいいよね。

A そうですね。過去にMRSAが検出されているので，感染が疑われる場合はVCMでいいと思います。今回は周術期感染の予防投与目的だと思いますので，皮膚の常在菌である黄色ブドウ球菌をターゲットにして使用する抗菌薬はセファゾリン（CEZ）でどうでしょうか？（「其の壱　4．原因菌と常在菌の巻」参照）　あ，一応カルテ見ておきますね。

カルテ内容
70歳　女性（150cm，82kg）
主訴：左下肢痛
現病歴：1週間前より痛みが強く，じっとしていることができず来院
既往歴：糖尿病，脂質異常症，甲状腺機能低下症
　　　　右人工股関節置換術（12年前）
　　　　左膝人工関節置換術（11年前）
　　　　→血液培養検査でMRSA検出にて治療歴あり
アレルギー歴：セフカペン・セフジニルで皮膚症状
家族歴：特になし

A　B先輩，この患者さん過去の手術時に，MRSA菌血症の治療歴があるようですね。それに，セフェム系の抗菌薬でアレルギー症状があると記載されていました。CEZは避けた方がよさそうですね。

B　そうなんだよ。MRSA菌血症の治療ではリネゾリド（LZD）を使用していたみたいなんだ。

A　え？　いきなりLZDで治療していたんですか？　もう少し詳しくカルテ見てみます。

 過去の検出菌や投薬状況などの患者背景を確認する！

A　（うなずきながら）当時はVCM点滴とリファンピシン（RFP）内服で治療開始されていたみたいですが，アレルギー症状として皮疹が出現してLZDの治療が開始されたようです。今回の手術では，MRSA感染に注意が必要ですね。

B　今回の手術にあたっては人工物を挿入する手術なんで，主治医の判断で鼻腔のMRSA保菌検査はチェックされていたよ。確か，MSSAが検出されていたね。

A　ちゃんとT先生（主治医）は確認されていたんですね。それはよかったです。『術後感染予防抗菌薬適正使用のための実践ガイドライン』によれば，周術期予防抗菌薬としてCEZが使用できない場合，VCM，テイコプラニン，クリンダマイシン（CLDM）の3つが代替薬に挙げられていますから，今回はCLDMで処方してもらってはどうでしょうか[1]。

（その後，予定通り人工股関節置換術が施行されました。順調に経過していましたが，術後10日目に創部に発赤を認め，浸軟していました。回診時に創部を開放し，多量の排膿を認めました）

B　あの患者さん，リハビリも順調に開始していたけど，回診の時に創部が腫れていて排膿したんだって。主治医から抗菌薬の投与をどうしようかと相談があってさ。さてどうする？

A　そうだったんですね。培養は提出してもらっているんですね。グラム染色ではどうだったんでしょう。グラム染色の結果をみてから抗菌薬について考えてみませんか。（ASTの）細菌検査技師さんに聞いてみますね。

其の六 症例にチャレンジ！ 症例でポイントを振り返ろう
症例5：耐性菌による人工関節感染 の巻

表1 人工関節感染について調べたAくんのメモ

> **人工関節周囲感染症**
> **(Prosthetic Joint Infection：PJI)**
> ・人工関節は人工物（インプラント）であり，バイオフィルムという防御膜のようなものが生成され，細菌に対する生体の防御反応や抗菌薬の効果が働きにくくなっている
> ・徐々に骨融解（インプラント周辺の骨が溶ける）が生じ，人工関節の周辺に緩みが生じる 感染を起こした場合は抗菌薬の投与や，場合によっては再手術による治療が必要
> ・感染のルートとしては，手術中に創部が感染を起こす場合や，手術後に歯周病や虫歯，腎盂腎炎，扁桃炎などの起炎菌が血流を介して発症する場合がある
> ・SSI発生率は，初回人工関節置換術で0.2〜3.8％程度，人工関節再置換術で0.5〜17.3％程度[2]
> （参考：JANIS2015　COLO　11.06％）
> SSIの原因菌（134例；日本整形外科学会学術研究プロジェクト調査）[3]
> MRSA：56例（42％），MSSA：23例（17％），表皮ブドウ球菌：15例（11％），緑膿菌：5例（4％）

（Aくんが臨床検査技師に連絡したところ，「グラム染色では，グラム陽性ではなくてグラム陰性桿菌が見えます。培養結果が判明したら連絡しますね」とのことでした）

A どうも排膿の中にグラム陰性桿菌がいるみたいですね。糖尿病が併存疾患にありますし，緑膿菌などのカバーも必要なのかな…。B先輩，もう少し人工関節感染の原因菌について調べてみますね。

B Aくんに頼りっぱなしだけど，将来のAST薬剤師として期待しているよ！

DI室で人工関節感染について確認！

AくんはDI室で人工関節感染について調べていました（表1）。「やっぱりこの患者さんの場合，手術して10日目に感染が判明したから，早期発症の分類になるのか（表2）。原因菌は，黄色ブドウ球菌，グラム陰性桿菌となっているな。国内の報告では，MRSAが42％を占めているんだな。グラム陰性桿菌では緑膿菌も4番目の起炎菌として報告されているな。人工関節感染の原因菌は耐性菌の占める割合が大きいな…」。どうやら先輩に報告するべき問題がわかったようです。

B どう，何かわかった？
A そうですね。創部とあと関節液からもグラム陰性桿菌が見えているようなので，バイオフィルムを形成しやすい緑膿菌がターゲットになってきますかね。アン

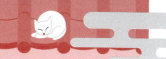

表2 人工関節感染の分類

発症時期	発症頻度	主な原因
早期＜3ヵ月	29%	手術関連（術中から術後2〜4日に原因） 黄色ブドウ球菌，グラム陰性菌が原因菌
遅発性 3〜24ヵ月	41%	手術関連 弱毒菌（CNS, *Propionibacterium acnes*） 軽微な微候（人工関節の緩み，持続性関節痛）
晩期＞24ヵ月	30%	遠隔部位からの血行性感染 皮膚，呼吸器，菌，尿路感染

〔Trampuz A, et al.: Prosthetic joint infections: update in diagnosis and treatment. Swiss Med Wkly, 135 (17-18): 243-251, 2005, Giulieri SG, et al.: Management of infection associated with total hip arthroplasty according to a treatment algorithm. Infection, 32 (4): 222-228, 2004 をもとに作成〕

　チバイオグラム参考にして抗菌薬選択を考えてみると，第3世代以降のセフェム系，カルバペネム系，キノロン系，アミノグリコシド系がよさそうですね（「忍法補足の術　アンチバイオグラム」参照）．

B　なかなか種類が多いな．

A　組織内移行がよい薬剤としてキノロン系がありますね（「其の参　6．抗菌薬の移行性の巻」参照）．それに，この患者さんは過去にセフェム系でアレルギーの既往があるので，セフェム系は避けておいた方がいいですね．

B　アレルギーの既往があったこと忘れてた．じゃ，レボフロキサシン点滴を推奨することをT先生に言っておくね．ありがとう．

（翌日，細菌検査技師からAくんに培養結果の報告がありました）

細菌検査技師　Aくん，創部と関節液の培養から，緑膿菌が生えてきました．薬剤感受性結果もカルテに載せておいたから確認しておいて．耐性化傾向のない緑膿菌だったわ（表3）．

A　ありがとうございます．確認してみます．

B　T先生に言ったら，挿入した人工関節の温存のためにさっき創部のドレナージ術を施行したんだって．また培養を提出するからBさんも結果見といてくださいだって．

A　そうですか．挿入した人工関節はなるべく温存したいですしね．MRSAが起炎菌のこともあるので，「MRSA感染症の治療ガイドライン―2017年改訂版」の

其の六 症例にチャレンジ！ 症例でポイントを振り返ろう
症例5：耐性菌による人工関節感染 の巻

表3 創部（術後10日目）の緑膿菌の薬剤感受性結果（Sは感受性あり）

薬剤	MIC μg/mL
PIPC	16 S
TAZ/PIPC	8 S
CAZ	4 S
CFPM	4 S
IPM/CS	1 S
MEPM	≦ 0.25 S
LVFX	≦ 0.25 S

人工関節感染の項目に詳しい解説が掲載されているので，その内容も確認しておきますね[4]。

B ありがとう。

A 何とか抜去せずに治療が成功すればいいですね。ほかのASTメンバーとも情報を共有しておきます。

（無事にドレナージ術は終了し，創部にはドレーン留置されたままレボフロキサシンの点滴が開始されました。しかし，ドレナージ術後10日目に主治医から直接Aくんに電話がかかってきました）

ASTの総力を挙げて感染症治療を支援する！

T医師 ドレナージ術が終わって10日が経過しましたが，徐々にCRPが上昇してきました。熱はありません。本日，血液培養と関節液の培養は提出しました。そういえば，この患者さん，過去にMRSAによる菌血症の既往があるんです。今は人工関節を温存したいと考えていますが，なるべく抗菌薬投与で経過をみれるとよいと考えています。抗MRSA薬を使用したいのですが，ASTで一度検討してくれませんか？

A わかりました。ASTで抗MRSA薬の投与について検討してみます。

（AST臨時ラウンドにて）

A 「MRSA感染症の治療ガイドライン―2017年改訂版」では，MRSAによる骨・関

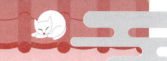

節感染症では，第 1 選択薬として VCM とダプトマイシン（DAP）がともに B-II の推奨になっています．

AST 医師　過去に MRSA 菌血症の治療歴があるんですね．そうか，その時に VCM と抗バイオフィルム効果を期待して RFP で治療開始したけど，皮疹が出てどちらかが被疑薬のままになっていたんですね．そして LZD が投与されていたんだね．

A　そうなんです．今回の症例では，抗バイオフィルム効果も有する DAP を推奨することがいいかなと考えます．もちろん適応外使用になるので，主治医から患者さんへの説明と同意は必要になってきますが．

AST 医師　そうですね．培養結果は今のところどうですか？

細菌検査技師　血液培養と関節液が培養検査に回ってきていますが，グラム染色でグラム陰性菌ではなく，グラム陽性球菌が見えています．血液，関節液両方です．

AST 医師　それなら，MRSA 菌血症の可能性がありますね！　菌血症であれば，DAP は A-I 推奨で第 1 選択薬として先のガイドラインで掲載されています．きちんと適応もあるので，DAP を整形外科医師へ投与依頼しましょう．

A　わかりました．T 医師へすぐに連絡します．

（T 医師に連絡）

A　T 先生，患者さんは過去に MRSA 菌血症の治療歴がありますし，VCM か RFP か判別不能な皮疹の副作用があります．そして先ほど提出いただいた検体のグラム染色像でグラム陽性球菌が見えていますので，AST からは DAP の追加を推奨します．

T 医師　ありがとうございます．菌血症の可能性があったんですね．では，今日から DAP を追加で点滴始めます．また，今日の培養結果がわかったら連絡ください．

A　わかりました．B 薬剤師とも情報共有しておきます．

T 医師　よろしく．

（DAP 投与後 5 日目に血液培養と関節液の培養結果が判明しました）

細菌検査技師　A くん，この患者さんだけど，血液と関節液ともに MRSA が生えてきていたわよ！　薬剤感受性は特に問題なかったわ．以前検出されていた緑膿菌は生えてきていなかったわ．

A　そうなんですね！　T 医師に連絡しておきます．AST のみんなにも連絡しておきます．

B　MRSA だったんだ？　DAP 始めておいてよかった．アレルギーの多い患者さ

其の六 症例にチャレンジ！ 症例でポイントを振り返ろう
症例5：耐性菌による人工関節感染 の巻

だから，何とかこの治療で人工関節が温存できればいいね。

A そうですね。T先生も同じことを言っていました。そうそう，投与期間ですが，ガイドラインで記載されている通り，菌血症として最低でもDAPは2週間点滴してください。血液培養陰性化のための血液培養検査も忘れないでください。そしてMRSAによる人工関節感染もありますので，経口薬への切り替え期間も含めて，3カ月は必要です。入院も長期間になりますので，副作用の確認もB先輩，引き続きお願いしますね。

B わかった。任せて。いろいろとありがとう！

おわりに

いかがでしたでしょうか？ 本症例は複数菌が検出された人工関節周囲感染でしたが，最終的には耐性菌であるMRSAが原因菌となって治療が始まりました。抗菌薬の選択や提案が大切なのはもちろん，既往歴やアレルギー歴といった患者背景を考慮した薬物療法支援が重要であることを認識していただけたと思います。AST薬剤師へステップアップするために，情報の整理をしておきましょう。

【参考文献】
1) 日本化学療法学会／日本外科感染症学会術後感染予防抗菌薬適正使用に関するガイドライン作成委員会 編：術後感染予防抗菌薬適正使用のための実践ガイドライン，2016
2) 日本整形外科学会，日本骨・関節感染症学会 監，日本整形外科学会診療ガイドライン委員会，骨・関節術後感染予防ガイドライン策定委員会 編：骨・関節術後感染予防ガイドライン2015 —改訂第2版，南江堂，2015
3) 山本謙吾 他：インプラント手術における手術部位感染の疫学．整・災外，53 (5)：419-425, 2010
4) 日本化学療法学会・日本感染症学会MRSA感染症の治療ガイドライン作成委員会：MRSA感染症の治療ガイドライン—2017年改訂版．日本化学療法学会雑誌，65 (3)：323-425, 2017

其の六　症例にチャレンジ！　症例でポイントを振り返ろう

症例6：カテーテル関連血流感染症（CRBSI）の巻

ここはX大学医学部附属病院薬剤部。入局2年目のAくんが悩んでいます。どうやら担当する患者の治療がうまくいっていないようです。さて，今回はどんな症例でしょうか？　B，C先輩やS部長も心配しているようです。

症例

59歳　男性　160cm　50kg　消化器外科

胃がん術後に合併した腹膜炎・腹腔内膿瘍に対する治療を行っていましたが，治療経過中に再度発熱しました。
（Aくんは主治医のD医師より抗菌薬の見直しについて相談を受け悩んでいます）

 抗菌薬が効いていない症例？

A　うーん，どうしてだろう…。良くなったと思っていたのに，また発熱してるなんて…。抗菌薬が効いてないのかな？

B　A，どうした？

A　腹腔内膿瘍に対して抗菌薬を投与した後に良くなっていたんですけど，また発熱しているんです。それで先ほど担当のK先生から電話で抗菌薬の相談をされたんですが，どうしたらいいかわからなくて悩んでるんです。

C　Aくんは最近よく相談されるようになったな。

A　ええ，せっかく相談してもらったのに…。

（そこにS部長が通りかかりました）

S　Aくん，話が聞こえてきたけど，抗菌薬の効果や，抗菌薬が効いていない時に考えることについては「其の伍　5. 熱が下がって，白血球も下がってきた…時の恐ろしさの巻」と「其の伍　8. 効果があった！その基準は？の巻」で学んだわよね。まとめてみるとこんな感じになるけど，これを見ながら1つ1つ整

其の六 症例にチャレンジ！ 症例でポイントを振り返ろう
症例6：カテーテル関連血流感染症（CRBSI）の巻

表1　抗菌薬の効果が無いと思った時に確認すべき事項

①抗菌薬の投与量
②抗菌薬の移行性
③原因菌
④実は自然経過
⑤他の感染症の存在
⑥感染症以外の原因

理していきましょう（表1）。

（表1をみんなで見ながら）

C まず①〜③の抗菌薬の投与量や移行性，原因菌のカバーについてはどうかな？ここは薬剤師としては外せないよな。

A 腎機能から見て，抗菌薬の投与量は問題ないと思いますし，膿瘍なので確かに抗菌薬の移行性は良くないと思いますが，ドレナージもしてソースコントロールもできていると思います。それに腹腔内膿瘍の原因菌についても感受性結果からは，問題なさそうです。

B ④，⑤，⑥はどうかな？

A ④は，いったん良くなってそこから数日後の発熱なので，腹腔内治療の自然経過としては不自然だと思います。⑤，⑥は…まだ確認できてないですね。

S ①〜③はAくんの言う通り，大きな問題はないように見えるわね。④を考えても自然経過としてはやはりおかしいわね。⑤，⑥の可能性について考える必要がありそうね。

A ⑤，⑥の可能性と言われましても，ちょっと難しいです…。

S 確かにここは薬剤師が考えるのは難しいけど，だからといって何も考えなくていいわけではないわよね。まずは「其の四　3．患者の訴えにも注目の巻」でおさらいした「Review of systems（ROS）」のことを思い出してみて。ROSで，何か気がついたことがあれば，その情報から少し見えてくるかもしれないわ。それから⑤については，医療関連感染の好発部位についてこういった報告があるわ（表2）。

S これによると，尿路，手術創部，下気道，血流で約80％を占めているわ。少なくともまずは好発部位の感染症については確認することが，重要じゃないかしら。

表2 医療関連感染症の割合

年	尿路(%)	手術創部(%)	下気道(%)	血流(%)	その他(%)
1975	42	24	10	5	19
1990〜1996	34	17	13	14	21

(Weinstein RA, et al.:Nosocomial infection update. Emerg Infect Dis, 4(3):416-420, 1998 をもとに作成)

A　なるほど，まずはそこからですね．

B　抗菌薬が投与されている状況なので，CD（クロストリディオイデス・ディフィシル）腸炎の可能性もあるんじゃない？

S　そうね，下痢などの症状も見ておかないといけないわね．

C　カテーテルや人工呼吸器などのデバイスに関連した感染症にも注意が必要だね．

S　そういったデバイスの存在も重要よね．

B　あとは⑥は，薬剤熱，腫瘍熱，血栓症，血腫吸収熱，甲状腺や副腎疾患なんかがあるよね（「其の伍　8．効果があった！ その基準は？ の巻」参照）．

A　そのあたりを踏まえて相談してみます．

C　そういえばAくん，のんびりして大丈夫か？ K先生を待たせてるんじゃないのか？

A　そうだった！ 今からちょっと病棟に行ってきます．

感染症のフォーカスは？

(病棟で患者さんを見た後)

A　うーん，意識はしっかりしてるし，呼吸は問題なさそうだったな．お腹の痛みもなさそうだし下痢もない．発熱以外にはあまり症状はなさそうだな．でもカテーテルの刺入部に痛みと熱感があるようだったな．qSOFA（収縮期血圧100mmHg以下，意識障害，呼吸数22回以上）はどれも当てはまらないな…．高カロリー輸液を中心静脈（CV）カテーテルから投与しているのか．CVカテーテルは怪しいかもしれないな．表2でも血流感染は代表的な医療関連感染症になってるし．ちょっとカテーテル感染について，「JAID/JSC感染症治療ガイドライン2017―敗血症およびカテーテル関連血流感染症―」で確認しておこう．

(ガイドラインを確認していたところ，担当のK医師登場)

症例6:カテーテル関連血流感染症(CRBSI)の巻

- **K** A先生,どうも.
- **A** K先生!
- **K** A先生,どう思いますか?
- **A** そうですね,はっきりとした症状はなさそうなんですが,CVカテーテル刺入部に発赤と痛みがあり,カテーテル感染の可能性を少し疑いますがいかがでしょうか? あとは,もともと腹膜炎・腹腔内膿瘍の治療をされていたと思いますが,こちらに関してはどんな感じでしょうか?
- **K** 今のところ,私もカテーテル感染が疑わしいと思っています.ただ,ほかの感染からカテーテルに波及している可能性もまだ否定できないですね.こちらも並行して精査します.あと,腹膜炎・腹腔内膿瘍に関しては先日の画像で見た限りは膿瘍もほとんど消失していて,経腸栄養剤が始まっても問題がなかったので,治療としてはうまくいっていると思ってたのですが,もう1度CT画像を確認してみようと思っています.
- **A** なるほど,ありがとうございます.
- **K** 改めて患者情報をまとめるとこんな感じになります(表3).ちなみに今日の血液データはこちらです(表4).
- **A** 確かに,発熱とCVカテーテル刺入部の炎症所見以外はあまり症状がなさそうですね.
- **K** ひとまず感染症としてはカテーテル感染を想定して,各種培養を行い,治療を開始しようと思います.
- **A** あとは感染症以外の可能性はどうでしょうか?
- **K** 確かにその可能性は十分ありますね.治療を進めながら,感染症以外の可能性も考慮して精査していきますね.

抗菌薬はどのように考える?

- **K** では早速ですが,抗菌薬の治療はどうしましょうか? 腹腔内膿瘍はかなり消失したのですが,少し残っているので,こちらの治療も並行したいと考えています.
- **A** そうですね,カテーテル感染となりますとやはりブドウ球菌や腸球菌,グラム陰性桿菌に加えて,場合によってはカンジダが関与する可能性が高いと考えます(表5).(さっき調べておいてよかった…)

表3 患者情報

59歳　男性
主訴：発熱
入院時診断：胃がん術後，腹膜炎・腹腔内膿瘍
現病歴：胃がんにて手術目的に入院され手術施行。第13病日に術後縫合不全のため，腹膜炎・腹腔内膿瘍を合併。ドレナージ施行の上，抗菌薬（MEPM + VCM）による治療と，絶食のため高カロリー輸液による栄養療法が行われていた。腹腔内膿瘍のドレナージ検体および血液培養からは *Bacteroides fragilis* および *Prevotella oris* が検出され，改善傾向であったことから，感受性を確認したうえで第21病日に ABPC/SBT に変更となり，第24病日より経腸栄養剤の投与が開始となった。しかし第28病日，発熱，CRP および WBC の上昇を認めた。
意識レベル：清明（GCS 15（E4 V5 M6））
血圧：117/69 mmHg
脈拍：113 bpm
呼吸数：21回／分
体温：38.1℃
SpO_2：97%（O_2 2L）
頭頸部：結膜貧血・黄疸なし，副鼻腔圧痛なし，咽頭発赤なし，頸部リンパ節触知せず
胸部：呼吸音：清，心音：整
右鎖骨下 CV カテーテル刺入部の発赤，疼痛あり
腹部：腸蠕動運動正常，腹部平坦軟・圧痛なし
背部：脊柱叩打痛なし，肋骨脊柱角（CVA）叩打痛なし
細菌検査情報（第13病日採取分）
血液培養・腹腔内膿瘍
　・*Bacteroides fragilis*
　・*Prevotella oris*
吸引痰
　・*Candida* spp.
尿
　・*Candida* spp.

表4　血液検査結果（第28病日）

TP	6.0 g/dL	Na	141 mEq/L	St	14.0%
Alb	2.2 g/dL	K	3.9 mEq/L	Seg	80.0%
総ビリルビン	0.4 mg/dL	Cl	99 mEq/L	Mono	2.0%
AST	29 U/L	BUN	11 mg/dL	Eos	1.0%
ALT	63 U/L	Scr	0.40 mg/dL	Lympho	3.0%
LDH	200 U/L	CRP	9.94 mg/dL	Hb	12.4 g/dL
γ-GTP	113 U/L	Glc	152 mg/dL	Ht	37.4%
CK	65 U/L	WBC	20,870 /μL	PLT	310,000 /μL

K　となると抗菌薬の選択も複数必要になりますね。

A　そうですね，推奨抗菌薬はこちらになります（表6を見せる）。

其の六 症例にチャレンジ！ 症例でポイントを振り返ろう
症例6：カテーテル関連血流感染症（CRBSI）の巻

表5 カテーテル関連血流感染症の主な原因菌

原因菌	割合（％）	死亡率（％）
Coagulase-negative staphylococci（CNS）	31.3	20.7
黄色ブドウ球菌	20.2	25.4
腸球菌	9.4	33.9
カンジダ	9.0	39.2
グラム陰性桿菌		
・大腸菌	5.6	22.4
・クレブシエラ	4.8	27.6
・緑膿菌	4.3	38.7
・エンテロバクター	3.9	26.7
・セラチア	1.7	27.4
・アシネトバクター	1.3	34.0

(Wisplinghoff H, et al.：Nosocomial bloodstream infections in US hospitals：analysis of 24,179 cases from a prospective nationwide surveillance study. Clin Infect Dis, 39（3）：309-317, 2004 をもとに作成)

表6 カテーテル関連血流感染症の主な治療薬

抗菌薬	投与量（腎機能正常）
VCM または DAP	VCM：1回 15mg/kg 1日2回
	DAP：1回 6mg/kg 1日1回
上記のいずれか＋下記のいずれか	
第4世代セフェム系薬 TAZ/PIPC カルバペネム系薬	CFPM, CZOP 1回 1g 1日2〜3回
	TAZ/PIPC 1回 4.5g 1日3回
	MEPM 1回 1g 1日3回
ショック，免疫低下，長期抗菌薬使用例，カンジダ保菌の場合，下記を追加	
MCFG または FLCZ	MCFG：1回 150mg 1日1回 FLCZ：1回 400mg 1日1回

(日本感染症学会，日本化学療法学会 JAID/JSC 感染症治療ガイド・ガイドライン作成委員会敗血症ワーキンググループ：JAID/JSC 感染症治療ガイドライン 2017 ―敗血症およびカテーテル関連血流感染症―. p.27, 日本感染症学会，日本化学療法学会，2017 をもとに作成)

A まずはブドウ球菌をターゲットに VCM か DAP の使用が必要と思います。

K そうですね，DAP はほとんど使ったことがありませんので VCM を使用したいと思います。

A わかりました。あとは表5のグラム陰性桿菌のカバーですが，腹腔内膿瘍の治療としてその原因菌のカバーを考慮しますと，TAZ/PIPC か，カルバペネム系薬になります。

K わかりました。前回の治療でカルバペネムの投与も長期になっていたので，今回は TAZ/PIPC にしましょう。

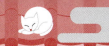

A わかりました。ただ添付文書によれば，VCM は TAZ/PIPC との併用で腎機能障害のリスクが上がる可能性が報告されております[1]。ですので，腎機能障害には特に注意しつつ，TDM でもしっかりとフォローいたします。

K よろしくお願いします。

A あとは，「抗菌薬の長期使用」と「カンジダ保菌」とカンジダリスクもありますので，現時点ではカンジダのカバーが推奨されます。

K じゃあ，MCFG を追加して，まずは VCM + CFPM + MCFG で開始しましょうか。

A わかりました。K 先生，あとは経腸栄養剤が開始されていると思いますが，CV カテーテルの抜去は難しいでしょうか？

K 確かに，経腸栄養剤も少しずつ増やせているので，もう CV カテーテルはそろそろ抜去できそうですね。血液培養採取とともに抜去しておきますね。では，すぐに治療を始めましょうか。

A わかりました，また私も経過を追ってフォローします。

初期抗菌薬選択を終えて

A ふー，疲れたー。

B どうだった？

A 感染症としては，カテーテル感染が疑わしく，その治療が開始になりました。

C うまくいったのか？

A ガイドラインを手元で確認しながらですけど…。

S まずはお疲れさま。無事初期治療の支援ができたようね。

A はい，ありがとうございます。

S まだ安心するのは早いわ，支援した後の方が大事。この後は，カテーテル感染症に対して選択した薬剤について責任をもってフォローしなくちゃならないわ。例えば VCM は TDM を実施して，ほかの薬剤も患者の状態に合わせて投与量調節しなくちゃならないし，抗菌薬のアレルギーや副作用・相互作用にも対応しなくちゃいけない。そして，原因菌が判明すれば最適な抗菌薬を選択して，適切な治療期間も見なくちゃならないわよ。

A はい，わかりました。

S 今から，カテーテル関連血流感染症の最適治療についておさらいね。B くん，C

くんも一緒にやるわよ！

A・B・C はい！

 ## 初期治療から最適治療，デ・エスカレーション

S まずは，「其の四 5. 初期治療から最適治療への流れの巻」を思い出してみて。最適治療はどうすること？

A えっと，確定・推定された原因微生物・臓器に対して効果のある抗菌薬を十分量投与することです。

S その通りね。だから，今回も原因菌が判明すれば，その菌に対して最適な薬剤を選択する流れは他の疾患と変わらないわ。例えばMSSAであればCEZ, *E.faecalis*だったらABPCになるわね。それともう1つ大事なことは，カテーテル感染は，使用しているカテーテル（短期，長期），合併症の有無，カテーテル抜去の有無，原因菌によって治療期間が大きく異なるの（表7, 8）。

B なんだか複雑ですね。Aくん，今回カテーテルは抜去できたの？

C カテーテル関連血流感染症なんだから，抜去しなきゃだめでしょ。

A はい，一応今回はCVカテーテルで，抜去はできました。

S カテーテル感染は，基本的にはカテーテル抜去が原則になるわ。カテーテル抜去の有無で，治療効果や予後に影響が出るから[2]，できる限りカテーテル抜去が望ましいの。でも，みんながみんな抜去できるわけじゃないから注意が必要よ。例えば，カテコラミンによって循環動態を管理しなければならない人で，CVカテーテルを抜去したからカテコラミンを投与できません，ってなったら本末転倒よね。だから，薬剤師も「抜去してください」ではなく，抜去できるかどうかについて，メリット・デメリットを考慮して議論することが大事よ。妥協案としてカテーテルの入れ替えを考える場合もあるわ。

A・B・C わかりました。

S あとは，治療後の経過も重要よ。仮にカテーテル感染が確定して，治療後も効果を認めず，72時間以上菌血症が続くような状態では，合併症を考慮した治療が必要になってくるの。

A 心内膜炎だと，4〜6週間，骨髄炎だと6〜8週間になってますね。

表7　短期間の中心静脈カテーテル，動脈カテーテル留置患者における血流感染症の取り扱い

合併症			
あり		血栓性静脈炎 心内膜炎 骨髄炎	カテーテル抜去，抗菌薬療法（4～6週間） ※骨髄炎の場合は抗菌薬療法（6～8週間）
なし		CNS	カテーテル抜去，抗菌薬療法（5～7日間） ※カテーテル温存の場合，抗菌薬療法10～14日間（抗菌薬ロック*1）
		S.aureus	カテーテル抜去，抗菌薬療法（14日間以上）
		Enterococcus	カテーテル抜去，抗菌薬療法（7～14日間）
		グラム陰性桿菌	
		Candida属	カテーテル抜去，血液培養陰性後，抗菌薬療法（14日間）

*1：抗菌薬ロックは保険適応外．国内での使用は一般的でなく，コンセンサスが得られた用法・用量はない
(Mermel LA, et al.：Clinical practice guidelines for the diagnosis and management of intravascular catheter-related infection：2009 Update by the Infectious Diseases Society of America. Clin Infect Dis, 49（1）：1-45, 2009)

表8　長期間の中心静脈カテーテル，中心静脈ポート留置患者における血流感染症の取り扱い

合併症			
あり		皮下トンネル感染，膿瘍	カテーテル抜去，抗菌薬療法（7～10日間）*1
		細菌塞栓 心内膜炎 骨髄炎	カテーテル抜去，抗菌薬療法（4～6週間） ※骨髄炎の場合は抗菌薬療法（6～8週間）
なし		CNS	10～14日間の抗菌薬の全身投与（+抗菌薬ロック*2）でルートを温存できるかもしれない 症状が悪化，菌血症再発などの場合はカテーテルを抜去
		S.aureus	カテーテル抜去，免疫低下状態や心内膜炎，血栓性静脈炎等の徴候がなく，抗菌薬投与後72時間以内に発熱などの症状が改善している場合は抗菌薬療法（4～6週間）
		Enterococcus	7～14日間の抗菌薬の全身投与（+抗菌薬ロック*2）でルートを温存できるかもしれない 症状が悪化，菌血症再発などの場合はカテーテルを抜去
		グラム陰性桿菌	カテーテル抜去，抗菌薬療法（7～14日間） カテーテル温存の場合，抗菌薬療法10～14日間（+抗菌薬ロック*2） 反応がない場合，カテーテルを抜去し心内膜炎，静脈炎を除外
		Candida属	カテーテル抜去，血液培養陰性後，抗菌薬療法（14日間）

*1：菌血症，真菌血症がない場合
*2：抗菌薬ロックは保険適応外．国内での使用は一般的でなく，コンセンサスが得られた用法・用量はない
(Mermel LA, et al.：Clinical practice guidelines for the diagnosis and management of intravascular catheter-related infection：2009 Update by the Infectious Diseases Society of America. Clin Infect Dis, 49（1）：1-45, 2009)

S そうなってくると，そっちの疾患に合わせた治療期間になるってことね．カテーテル感染を考えたときは，合併症の存在も気にしないといけないことを忘れずに．あとは原因菌によって，治療期間が異なることね．特にカンジダの場合は血液培養が陰性化してから2週間になるので，必ず陰性化の確認が必要になるわ．

其の六 症例にチャレンジ！ 症例でポイントを振り返ろう
症例6：カテーテル関連血流感染症（CRBSI）の巻

- **A** 何だか，いろいろ難しいですね。
- **S** だから，初期治療を開始した段階で，最適治療に向けて原因菌，抗菌薬選択や投与量，治療期間などを事前に想定しておくと治療がスムーズにいくわ。
- **A** わかりました。

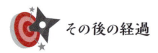
その後の経過

（治療開始4日後の昼休み）

- **A** あれから血液培養が陽性になって，カテーテル採取の血液培養と末梢の血液培養の両方から *Candida albicans* が検出され，最終的な診断は同菌によるカテーテル感染ということでした。
- **B** じゃあ血液培養陰性化の確認だね。
- **A** 今日もう一度血液培養をとって，陰性化を確認する予定です。
- **C** 患者さんの状態はどう？
- **A** 解熱していてバイタルも異常なしです。上昇していたCRPやWBCも改善しています。CVカテーテル抜去後も，経腸栄養剤から普通の食事に代わっても問題なさそうでした。
- **B** 副作用もきちんと確認したのか？
- **A** いまのところ，アレルギーの症状もなさそうでしたし，腎・肝機能，血球についても問題なさそうです。

（S部長が現れて）

- **S** そう，じゃあ初期治療の薬剤からどうなったの？
- **A** （びっくりした!!）えっと，感受性は問題なかったので，ひとまずMCFGを継続して，今後はMCFGを内服のFLCZにするか相談しようと思ってます。治療期間は血液培養陰性化後トータルで2週間の予定です。あとCT画像上では少しだけ腹腔内膿瘍が残っているようだったので，VCMとTAZ/PIPCを中止にして，元のABPC/SBTの投与に戻りました。
- **C** FLCZはCYP3A4を阻害するから，ちゃんと併用薬も見なきゃいけないよ。
- **A** それくらい，わかってますよ。
- **S** Aくん，頼もしくなったわね。ところでカンジダ菌血症で忘れてはいけないことがあるわ。それは眼内炎のチェックよ。カンジダ菌血症を起こした場合，眼内

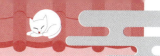

　　炎で失明する可能性が高いので，必ずチェックをする必要があるの．何か，目の症状とか訴えてなかった？
- A　そこまでは確認してませんでした．
- S　もちろん症状がない場合もあるので，担当医の先生が眼科に相談しているか確認した方がいいわ．まだしてなければフォローしてもらえるように相談しておくことね．また，眼内炎を併発していた場合，投与期間や投与薬剤・投与量についても見直しが必要になるわ[3]．
- A　わかりました，まだまだ気を抜けませんね．

（プルプルプル…）

調剤室の薬剤師　おーい，A くん，K 先生から抗菌薬について相談の電話がこっちにかかってきてるぞ！　新しい患者さんで相談したいんだって．
- A　すぐに行きます！
- S　A くんも信頼されるようになったわね．うかうかしているとみんな A くんに追い抜かれちゃうわよ．
- B・C　僕たちも負けていられないね．
- S　さあ，休憩時間も終わり．みんな午後からも仕事頑張りましょう！
- B・C　はい！

おわりに

　いかがでしたでしょうか．医師の信頼も得て，少しずつ症例の相談をされるようになった A くん．一方，感染症治療に関わるということは，抗菌薬の選択や投与量調節，TDM，薬物相互作用・副作用，治療効果の評価，治療期間の決定といった抗菌薬治療のみならず，感染臓器の推定，検査，ソースコントロールにも関わるなど，その責任は重大になってきます．「初期治療の支援をしたら」，「TDM をしたら」，「相互作用を確認したら」で終わりではなく，関わった時点で，最後まで責任をもって支援するようにしましょう．これができて初めて 1 人前と言えるでしょう．

【参考文献】
1) ゾシン静注用 2.25／ゾシン静注用 4.5 添付文書：2018 年 10 月改訂（第 12 版）
2) Takesue Y, et al.：Management bundles for candidaemia：the impact of compliance on clinical outcomes. J Antimicrob Chemother, 70（2）：587-593, 2015
3) 深在性真菌症のガイドライン作成委員会：深在性真菌症の診断・治療ガイドライン 2014, 協和企画, 2014

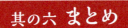

其の六 まとめ

　今回は6つの症例提示がありました。実際の症例で疾患や病態のポイント，薬剤師としてどう関わっていくかなどのヒントが得られればいいですね。

　さて1例目は，最も多い感染症である肺炎です。一般的な市中肺炎の症例で，皆さんがよく目にする機会も多いと思います。そんなに重症でもなさそうだし，抗菌薬さえ入れておけばいいというのではもったいないですね。本当に重症でないのか？　原因菌もいろいろ考えられ，選択すべき抗菌薬も変わってくるのではないか？　こんなことを考えながら，読み進めていただけましたか？

　次に多い尿路感染症は，グラム陰性桿菌によるエンドトキシンショックから敗血症に陥りやすい疾患です。2例目では，敗血症の定義やSOFAスコアについて触れています。qSOFAを使用する機会も増えてくるでしょう。原因菌としては大腸菌が最多となりますが，ESBL産生菌が多くなりますし，腎機能の評価も重要です。重症感染症の典型的な診療パターンを身につけてください。

　TDMも重要ですね。特に腎機能低下症例が多い昨今，バンコマイシンなどの投与設計は，薬剤師の最も大きな力の見せどころです。今まで勉強してきたことを活かして，主治医にベストの治療レジメンを提示してください。

　発熱患者の鑑別は感染症診療の基本中の基本になります。Review of system (ROS) の方法を使って，しっかりと「正解」にたどり着けるといいですね。

　人工関節感染は整形外科分野では大きな問題で，薬剤師が大活躍できる疾患かもしれません。骨や組織移行性を念頭に置きながら，主治医と相談して手術法の選択，もちろん抗菌薬の選択と投与量設定を行います。抗菌薬の使用は比較的長期になりますので，内服薬にも一定の注意が必要ですね。

　カテーテル関連血流感染症も循環器領域のみならず，外科や小児科などあらゆる分野で問題となる感染症です。近年ではカテーテルもしくはデバイス除去なしに治療を導入，継続せざるを得ないこともありますし，相手がMRSAなど一般細菌なのか，カンジダなど真菌なのかでも，その治療戦略は大きく変わってきます。さあ，実際の症例でしっかりトレーニングできましたか？

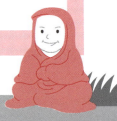

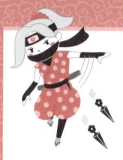
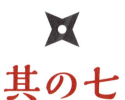

其の七

Antimicrobial Stewardship Program (ASP)

1. ASPを理解する の巻 ・・・・・・・・・・・・・・・・・・・・・・・・・・・・・・・・・・ 284
2. ASP推進のための取り組み の巻 ・・・・・・・・・・・・・・・・・・・・ 288
3. 経営からみた感染管理部門（ICT, AST）の巻 ・・・・・・・・ 292
まとめ ・・・ 295

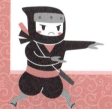

其の七 Antimicrobial Stewardship Program（ASP）

1. ASPを理解する の巻

忍よ，Antimicrobial Stewardship Programを知っておるか？

聞いたことはありますが…

そうか，言葉だけの1人歩きはいかん！　推進するためにはきちんと目的を知ることが大事じゃぞ

 ASPの成り立ちと目的

　2007年，米国医療疫学学会（SHEA）と米国感染症学会（IDSA）によりAntimicrobial Stewardship（AS）のガイドラインがまとめられ，①積極的介入とフィードバック（A-I），②届け出制，許可制による採用品目の制限（A-II）の2つを中心とした抗菌薬適正使用支援のための具体的な戦略が提示されました[1]。しかし，制限の強化で抗菌薬導入のタイミングが遅くなったとの報告[2]がされるなど，抗菌薬の使用規制や届出制のみでは十分な効果を得ることが困難であることが明白となってきており，欧米ではAntimicrobial Stewardship Program（ASP）と呼ばれる抗菌薬適正使用を支援するための取り組みが行われています。この重要性や有効性については，日本化学療法学会と関連の8学会によって共同で作成された「抗菌薬の適正使用に向けた8学会提言『抗菌薬適正使用支援（Antimicrobial Stewardship：AS）プログラム推進のために』」の中でも強調されています。

　ASPは，感染症専門の医師や薬剤師，臨床検査技師，看護師が個々の患者に対して主治医が抗菌薬を使用する際，最大限の治療効果を導くとともに，有害事象をできるだけ最小限にとどめ，いち早く感染症治療を最適化するように支援を行うことを目的としています。このような取り組みが，耐性菌の出現を防いだり，遅らせたり，さらに医療コストの削減にもつながります。つまり，ASの取り組みは感染症診療に

おける耐性菌抑制と予後向上を両立させるための中心的役割を担っているのです。

Antimicrobial Resistance（AMR）って？

　近年，バンコマイシン耐性腸球菌（VRE），多剤耐性緑膿菌（MDRP），多剤耐性アシネトバクター（MDRA）やカルバペネム耐性腸内細菌科細菌（CRE）など，薬剤耐性菌の出現による難治症例の増加が世界的な問題となっています。この原因として，耐性菌が世界的に伝播しつつあることや，抗菌薬が医療機関のみならず，畜産業，水産業，農業など幅広い分野で使用されていることが一因とされています。さらに，新しい抗菌薬の開発は進んでおらず，薬剤耐性菌による感染症治療は一段と難しくなっています。

　このような状況を踏まえ，2015年5月の世界保健総会で「薬剤耐性（AMR）に関するグローバル・アクション・プラン」が採択され，加盟各国は2年以内に自国のアクションプランを策定するよう求められました。

アクションプランに抗微生物薬の適正使用が明記

　日本では，2016年4月に「薬剤耐性（AMR）対策アクションプラン2016-2020」が取りまとめられました。アクションプランでは，薬剤耐性の発生を遅らせ拡大を防ぐために，2016年からの5年間で取り組んでいくこととして，①普及啓発・教育，②動向調査・監視，③感染予防・管理，④抗微生物薬の適正使用，⑤研究開発・創薬，⑥国際協力の6項目が挙げられています。

　アクションプランの1つに抗微生物薬の適正使用も掲げられ，医療機関におけるAMR対策への一層の取り組みが求められています。そして，AMRへの対策には，①耐性菌を保菌・感染した患者から，保菌していない患者へ広げない対策，②安易な（不適切な）抗菌薬の使用が耐性菌を発生あるいは蔓延させる原因となるため，患者への抗菌薬の使用を適切に管理する対策が必要と考えられ，世界的にも整備が進んでいます。

表1 抗菌薬適正使用支援加算

抗菌薬適正使用支援加算 100 点
[算定要件]
感染防止対策地域連携加算を算定している保険医療機関が，抗菌薬適正使用支援チームを組織し，抗菌薬の適正な使用の推進を行っている場合に算定する。
[施設基準]
(1) 感染防止対策地域連携加算を算定していること。
(2) 以下の構成員からなる抗菌薬適正使用支援チームを組織し，抗菌薬の適正使用の支援に係る業務を行うこと。
　①感染症の診療について 3 年以上の経験を有する専任の常勤医師（歯科医療を担当する保険医療機関にあっては，当該経験を有する専任の常勤歯科医師）
　②5 年以上感染管理に従事した経験を有し，感染管理に係る適切な研修を修了した専任の看護師
　③3 年以上の病院勤務経験を持つ感染症診療に関わる専任の薬剤師
　④3 年以上の病院勤務経験を持つ微生物検査に関わる専任の臨床検査技師
いずれか 1 名は専従であること。また，抗菌薬適正使用支援チームの専従の職員については，感染制御チームの専従者と異なることが望ましい。

ICT と AST の協働・連携が必須

AMR 対策の「耐性菌を広げない対策」に関して日本の医療機関では，感染制御チーム（Infection Control Team：ICT）が整備され，施設内の感染防止対策や施設間での情報共有が盛んに行われるようになり，保険診療上でも「感染防止対策加算」として評価されました。「抗菌薬の使用を適切に管理する対策」に関しては，感染症を発症した患者が適切な抗菌薬治療を受けているか否かを専門的に監視・管理し，必要に応じて処方医へ AS を行う組織活動についても 2018 年の診療報酬改定で評価されました。そのため，医療機関では，急速に ASP を実践する抗菌薬適正使用支援チーム（AST）の整備に取り組むようになりました。このように，ICT，AST がそれぞれの役割がより明確になることで，より質の高い感染防御や感染症治療の実践につながります。

なお，ICT，AST 活動はオーバーラップした業務であり，協働・連携は必須であることをつけ加えておきます。

AST の取り組みが診療報酬改定で評価

AST の取り組みが 2018 年度診療報酬改定で評価されました。表 1 に示すように抗菌薬適正使用支援加算における施設基準の専従要件として，「3 年以上の病院勤務経験

を持つ感染症診療に関わる専任の薬剤師」が記載されましたが，これで満足してはいけません．将来的には，他職種と区別され薬剤師が専従者として取り組んだ場合には加点となり，感染に関する専門または認定資格を取得している薬剤師が専従者として取り組んだ場合には，さらに加点につながればと期待しています．そのためには，これからの薬剤師の支援によるアウトカム評価が重要となることは間違いありません．

　ASTの取り組みのアウトカム評価としての一例を挙げると，現在多くの施設で行われている院内抗菌薬の使用量調査のみの事後報告に加え，抗菌薬治療に対する医師など医療スタッフからの相談の積極的な支援です．この抗菌薬使用患者への積極的な支援（適正抗菌薬への変更や適正用量への変更など）により，入院期間や投与期間が短縮され，抗菌薬の使用金額の削減効果につながることが報告されており[3]，病院経営における材料費の削減にも大きく貢献できます．さらに，長期的には世界的な課題である耐性菌の抑制にもつながります．今後も支援効果を継続的に学会や論文などで報告することにより，成果が「見える化」でき，今後の診療報酬改定への期待も膨らみます．

　また，施設を越えた若手薬剤師の育成にも関わっていく必要もあり，特に地域に根ざした研究会などの取り組みによる効果も大きく期待するところです．

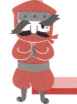

まとめの言葉

一．ASPの推進は，病院全体で取り組むべし

一．薬剤耐性菌対策はICTとASTの協働・連携が必須であることを認識すべし

一．取り組んだ成果は報告（見える化）すべし

【参考文献】
1) Dellit TH et al.: Infectious Diseases Society of America and the Society for Healthcare Epidemiology of America guidelines for developing an institutional program to enhance antimicrobial stewardship. Clin Infect Dis, 44 (2): 159-177, 2007
2) Winters BD et al.: Impact of a restrictive antimicrobial policy on the process and timing of antimicrobial administration. J Hosp Med, 5 (1): E41-45, 2010
3) 丹羽 隆 他: Infection Control Teamによる全入院患者を対象とした注射用抗菌薬適正使用推進実施体制の確立とアウトカム評価. 医療薬学, 38 (5): 273-281, 2012

其の七　Antimicrobial Stewardship Program（ASP）

2. ASP 推進のための取り組み の巻

 ASP について理解できたかな？

 はい！　よくわかりました．今すぐに ASP を推進しましょう

 まあ焦るのはわかるが，1 人では空回りするだけじゃ．ASP を実践するためには組織全体で取り組むことが大切なのじゃ

 AST の組織とメンバー

「1．ASP を理解するの巻」でも記載しましたが，経営部門の支援と協力が必要であり，医療の質と患者の安全性を確保したうえで機能することが望ましいとされています．わが国においては，感染制御チーム（Infection Control Team：ICT）の活動の一環として，抗菌薬適正使用の支援活動を実施してきましたが，2018 年度の診療報酬改定において，抗菌薬適正使用の重要性からより積極的な取り組みの必要性が認識されたことで抗菌薬適正医用支援チーム（Antimicrobial Stewardship Team：AST）の活動が評価されました．そして，耐性菌対策推進のためにあるべき感染管理体制整備として，ICT からなる独立した組織を構築し，それぞれに所属する医療従事者には専門家を配置することが望ましいとされています．

　AST を構成するメンバーは次の通りです．
- リーダーまたはアドバイザー：感染症専門医（ID），ICD
- サブリーダーまたはリーダー：薬剤師＊（IDCP，BCPIC，BCICPS）
    ＊感染症専門医（ID）が不在の場合は専門薬剤師などがリーダーとして活動する
- コアメンバー：微生物検査技師（ICMT）
- その他メンバー：看護師（ICN，CNIC），事務スタッフ

質の高い取り組みには，医療チームを構成する各職種の専門性を高めるための教

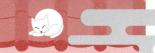

表1 感染症治療における専門医師数と専門薬剤師数（2018年10月末日現在）
- 感染症専門医（日本感染症学会）：1,420人
- 感染制御認定薬剤師（日本病院薬剤師会）：1,044人
- 感染制御専門薬剤師（日本病院薬剤師会）：219人
- 抗菌化学療法認定薬剤師（日本化学療法学会）：1,019人
- 認定臨床微生物検査技師（認定臨床微生物検査技師制度協議会）：809人

育が欠かせません（表1）。現在，耐性菌の伝播防止に関わる感染管理認定看護師（Certified Nurse for Infection Control：CNIC）に関しては，専門家を育成するための教育体制が一定水準に達しつつありますが，さらにその体制を充実させる必要性も高まっています。

一方，医師や臨床検査技師，そしてASP実践の中心となるべき薬剤師の育成に関しては，特別に定められた教育システムや支援体制がまだまだ不足している現状です。

そして，この体制整備によって，病院内にとどまることなく国民全体へのASの啓発や地域ぐるみのサーベイランスや耐性菌対策が進み，より良い感染制御および感染症診療につながる取り組みにしていきたいものです。

ASTの業務と役割

ASTの一般的な業務を図1に，主な役割を表2に示します。ASTは，感染制御を担うICTと異なり，抗菌薬治療における支援が中心となります。一般的には，医師による患者の適切な診断をするための支援，診断後のエンピリック治療における適正抗菌薬選択の支援，次に培養検査や血中濃度測定などで得られた情報をもとにした適正な抗菌薬の変更や用量変更などの支援，抗菌薬使用における有害事象や長期使用の監視が，抗菌薬治療の中での中心的な役割となります。そして，これらの業務を適正に継続して行うために，院内ガイドラインの整備や薬剤師の育成，院内医療スタッフへの教育もおろそかにしてはいけません。

其の七 Antimicrobial Stewardship Program（ASP）
2. ASP 推進のための取り組み の巻

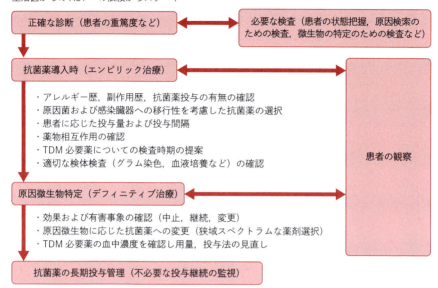

図1　ASTの業務

表2　ASTの主な役割

患者個々に対する抗菌薬適正使用支援と抗菌薬耐性化防止を目的に活動する。
・抗菌薬適正使用のための積極的支援とフィードバック（主治医との連携）
・抗菌薬使用の管理システムの構築
・定期的な抗菌薬アンチバイオグラムの作成
・エビデンスに基づく院内抗菌薬適正使用ガイドライン等の整備
・定期的な抗菌薬の使用量調査（AUDやDOTなど）
・医師を含めた医療スタッフへの積極的な教育
・ICTとの密な連携・協働

 AST専従薬剤師の具体的な支援例

「患者個々に対する抗菌薬適正使用のための積極的支援」とは，本来，抗菌薬を使用されている全入院患者について積極的に支援を実施すべきと考えます。しかし，全入院患者を支援するためには，多大なマンパワーや時間が必要となり，行えない医療機関がほとんどである思います。したがって，それぞれの医療機関においては，まず「やれる対策はきちんと実施する」ことから始めてはいかがでしょうか。そこで，多くの

施設で取り組んでいる事例を3例紹介します。

【事例1】広域抗菌薬の管理

あらかじめ耐性菌発生や有害作用対策などの理由で管理が必要な抗菌薬（例えばカルバペネム系薬剤，広域抗菌薬や抗MRSA薬など）を決定（院内感染対策委員会など）し，病院職員に周知します。まず，該当の抗菌薬が処方された入院患者に対して，病原微生物や感染を疑う臓器などの情報から判断して最適な薬剤選択がなされているか，腎機能や肝機能などから最適な用法・用量，投与期間であるかを確認します。そして，薬剤変更が必要と思われる場合は，ASTで検討し医師に変更を提案します。その際，感染症では患者の容体が急変することもあるため，できるだけ早い対応が必要です。

【事例2】TDMが必要な薬剤

TDMが必要な薬剤について，必ず薬物血中濃度測定が適切な日時に実施されているのかを確認し，適切でない場合は患者にとって不利益となるため，変更の提案をします。測定結果の報告後は，血中濃度と患者の経過を確認したうえで，継続が必要な場合には適切な投与量や投与間隔の提案を行います。この場合の注意点として，血中濃度のみを優先して提案するのではなく，必ず患者の存在を忘れないように心がけることが重要です。治療の中心は，患者なのですから。

【事例3】エンピリック治療の支援

迅速な初期投与は，適切な薬物治療を実施するうえで重要となります。

抗菌薬の感受性は，病院間や地域によっても異なります。そのためには，細菌検査技師と連携し，定期的に院内アンチバイオグラムを作成・周知することで，より適正なエンピリック治療の実現につながります。

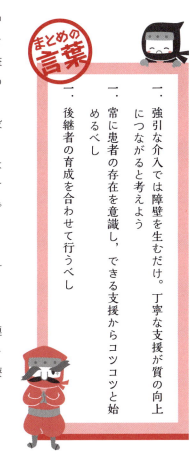

まとめの言葉

一．強引な介入では障壁を生むだけ。丁寧な支援が質の向上につながると考えよう

一．常に患者の存在を意識し，できる支援からコツコツと始めるべし

一．後継者の育成を合わせて行うべし

3. 経営からみた感染管理部門（ICT, AST）の巻

其の七　Antimicrobial Stewardship Program（ASP）

　忍よ，経営について考えたことはあるのかな？

　専門職だから，知らなくてもいいのではないでしょうか

　何と !?　すべての事業や取り組みには費用が必要じゃ。経営を理解して，効率的に取り組むことこそが事業の継続につながるのじゃ

 営利企業と病院における経営分析の違い

わが国の国民医療費は 2025 年には 54 兆円に達するといわれており，今後の病院経営では，効率的な運営はもちろん，医療機能の分化・連携を推進するために，地域における各病院の役割を適切に果たしていくことが求められています。

経営には，経営管理手法の 1 つとして「経営分析」があります。組織体の経営活動の状況や成果を分析したり，必要な情報を集めるなど将来の活動計画の立案に役立てる技法です。もともと経営分析は営利企業において発達した，財務情報を中心とした分析です。つまり営利企業は，株式への利益分配機能を有することから，利潤を最大化することを目的としています。

一方，病院など医療機関の場合，良質かつ適切な医療を効率的に提供することが重要な目的です。病院は営利企業と異なり，利潤と良質な医療の提供には明確な相関関係があるわけではありませんので，財務状況だけですべてを評価することはできません。しかし，すばらしい医療を提供しても，経済的側面からの問題が大きすぎると病院や医療機関の継続性に問題が生じ，将来的には医療機能を担うことすらできなくなる可能性があります。

病院を中心とした医療機関は，主に，①技術評価（医療提供の有効性評価），②経済評価（医療提供の効率性評価），③医療現場の適用状態の評価という 3 つの側面か

ら医療提供状態を測定し，評価されます（医療機能評価）。このうち，②が企業経営に用いられている「経営分析」に当たります。

病院経営分析の必要性

　地域における病院の役割分担や連携の推進など医療制度の変化に伴い，各病院が積極的に適切な役割を担えるように変化することが求められています。しかし，自院の経営状態を理解することなく変化することは，先にも述べた通り大きな経済リスクを背負うことにもつながり，病院の継続性にも危険が及ぶこととなります。このように，自院の経営状態を理解することの必要性は増し，そのための経営分析は，病院にとって非常に重要なものとなっています。

　自らの病院経営を評価し，より効果的で効率的な病院運営に向けた経営改善案の立案・策定・実施が求められますが，その第1歩が経営状態を認識することから始まるのです。そして，将来の目標とのギャップを認識することで現実的な立案が可能となり，「どこへ行くべきか」だけでなく「どこへ行けるか」を客観的に評価することも可能となります。

ICT，AST における経営分析

　専門家なら誰しも良質な医療を提供したいと考えているはずです。しかし，際限なく費用を使ってもよいわけではなく，限度があります。ここでは，2018年度の診療報酬改定で評価された AST（Antimicrobial Stewardship Team）と ICT（Infection Control Team）部門から成る感染管理部門を例にとって，「経営分析」について考えたいと思います。

　A 病院を例に考えてみましょう。感染管理認定看護師（ICN）が在籍しており，ICT と AST が組織されている感染管理部門です。一般的に収益は，入院患者1人当たり ICT 加算390点，AST 加算100点，連携加算100点で合計590点（5,900円）となります。費用は，患者数に影響のない固定費と患者数によって変動する変動費に区別されます。主に固定費は，人件費や備品などの経費，変動費は，感染制御に関わる医薬品（ワクチンや消毒薬）や診療材料などの材料費です。そして，収益と費用のバランスが取れた収支状況を示すのが「損益分岐点」です。図1に示す収支均衡状態のところが A 病院の損益分岐点ということになり，交点から X 軸に下ろした人数が収支均

其の七 Antimicrobial Stewardship Program（ASP）
3. 経営からみた感染管理部門（ICT，AST）の巻

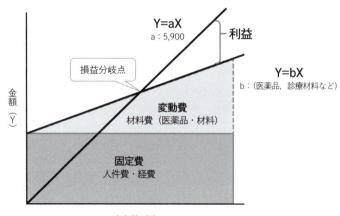

図1　A病院における損益分岐点の考え方

衡となるための必要人数となるのです。

そこで，感染管理部門として考えることは，病院の財務を考えた活動です。決して，利益だけを優先した感染対策を講じることはいけませんし，逆にコストを無視したやり過ぎた感染対策でもいけません。感染管理部門は，収支バランスをみながら計画する必要があります。費用の削減に着目した場合，変動費である材料費においては，消毒剤や医薬品の見直しをすることで大きな削減効果が得られます。また，ICTによる院内感染防止対策やASTによる医薬品の適正使用による積極的な活動は材料費の削減につながります。さらに，これらの取り組みは，患者の入院期間の短縮にも大きく影響します。入院患者の在院日数の短縮は，ベッド回転率も上昇させることになり入院収益の増加にもつながるのです。

> **まとめの言葉**
>
> 一．病院経営分析は，病院が継続するために欠かせないことと理解すべし
> 一．「どこへ行くべきか」だけでなく「どこへ行けるか」を客観的に評価すべし
> 一．効率的な感染管理部門の取り組み可視化は，アウトカム評価の一つと考えるべし

資料

1. 細菌，真菌の種類 ……………………………… 298
2. 主な抗菌薬・抗真菌薬一覧表 ………………… 304
3. 抗菌薬の配合変化と併用禁忌 ………………… 306

資料 1

細菌，真菌の種類

細菌ってどうやって区別する？

　細菌はさまざまな指標で分類されています。例えば，細胞壁や自己増殖能の有無，グラム染色による色の違い（紫色：グラム陽性菌　赤色：グラム陰性菌），形態（球菌，桿菌，らせん菌），環境（好気性，通性，嫌気性）などによって分類されています（図1）。

まずは細胞壁のあるなし，自己増殖能があるなしで分類

　一般的な細菌は細胞壁を持ちますが，マイコプラズマ（*Mycoplasma* 属，*Ureaplasma* 属）は細胞壁を持たないため，β-ラクタム系薬は無効です。また，クラミジア（*Chlamydia* 属，*Chlamydophila* 属）とリケッチア（*Rickettsia* 属，*Orientia* 属）には細胞壁はありますが，自己増殖能がなく細胞に寄生して増殖するため，β-ラクタム系薬は移行しづらく無効です（図2）。ほとんどの菌は細胞外で増殖しますが，抗酸菌や赤痢菌などマクロファージや粘膜上皮などの細胞内で自己増殖可能な細胞内寄生菌にもβ-ラクタム系薬は無効となります。

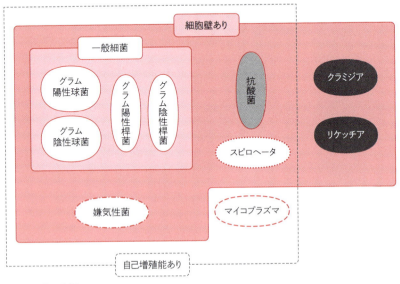

図1　細菌の分類

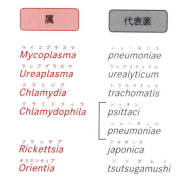

図2 *Mycoplasma* 属，*Ureaplasma* 属，*Chlamydia* 属，*Chlamydophila* 属，*Rickettsia* 属，*Orientia* 属

次に色と形で分類

　グラム染色の詳細は省きますが，細胞壁が厚いペプチドグリカンで構成され脂肪成分が少なくアルコールにより色が脱色されにくく紫色染色される菌と，細胞壁が外膜と薄いペプチドグリカンで構成され，脂肪成分が多いためアルコールにより細胞壁が壊れ，赤色の組織で染まる菌に分かれます。前者をグラム陽性菌（図3，4），後者をグラム陰性菌（図5，6）と呼びます。ただし，独特の細胞壁構造を持っている抗酸菌や細長いらせん状の細菌の1群であるスピロヘータなどグラム染色で染まりにくい細菌もいます。また，形は大きく分けて丸いものを球菌，細長いものを桿菌，らせん状のらせん菌があり，前述の色と合わせて区別します。臨床上問題となりやすい菌は，黄色ブドウ球菌に代表されるグラム陽性球菌と大腸菌や緑膿菌に代表されるグラム陰性桿菌です。

増殖する環境で分類

　多くは増殖環境にある酸素の程度から分類されます。酸素がある環境でのみ増殖する好気性菌（偏性好気性菌），酸素があっても増殖できる通性菌（通性嫌気性菌），酸素がない環境で増殖する（酸素があると生きられない）嫌気性菌（偏性嫌気性菌）に分かれます。好気性菌と通性菌をまとめて好気性菌として扱うこともあります。また，嫌気性菌は土壌中に芽胞として存在するものと芽胞を形成せず人の口腔，腸，

資料 1 細菌，真菌の種類

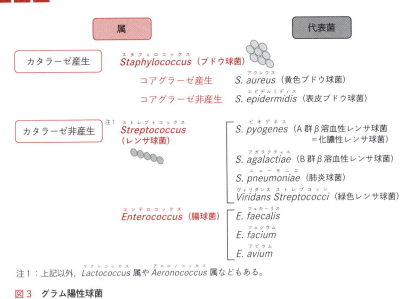

図3 グラム陽性球菌

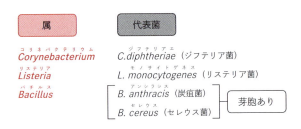

図4 グラム陽性桿菌

膣などの粘膜に常在する菌とあります。最近，クリンダマイシンなどに耐性を持つ嫌気性菌が増えてきているので注意が必要です（図7）。

その他の細菌に分類

それ以外として，グラム染色で染まりにくい抗酸菌やスピロヘータなどがあります（図8，9）。

属	代表菌
Citrobacter（シトロバクター）	*C. freundii*（フロインディイ） *C. koseri*（コセリ）
Escherichia（エシュリキア）	*E. coli*（コリ）（大腸菌）
Enterobacter（エンテロバクター）	*E. cloacae*（クロアカ）
Klebsiella（クレブシエラ）	*K. aerogenes*（エロゲネス）（旧 *Enterobacter aerogenes*） *K. pneumoniae*（ニューモニエ）（肺炎桿菌） *K. oxytoca*（オキシトカ）
Proteus（プロテウス）	*P. mirabilis*（ミラビリス） *P. vulgaris*（ブルガリス）
Serratia（セラチア）	*S. marcescens*（マルセッセンス）など
Shigella（シゲラ）（赤痢菌）	*S. dysenteriae*（ディセンテリアエ） *S. flexneri*（フレクスネリ） *S. boydii*（ボイディイ） *S. sonnei*（ソンネ）
Salmonella（サルモネラ）	*S. Typhi*（ティフィ）（チフス菌） *S. Paratyphi* A（パラティフィ）（パラチフス A 菌） *S. Enteritidis*（エンテリティディス） *S. Typhimurium*（ティフィムリウム）
Yersinia（エルシニア）	*Y. pestis*（ペスティス）（ペスト菌） *Y. enterocolitica*（エンテロコリティカ）（腸炎エルシニア）
Campylobacter（カンピロバクター）	*C. jejuni*（ジェジュニ）
Helicobacter（ヘリコバクター）	*H. pylori*（ピロリ）
Vibrio（ビブリオ）	*V. cholerae*（コレラエ）（コレラ菌） *V. parahaemolyticus*（パラヘモリティカス）（腸炎ビブリオ）
Haemophilus（ヘモフィルス）	*H. influenzae*（インフルエンザエ）（インフルエンザ菌）
Bordetella（ボルデテラ）	*B. pertussis*（パーツシス）（百日咳菌）
Pseudomonas（シュードモナス）	*P. aeruginosa*（エルジノーサ）（緑膿菌）
Legionella（レジオネラ）	*L. pneumophila*（ニューモフィラ）（レジオネラ菌）
Brucella（ブルセラ）	*B. melitensis*（メリテンシス） *B. suis*（スイス）
Acinetobacter（アシネトバクター）	*A. Baumannii*（バウマニイ）
Stenotrophomonas（ステノトロフォモナス）	*S. maltophilia*（マルトフィリア）
Burkholderia（バークホルデリア）	*B. cepacia*（セパシア）（セパシア菌）

（注）上記以外に腸内細菌科の *Providencia*（プロビデンシア）属や *Morganella*（モルガネラ）属など多数存在する

図5　グラム陰性桿菌

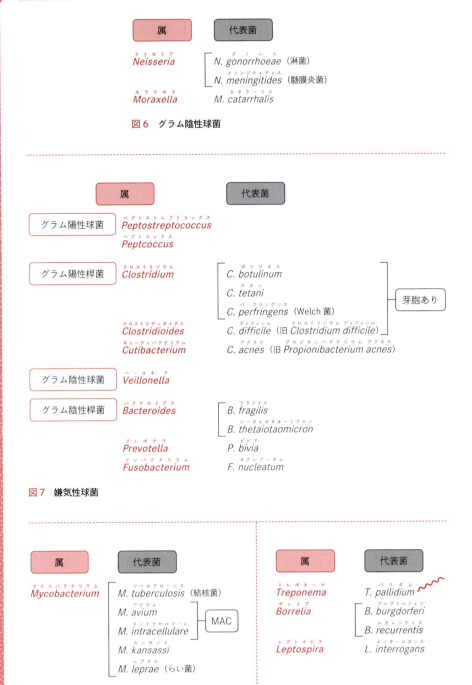

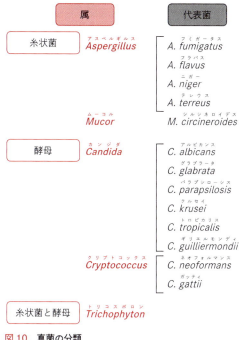

図10 真菌の分類

真菌の分類

　真菌の分類は形態により分類され，糸状菌と酵母に分けられます。酵母に含まれる Candida は菌種により真菌薬の感受性が違うので注意が必要です（図10）。

最近話題の耐性菌

・CRE（カルバペネム耐性腸内細菌科細菌）
・ESBL産生菌（基質特異性拡張型βラクタマーゼ産生菌）
・PRSP（ペニシリン耐性肺炎球菌）
・MRSA（メチシリン耐性黄色ブドウ球菌）
・MDRP（多剤耐性緑膿菌）
・VRE（バンコマイシン耐性腸球菌）

資料2
主な抗菌薬・抗真菌薬一覧表

抗菌薬

略語	一般名	主な商品名
ABK	アルベカシン	ハベカシン
ABPC	アンピシリン	ビクシリン
ABPC/MCIPC	アンピシリン・クロキサシリン（1：1）	ビクシリンS
ABPC/SBT	アンピシリン・スルバクタム（2：1）	ユナシン-S
AMK	アミカシン	硫酸アミカシン
AMPC	アモキシリン	サワシリン，パセトシン
AMPC/CVA	アモキシシリン・クラブラン酸（14：1）	クラバモックス
AMPC/CVA	アモキシシリン・クラブラン酸（2：1）	オーグメンチン
AZM	アジスロマイシン	ジスロマック
AZT	アズトレオナム	アザクタム
BIPM	ビアペネム	オメガシン
CAM	クラリスロマイシン	クラリス，クラリシッド
CAZ	セフタジジム	モダシン
CCL	セファクロル	ケフラール
CDTR-PI	セフジトレンピボキシル	メイアクト
CEX	セファレキシン	ケフレックス
CEZ	セファゾリン	セファメジンα
CFDN	セフジニル	セフゾン
CFPM	セフェピム	マキシピーム
CFPN-PI	セフカペンピボキシル	フロモックス
CFTM-PI	セフテラムピボキシル	トミロン
CL	コリスチン	オルドレブ，コリマイシンS
CLDM	クリンダマイシン	ダラシン，ダラシンS
CMZ	セフメタゾール	セフメタゾン
CP	クロラムフェニコール	クロロマイセチン
CPFX	シプロフロキサシン	シプロキサン
CTLZ/TAZ	セフトロザン・タゾバクタム（2：1）	ザバクサ
CTM	セフォチアム	パンスポリン
CTRX	セフトリアキソン	ロセフィン
CTX	セフォタキシム	クラフォラン，セフォタックス
CXM-AX	セフロキシムアキセチル	オラセフ
CZOP	セフォゾプラン	ファーストシン
DAP	ダプトマイシン	キュビシン
DBECPCG	ベンジルペニシリンベンザチン	バイシリンG
DKB	ジベカシン	パニマイシン
DOXY	ドキシサイクリン	ビブラマイシン
DRPM	ドリペネム	フィニバックス
EB	エタンブトール	エサンブトール
EM	エリスロマイシン	エリスロシン
FMOX	フロモキセフ	フルマリン
FOM	ホスホマイシン	ホスミシン，ホスミシンS
FRPM	ファロペネム	ファロム
GM	ゲンタマイシン	ゲンタシン

略語	一般名	主な商品名
INH	イソニアジド	イスコチン
IPM/CS	イミペネム・シラスタチン（1:1）	チエナム
ISP	イセパマイシン	イセパシン，エクサシン
KM	カナマイシン	カナマイシン
LMOX	ラタモキセフ	シオマリン
LVFX	レボフロキサシン	クラビット
LZD	リネゾリド	ザイボックス
MEPM	メロペネム	メロペン
MFLX	モキシフロキサシン	アベロックス
MINO	ミノサイクリン	ミノマイシン
OFLX	オフロキサシン	タリビッド
PAMP/BP	パニペネム・ベタミプロン（1:1）	カルベニン
PCG	ベンジルペニシリン	ペニシリンGカリウム
PIPC	ピペラシリン	ペントシリン
PL-B	ポリミキシンB	硫酸ポリミキシンB
PUFX	プルリフロキサシン	スオード
PZA	ピラジナミド	ピラマイド
PZFX	パズフロキサシン	パズクロス，パシル
QPR/DPR	キヌプリスチン・ダルホプリスチン	シナシッド
RFP	リファンピシン	リファジン
RXM	ロキシスロマイシン	ルリッド
CPZ/SBT	セフォペラゾン・スルバクタム（1:1）	スルペラゾン
SBTPC	スルタミシリン	ユナシン
SM	ストレプトマイシン	硫酸ストレプトマイシン
PIPC/TAZ	ピペラシリン・タゾバクタム（1:8）	ゾシン
TC	テトラサイクリン	アクロマイシン
TEIC	テイコプラニン	タゴシッド
TFLX	トスフロキサシン	オゼックス，トスキサシン
TGC	チゲサイクリン	タイガシル
TOB	トブラマイシン	トブラシン
TZD	テジゾリド	シベクトロ
VCM	バンコマイシン	塩酸バンコマイシン

抗真菌薬

略語	一般名	主な商品名
AMPH-B	アムホテリシンB	ファンギゾン
CPFG	カスポファンギン	カンサイダス
FLCZ	フルコナゾール	ジフルカン
5-FC	フルシトシン	アンコチル
F-FLCZ	ホスフルコナゾール	プロジフ
ITCZ	イトラコナゾール	イトリゾール
L-AMB	リポソームアムホテリシンB	アムビゾーム
MCFG	ミカファンギンナトリウム	ファンガード
MCZ	ミコナゾール	フロリード
VRCZ	ボリコナゾール	ブイフェンド

資料 3

抗菌薬の配合変化と併用禁忌

　本欄では，主に日常業務で遭遇しやすい抗菌薬に関連する注意事項として，輸液との配合変化，併用禁忌などを取り上げます。詳細は添付文書などを確認してください。

アミノ酸配合輸液に注意！

　カルバペネム系薬は，幅広い抗菌スペクトルのため重症患者や緊急時に使用されることが多いのですが，「処方され調剤し病棟へ交付したらそれで終わり」ではありません。「メインで点滴している輸液はないか」，ある場合は「アミノ酸製剤が含まれていないか」の確認は重要です。

　カルバペネム系薬の骨格が，アミノ酸配合輸液に含まれるL-システインと反応して，カルバペネム系薬の力価が低下する報告がいくつか出ています[1, 2]。

　病棟業務の一環として，病棟スタッフへ注意喚起するとともに，表1のような表を病棟での点滴調製台付近に目立つように貼付しておくとさらに有効でしょう。

pHに注意が必要な抗菌薬

　投与された抗菌薬の説明に行くことがある際に，極端にpHが離れている抗菌薬に関しては患者への説明を行うことで，治療への安心感が変わってきます。表2にまとめています。

セフトリアキソンとカルシウム含有輸液との配合変化

　何年か前のニュースでも一時話題になりましたが，セフトリアキソン（CTRX）はカルシウム含有輸液と配合変化を起こし，CTRXが析出してルート閉塞の原因になります。

> **ロセフィン添付文書（抜粋）**
> 　国外において，新生児に本剤とカルシウムを含有する注射剤又は輸液を同一経路から同時に投与した場合に，肺，腎臓等に生じたセフトリアキソンを成分とする結晶により，死亡に至った症例が報告されている。

表1 注意喚起に有効なメモ例

●メインを止めてフラッシュし，側管から投与，その後再度フラッシュする

メイン		側管	
アミノ酸配合輸液	ビーフリード	カルバペネム系薬	カルベニン
			チエナム
	エルネオパ		メロペン
			フィニバックス

表2 pHに注意が必要な抗菌薬

pH	薬品名	pH	注意点
pH8.1以上	メロペン	6.7〜8.7	溶解後，室温6時間，5℃保存24時間以内に使用。
	ファーストシン	7.5〜9.0	
	ユナシンS	8.0〜10.0	
	プロジフ	8.5〜9.5	溶解液なしでそのまま静注可。点滴でもOK。
pH3.0未満	ミノマイシン	2.0〜3.5	血管痛が出ることあり。単剤投与の際はできるだけゆっくり。
	バンコマイシン	2.5〜4.5	1時間以上かけて，点滴する。

　また，1994年，2007年，2009年とFDAからもSAFETY ALERTが発出されており，現在でも注意が必要な配合変化です[3〜5]。

併用禁忌と併用注意

・カルバペネム系薬とバルプロ酸ナトリウム（併用禁忌）
　　⇒機序は不明ですが，バルプロ酸の血中濃度が低下します。脳外科病棟など抗てんかん薬など使用している患者もいるので，カルバペネム系薬の使用は要注意です。
・キノロン系薬やテトラサイクリン系薬と鉄剤，マグネシウム製剤（併用注意）
　　⇒キレート形成に伴う吸収阻害です。抗菌薬投与後に気づくことも多いので，注意が必要です。
・ダプトマイシンとスタチン（併用注意）
　　⇒機序は不明ですが，CKが上昇することが考えられるので，スタチンは休薬することが推奨されています。

資料 3 抗菌薬の配合変化と併用禁忌

・アゾール系薬とトリアゾラム（併用禁忌）
　⇒ CYPによる代謝が阻害され，血中濃度上昇，作用の増強が起こります。持参薬として，トリアゾラムを持参される患者もいるので，注意が必要です。

　そのほかにもいろいろな併用注意や禁忌があるので，注射薬だけでなく内服薬や持参されている薬に関しても確認することが大切です。

【参考文献】
1) 吉岡睦展　他：アミノ酸輸液製剤のdoripenemの側管からの投与に及ぼす影響．日本化学療法学会雑誌，56 (1)：1-6，2008
2) 板垣文雄　他：L-システインが引き起こす注射用メロペネムとアミノ酸輸液製剤の配合変化．医療薬学，39 (9)：521-527，2013
3) FDA Safety Alert. Hazards of precipitation associated with parenteral nutrition. Food and Drug Administration, Rockville, MD, USA, April 18, 1994
4) FDA Safety Alert. Information for healthcare professionals：Ceftriaxone (marketed as Rocephin). Rockville：Food and Drug Administration, Rockville, MD, USA, September 11, 2007
5) FDA Update. Information for healthcare professionals：Ceftriaxone (marketed as Rocephin and generics). Rockville：Food and Drug Administration, Rockville, MD, USA, April 21, 2009

あとがき

　本書『抗菌薬おさらい帳』を最後までお読みいただき，誠にありがとうございます．早いもので2016年の初版から約3年が経ち，ついに第2版を出版することができました．多くの皆様にご愛読いただけたこと，重ねて感謝申し上げます．あっという間の3年間と感じる今日この頃ですが，逆にこのたった3年の間で，抗菌薬に関してはいろんなことが起こりました．第2版の執筆開始に先立ち，執筆者同士で会議を行いましたが，議論を重ねても出尽くすことがありませんでした．加えて，執筆が始まっても新しい抗菌薬やガイドラインの改定があり，何度も修正・追加を重ねてようやく発刊に至りました．

　特にこの3年の間で起こった大きな出来事と言えば，診療報酬に抗菌薬適正使用支援加算が設立されたことと言っていいでしょう．これにより，抗菌薬適正使用に関わる薬剤師の活動は以前にも増して重要なものになってきています．本書では，抗菌薬適正使用支援活動の一助になることを目指して，初版からこの3年の間に起こった新しい内容や，抗菌薬についてより理解が深まるための項目を加えるとともに，各章それぞれの項目についても，できる限り最新の情報をもとにブラッシュアップしました．そのうえで，本書の基本コンセプトである，"おさらい"を意識し，薬学生，新人・若手薬剤師のみならず指導薬剤師の方にもお使いいただける内容となっております．さらには，"おさらい"を意識した内容にしつつも，薬剤師が実際の臨床現場で遭遇する疑問や問題を解決するために活かせる構成に仕上がっています．もちろん，薬剤師以外でも，医師，看護師，検査技師を含むすべての医療従事者にとって，お役に立てる内容となっておりますので，ぜひ本書を取っていただき，"おさらい"しつつ，臨床現場で活用していただければ幸いです．

　また最近では，抗菌薬適正使用やワクチンの普及活動に皆さんに親しみのあるアニメキャラクターを用いた啓発ポスターが出てきております．本書におきましても初版から忍くんと師匠の2人の忍者キャラが登場し，皆様をお助けしてきましたが，今回からは新たにくノ一の楓ちゃん，おさらい上人が登場しています．本文の内容と同じくらい（？）議論を重ねてこだわったキャラに仕上がっておりますので，忍くん・師匠とともに，本書の端々で皆様をお助けできたのではないでしょうか？　時々，彼らの言葉を思い出して，"おさらい"しながらほっこりしていただければと思います．

　最後に，本書の執筆および発刊にあたりまして，ご監修いただきました東北医科

薬科大学病院感染症内科・感染制御部 関雅文先生，並びにじほう 安達さやか氏の多大なるご支援をいただきましたこと，心より感謝申し上げます。

　執筆者一同，本書が皆様の抗菌薬適正使用の一助になることを願っているでござる。ニンニン！

2019年4月

尾田一貴・橋口 亮・山田智之

抗菌薬おさらい帳 第2版

定価　本体3,000円（税別）

2016年 7 月30日　初版発行
2019年 5 月15日　第 2 版発行
2021年10月 5 日　第 2 版第 2 刷発行

編　著　　関　雅文
　　　　　せき　まさふみ

発行人　　武田　信

発行所　　株式会社　じほう
　　　　　101-8421　東京都千代田区神田猿楽町1-5-15（猿楽町SSビル）
　　　　　電話　編集　03-3233-6361　販売　03-3233-6333
　　　　　振替　00190-0-900481
　　　　　＜大阪支局＞
　　　　　541-0044　大阪市中央区伏見町2-1-1（三井住友銀行高麗橋ビル）
　　　　　電話　06-6231-7061

©2019　　デザイン・組版　齋藤州一（sososo graphics）　　印刷　音羽印刷（株）
Printed in Japan

本書の複写にかかる複製，上映，譲渡，公衆送信（送信可能化を含む）の各権利は
株式会社じほうが管理の委託を受けています。

JCOPY ＜出版者著作権管理機構　委託出版物＞
本書の無断複製は著作権法上での例外を除き禁じられています。
複製される場合は，そのつど事前に，出版者著作権管理機構（電話 03-5244-5088，
FAX 03-5244-5089，e-mail：info@jcopy.or.jp）の許諾を得てください。

万一落丁，乱丁の場合は，お取替えいたします。
ISBN 978-4-8407-5183-4